小儿泌尿内镜腹腔镜及机器人手术学

主　审　张　旭　封志纯　马　鑫
主　编　周辉霞　李建兴
副主编　李　钧　赵夭望　王保军

人民卫生出版社
·北　京·

图书在版编目（CIP）数据

小儿泌尿内镜腹腔镜及机器人手术学 / 周辉霞，李建兴主编 . —北京：人民卫生出版社，2022.3

ISBN 978-7-117-32505-9

Ⅰ.①小… Ⅱ.①周…②李… Ⅲ.①小儿疾病—腹腔镜检—泌尿系统外科手术②机器人技术—应用—泌尿系统外科手术 Ⅳ.①R726.99

中国版本图书馆 CIP 数据核字（2021）第 242419 号

| 人卫智网 | www.ipmph.com | 医学教育、学术、考试、健康，购书智慧智能综合服务平台 |
| 人卫官网 | www.pmph.com | 人卫官方资讯发布平台 |

小儿泌尿内镜腹腔镜及机器人手术学

Xiaoer Miniao Neijing Fuqiangjing ji Jiqiren Shoushuxue

主　　编：周辉霞　李建兴

出版发行：人民卫生出版社（中继线 010-59780011）

地　　址：北京市朝阳区潘家园南里 19 号

邮　　编：100021

E - mail：pmph @ pmph.com

购书热线：010-59787592　010-59787584　010-65264830

印　　刷：人卫印务（北京）有限公司

经　　销：新华书店

开　　本：787 × 1092　1/16　印张：20

字　　数：487 千字

版　　次：2022 年 3 月第 1 版

印　　次：2022 年 3 月第 1 次印刷

标准书号：ISBN 978-7-117-32505-9

定　　价：139.00 元

打击盗版举报电话：010-59787491　E-mail：WQ @ pmph.com

质量问题联系电话：010-59787234　E-mail：zhiliang @ pmph.com

编者（按姓氏笔画排序）

马立飞	中国人民解放军总医院第七医学中心	吴　勇	天津市儿童医院
王　平	浙江大学医学院附属第一医院	张　巍	泉州市第一医院
王　冰	首都医科大学密云教学医院	张旭辉	山西省儿童医院
王　欣	天津市儿童医院	张诗屿	中国人民解放军总医院第七医学中心
王保军	中国人民解放军总医院第一医学中心	张铁军	深圳市儿童医院
王宪强	中国人民解放军总医院第七医学中心	陈光杰	浙江大学医学院附属儿童医院
古德强	河北大学附属医院	武玉睿	首都儿科研究所附属医院
龙晓宇	中国人民解放军总医院第七医学中心	范登信	上海交通大学医学院附属新华医院
吕雪雪	中国人民解放军总医院第七医学中心	卓　然	中国人民解放军总医院第七医学中心
朱炜玮	中国人民解放军总医院第七医学中心	周晓光	中国人民解放军总医院第七医学中心
刘　波	重庆医科大学附属永川医院	周辉霞	中国人民解放军总医院第七医学中心
刘雪来	首都儿科研究所附属医院	郑　伟	新世纪香港医疗中心
刘德鸿	上海交通大学医学院附属瑞金医院	赵　扬	中国人民解放军总医院第七医学中心
齐进春	河北医科大学第二医院	赵夭望	湖南省儿童医院
关　勇	天津市儿童医院	赵永祥	包头市第四医院
李　玮	中国人民解放军总医院第七医学中心	郝雪梅	中国人民解放军总医院第七医学中心
李　品	中国人民解放军总医院第七医学中心	徐延波	厦门大学附属妇女儿童医院
李　钧	首都医科大学附属北京友谊医院	郭　涛	中国人民解放军总医院第七医学中心
李建兴	清华大学附属北京清华长庚医院	唐耘熳	四川省人民医院
李栋明	中国人民解放军总医院第七医学中心	陶　天	中国人民解放军总医院第七医学中心
李昭铸	哈尔滨医科大学附属第二医院	陶元东	中国人民解放军总医院第七医学中心
杨　振	香港大学深圳医院	曹华林	广西壮族自治区南溪山医院
杨云杰	佛山市南海区人民医院	韩　策	中国人民解放军总医院第七医学中心
肖　博	清华大学附属北京清华长庚医院	潮　敏	安徽省儿童医院

主编助理　李　品

主编简介

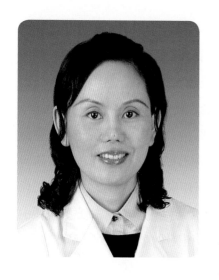

周辉霞 医学博士,主任医师,教授,博士生导师。中国人民解放军总医院儿科医学部副主任,儿童泌尿外科主任。中华医学会泌尿外科学分会小儿泌外学组组长,中国医师协会儿童重症医师分会结构畸形外科专业委员会主任委员。

长期致力于小儿外科微创手术技术研究,特别是对小儿泌尿系疾病的诊断和治疗有较深入的研究。设计、改良并创新了多种小儿泌尿外科手术方式,解决了困扰小儿泌尿外科治疗领域的众多世界性难题,尤其擅长小儿泌尿系统高难度重建性手术的微创治疗。建立了一整套利用腹腔镜及机器人技术对小儿泌尿系统先天畸形类疾病进行矫治的体系,手术效果好、恢复快、创伤小、成功率高。曾受邀多次赴欧美和亚洲各国进行手术演示和学术讲座,并通过举办培训班、手术带教等方式在国内大力推广小儿泌尿外科微创技术,迅速提高了我国小儿泌尿外科整体的微创技术水平。

获北京市科学技术二等奖 1 项、三等奖 1 项,军队医疗成果二等奖 1 项。2 次获得军队优秀专业技术人才岗位津贴。承担国家及省部级课题 10 余项,累计发表核心期刊论文 80 余篇、SCI 论文 14 篇,获得软件著作权 4 项、发明专利 3 项。

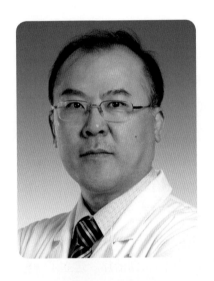

李建兴 教授、主任医师。清华大学附属北京清华长庚医院外科部副部长、泌尿外科主任,现任中国医师协会泌尿外科分会副会长兼总干事,中国人体健康科技促进会泌尿系结石防治专委会主任委员,北京市医学会泌尿外科分会副主任委员,中国医疗保健国际交流促进会健康泌尿分会副主任委员,国际尿石联盟副主席,中国尿石联盟副主席,中国尿石联盟儿童泌尿系结石诊疗协作中心主任委员,中国妇幼学会新生儿与泌尿学组副主任委员,《中华泌尿外科杂志》编委,曾担任中国《泌尿外科诊疗指南》编委,《吴阶平泌尿外科学》输尿管疾病章节副主编等。

李建兴教授长期致力于泌尿系疾病微创诊疗,特别是尿路结石微创治疗技术的创新与推广。倡导和推广"超声定位两步法建立标准通道经皮肾镜技术"为国内经皮肾镜技术的推广普及做出里程碑式的贡献。"全程超声监测球囊扩张建立标准通道经皮肾镜技术"更是得到了国际泌尿外科界的高度认可;创新发明一体可弯肾镜、针状肾镜等泌尿系结石微创治疗新设备,完善了复杂泌尿系结石治疗方法,有效降低了肾脏损伤,提高了净石率,引领了结石微创治疗的发展。2008年"问题奶粉"事件中,受当时卫生部委托,辗转全国各地会诊,收治百余例"结石宝宝",微创治疗取得满意效果。迄今,个人完成各种结石经皮肾镜手术2万余例,尤其在疑难复杂尿路结石诊疗方面积累了丰富经验,享誉海内外,被国际同道誉为"神之手"。师从李建兴教授学习结石微创治疗的学生遍布全国,2018年获得了国际腔道泌尿外科协会授予的Fellow培训资质,培训结业证书国际认可,吸引了越来越多的欧美国家的同道前来学习、参加培训。

由于在泌尿微创技术尤其是结石领域的突出贡献,先后获得中华医学会泌尿外科分会"钻石奖"、北京医学科技二等奖、中华医学科技三等奖、华夏医学科技一等奖。

序

健康儿童是实施"健康中国"战略的重要基础。随着我国三胎政策的开放,如何更好地控制出生缺陷,提高人口素质,促进儿童健康成长是医疗工作者的重要使命。小儿泌尿外科是涉及泌尿系统疾患的小儿外科的亚专科,专注于治疗小儿泌尿系统各类疾病,特别是小儿泌尿系统先天性结构畸形的治疗,处于保障儿童健康的前沿阵地。

20世纪90年代以来,微创外科浪潮席卷全球。相比成人泌尿外科微创技术的迅猛发展,小儿泌尿外科受限于儿童独特的解剖及复杂的病理生理因素,其微创技术的发展相对迟缓。我的学生周辉霞和成人泌尿系结石领域的知名专家李建兴教授思维敏捷,锐意进取,他们将成人泌尿外科微创治疗理念与小儿的特殊生理解剖特点相结合,将微创技术在小儿泌尿系统疾病的治疗中开展了大量积极有益的探索。周辉霞教授在国内率先进行了腹腔镜与机器人辅助腹腔镜技术下的婴幼儿肾盂成形术、膀胱输尿管再植术、复杂的上尿路修复重建术和各类尿流改道术等,取得了良好的效果,微创手术应用于婴幼儿,使先天性严重结构畸形的胎儿出生后即可耐受手术并能尽早地接受手术治疗,治疗时机前移,可以最大限度地保护患肾功能甚至挽救生命,在保证手术成功率的同时,具有创伤小、恢复快、美容微创等优势;李建兴教授作为尿路结石治疗领域的大师,是国际上推广超声引导下经皮肾镜碎石术的主要倡导者和推广者,迄今已完成两万余例经皮肾镜操作,避免了大量医源性射线损伤。为了最大程度减少患者损伤,他研发了超微通道经皮肾镜并成功应用于临床。两位主编都曾多次受邀在国际会议上进行手术演示和学术讲座,吸引了众多海内外学者到我国交流学习,在国际小儿泌尿外科界具有广泛的学术影响,是我国小儿泌尿外科微创技术的先行者、领路人。

本书由周辉霞和李建兴教授牵头,率领我国众多小儿泌尿外科微创治疗领域的资深专家撰写,填补了小儿泌尿外科微创手术治疗学出版物方面的空白,是第一本全面阐述了小儿泌尿生殖系统常见病、多发病、疑难病的微创外科诊疗技术的著作,是一本具有中国特色的儿童泌尿外科微创技术的百科全书。我相信,这本书的出版必将进一步推动我国小儿泌尿外科微创技术向标准化和规范化方向发展。

我祝贺本书的出版。

中国科学院院士

中国人民解放军总医院泌尿外科医学部主任

主任医师、教授、博士生导师

张旭

2021 年 12 月于北京

前　言

　　小儿泌尿外科是在泌尿外科和小儿外科的基础上成立的相对年轻的亚专科。小儿泌尿外科疾病既往多以开放手术为主要治疗方式,创伤较大。

　　从 20 世纪 90 年代开始,微创外科理念席卷全球,微创技术得到了迅猛发展,腹腔镜技术和机器人辅助腹腔镜技术在外科领域逐渐普及。但由于儿童体腔操作空间狭小,心肺耐受气腹能力相对较差,小儿泌尿外科重建手术多,相对复杂等原因,小儿泌尿外科的微创技术与成人泌尿外科相比,整体较为滞后,多数疾病缺乏标准化规范化的微创术式。经过一大批小儿泌尿外科同道十余年的不懈努力与积极探索,我国小儿泌尿外科的微创技术获得了长足发展,部分专家的手术技巧甚至已经达到国际先进水平。同时,腹腔镜及机器人外科系统在我国的普及规模不断扩大,微创手术已逐渐成为儿童泌尿外科疾病治疗的主流手段。

　　然而由于我国儿童泌尿外科微创技术起步较晚,仍存在着复杂疾病的微创治疗多集中于大城市的大型医学中心,各区域间发展较不均衡等问题。同时,聚焦于儿童泌尿外科微创治疗方面的书籍相对缺乏,使得临床上大量的技术积累无法有效转化为标准化的临床技术,从而被大量基层一线医师熟悉和掌握。为改善这一现况,我们认为有必要出版一本规范我国小儿泌尿外科微创治疗技术的专业书籍。

　　本书由我和泌尿结石领域的知名专家李建兴教授共同主编,特别邀请了众多小儿泌尿外科微创治疗领域具有技术特色的著名专家加入撰写。整体上分为泌尿系内镜、腹腔镜与机器人辅助腹腔镜三大板块,各板块以标准化、易推广的手术操作技术为核心,利用文字与图片结合的方式,从手术适应证、手术步骤、术中操作技巧和疾病诊疗现状等方面对小儿泌尿外科主要疾病治疗涉及的各类微创技术进行了全面的论述,并融入了相关专家的多年临床操作心得及实战经验,适用于各层级小儿泌尿外科医师进修学习使用。

　　本书的成书首先要感谢我的恩师中国人民解放军总医院泌尿外科医学部主任张旭院士的关心和支持。张旭院士是我国泌尿外科微创技术体系的奠基人和领跑者,永远难忘他在我求学探索之路上给予的指引和扶持,我所取得的点滴成绩离不开他的细心教导、启迪和手把手帮带,他就像一盏指路明灯为我照耀着前行的方向;同时感谢我的恩师中国人民解放军总医院儿科医学部主任封志纯教授,他举全力支持我、帮扶我、启迪我,并且不断鞭策我在行医的道路上行稳致远、让我少走弯路,并亲自为本书取名;感谢我的师兄中国人民解放军总医院泌尿外科医学部学术委员会主任马鑫教授,他是和我在行医之路上共同成长的良师益友。正是在这些师长们的无私关心和启迪之下,才有了编写本书的思想萌芽。另外,我的博士后研究生刘德鸿副主任医师和李品医生在本书编写过程中进行了繁杂的组织和校对工作。还有其他在各个环节参与编写和校对过程的专家,在此一并致谢。

在本书即将成稿之际,我惊悉黄澄如教授不幸仙逝,悲痛万分,悔恨不已,恩师黄澄如教授生前曾多次垂问本书进展,并欣然同意为本书作序,终成遗憾! 回想"黄头"当年的言传身教仍历历在目,泪眼婆娑,谨以此书献给我们永远的"黄头"!

本书尚有若干不尽如人意之处,请广大读者不吝赐教。

中国人民解放军总医院儿科医学部副主任

儿童泌尿外科主任

主任医师、教授、博士生导师

周辉霞

2021 年 12 月 3 日于北京

目　录

第一部分　小儿泌尿外科内镜手术

第一章　小儿泌尿外科内镜的设备和器械 …………………………………………………002

第二章　小儿泌尿外科内镜基本操作 ………………………………………………………011

　　第一节　小儿泌尿外科内镜手术的入路 ………………………………………………011

　　第二节　小儿泌尿外科内镜手术操作技术 ……………………………………………016

第三章　膀胱镜检查 …………………………………………………………………………028

第四章　膀胱镜后尿道瓣膜手术 ……………………………………………………………038

第五章　小儿输尿管硬镜手术 ………………………………………………………………043

　　第一节　输尿管硬镜的应用 ……………………………………………………………043

　　第二节　输尿管镜输尿管末端扩张手术 ………………………………………………048

　　第三节　膀胱镜输尿管开口注射术 ……………………………………………………052

　　第四节　输尿管硬镜取石术 ……………………………………………………………059

第六章　小儿纤维输尿管镜手术 ……………………………………………………………065

第七章　经皮肾镜取石手术 …………………………………………………………………083

第八章　小儿泌尿外科内镜手术并发症 ……………………………………………………089

　　第一节　与放置内镜相关的并发症 ……………………………………………………089

　　第二节　冲洗相关的并发症 ……………………………………………………………092

　　第三节　与内镜器械操作相关的并发症 ………………………………………………093

第二部分　小儿泌尿外科腹腔镜手术

第一章　小儿泌尿外科腹腔镜的设备和器械 ……………………………………………… 098

第二章　小儿泌尿腹腔镜基本操作 ………………………………………………………… 105

　　第一节　小儿泌尿腹腔镜手术入路的建立 ……………………………………………… 105

　　第二节　小儿泌尿外科腹腔镜手术操作技术 …………………………………………… 106

第三章　小儿腹腔镜肾上腺手术 …………………………………………………………… 111

　　第一节　肾上腺解剖及疾病概述 ……………………………………………………… 111

　　第二节　小儿后腹腔镜肾上腺手术 …………………………………………………… 114

　　第三节　小儿经腹腹腔镜肾上腺手术 ………………………………………………… 119

第四章　小儿腹腔镜肾脏手术 ……………………………………………………………… 124

　　第一节　肾脏解剖 ……………………………………………………………………… 124

　　第二节　小儿腹腔镜肾囊肿去顶术 …………………………………………………… 126

　　第三节　小儿腹腔镜重复肾切除术 …………………………………………………… 129

　　第四节　小儿腹腔镜单纯性肾切除术 ………………………………………………… 135

　　第五节　小儿腹腔镜肾母细胞瘤根治性切除术 ……………………………………… 142

第五章　小儿腹腔镜输尿管手术 …………………………………………………………… 145

　　第一节　输尿管解剖 …………………………………………………………………… 145

　　第二节　小儿后腹腔镜肾盂成形术 …………………………………………………… 151

　　第三节　小儿经腹腔镜肾盂输尿管成形术 …………………………………………… 156

　　第四节　小儿腹腔镜输尿管再植术（膀胱外途径） ………………………………… 167

　　第五节　小儿气膀胱腹腔镜输尿管再植术 …………………………………………… 171

　　第六节　小儿腹腔镜下腔静脉后输尿管矫形术 ……………………………………… 177

　　第七节　小儿腹腔镜下阑尾代输尿管成形术 ………………………………………… 180

　　第八节　小儿腹腔镜下回肠代输尿管成形术 ………………………………………… 185

第六章　小儿腹腔镜膀胱手术 ……………………………………………………………… 192

　　第一节　小儿膀胱解剖 ………………………………………………………………… 192

　　第二节　小儿腹腔镜膀胱憩室切除术 ………………………………………………… 194

　　第三节　小儿腹腔镜膀胱部分切除术 ………………………………………………… 196

第七章　小儿腹腔镜精索静脉曲张结扎术·····················200

第八章　小儿腹腔镜睾丸下降固定术·························206

第九章　小儿腹腔镜鞘状突高位结扎术·······················208

第三部分　小儿泌尿外科机器人手术

第一章　小儿泌尿外科机器人手术发展史·····················214

第二章　机器人手术器械介绍和入路建立·····················219

　　第一节　达芬奇手术系统·····························219

　　第二节　达芬奇机器人小儿常用器械·····················220

　　第三节　小儿泌尿外科机器人手术入路的建立···············228

第三章　小儿机器人肾上腺肿瘤手术·························234

第四章　小儿机器人肾脏手术····························239

　　第一节　小儿机器人重复肾切除术·····················239

　　第二节　小儿机器人单纯性肾切除术····················243

第五章　小儿机器人输尿管手术···························245

　　第一节　小儿机器人肾盂成形术······················245

　　第二节　小儿机器人输尿管再植术·····················253

　　第三节　小儿机器人阑尾代输尿管成形术··················257

　　第四节　小儿机器人口腔黏膜代输尿管成形术(唇黏膜补片)·········260

第六章　小儿机器人膀胱手术····························265

　　第一节　小儿机器人膀胱憩室切除术····················265

　　第二节　小儿机器人膀胱部分切除术····················267

　　第三节　小儿机器人回肠膀胱扩大术＋可控尿流改道术···········270

第七章　机器人儿童卵巢肿瘤切除术·························276

第八章　机器人手术及相关人员管理·························281

　　第一节　机器人手术管理制度·······················281

　　第二节　机器人手术的培训························282

第三节 机器人手术护理质量管理 283

第四节 护理质量管理 283

第五节 机器人手术护理质量管理的执行方案 284

第六节 机器人手术护理质量的监控与评价 285

第七节 机器人手术室管理者在护理质量管理中的作用 286

第八节 给予优质护理服务 286

第九节 机器人手术物品的管理 287

第十节 机器人内镜的管理 287

第十一节 机器人机械手臂器械的管理 288

第十二节 机器人手术间的管理 289

第十三节 机器人手术安全的管理 289

第十四节 机器人手术室感染管理 291

第十五节 机器人器械的清洁、灭菌与储存 292

第十六节 手术室危害因素的自我防护 293

第十七节 小儿手术室护理整体工作模式 294

第十八节 小儿机器人手术并发症 296

后记 301

第一部分

小儿泌尿外科内镜手术

第一章
小儿泌尿外科内镜的设备和器械

泌尿外科内镜出现于 100 余年前。早期内镜以诊断为主,随着科技的进步,泌尿外科内镜技术不断发展,其应用范围已经扩大至整个泌尿系统,上至肾盂、输尿管,下至膀胱、尿道。小儿泌尿外科的内镜应用稍晚于成人泌尿外科,但是由于儿童的解剖结构更加精细,尤其适合内镜系统的应用。目前,几乎所有能应用小儿内镜微创手术的技术均已实现。

一、常用小儿泌尿外科的内镜设备

(一)内镜镜体

1. **输尿管镜** 输尿管镜分为硬镜和软镜,根据镜体口径的不同可分为各种型号,儿童常用的型号为:F-4.5/F-6.0、F-6.5/F-7.5、F-8.0/F-9.8(导管直径单位:French,简称 F 或 Fr,3F=1mm,即 1F ≈ 0.33mm)。硬性输尿管镜特别适合髂血管以下的输尿管检查,其优点是容易操作,可直视下进镜,具有较大的工作通道,便于辅助器械的通过,而且冲洗管腔大,手术视野清晰(图 1-1-1)。输尿管软镜更加适用于输尿管上段和肾盂或者肾盏的操作,其优点是可弯曲,操作灵活,能观察的空间更加多。无论是硬镜还是软镜,都有操作通道,可通过各种纤细的辅助器械,如套石篮、活检钳、细胞刷、激光光纤和细的碎石器探头等(图 1-1-2)。

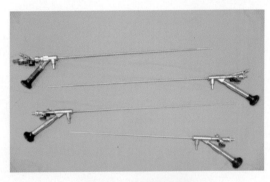

图 1-1-1 输尿管硬镜

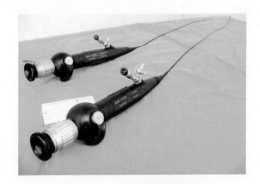

图 1-1-2 纤维输尿管软镜

20 世纪 80 年代以来,软性输尿管镜的视野和亮度得到很大改善,同时配套治疗器械的发展,使输尿管软镜的应用日益广泛。目前的输尿管软镜包括纤维输尿管软镜、电子输尿管软镜(图 1-1-3)、组合式输尿管软镜(图 1-1-4)和机器人输尿管软镜(图 1-1-5)等。目前输尿管镜和输尿管软镜的生产厂家主要来自国外,如 Olympus、Karl Storz、Circon ACMI、Richard

Wolf 等。镜下直视碎石工具也不断发展,从超声、液电碎石器到气压弹道碎石器、激光碎石器,都使输尿管镜下碎石的效率不断提高。小儿输尿管镜碎石取石术治疗小儿输尿管结石具有安全、有效、损伤小、恢复快、成功率高、并发症少等优点。输尿管镜碎石取石术已逐步成为儿童泌尿系结石的一线治疗方法。

2. **尿道膀胱镜**　膀胱镜是内镜中的一种,用于膀胱和尿道的检查和操作,外观类似输尿管镜,镜体短而粗(图 1-1-6)。

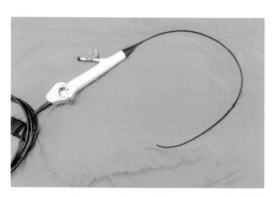

图 1-1-3　电子输尿管软镜

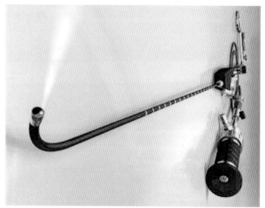

图 1-1-4　组合式输尿管软镜

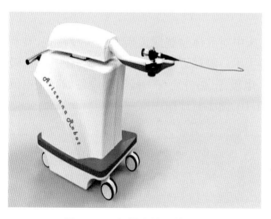

图 1-1-5　机器人输尿管软镜

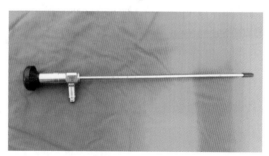

图 1-1-6　尿道膀胱镜

3. **经皮肾镜**　经皮肾技术是经皮应用穿刺针成功穿刺进入肾脏集合系统内,经过扩张建立经皮肾通道进行微创手术,其中的镜体就是经皮肾镜(图 1-1-7),比膀胱镜长,比输尿管镜短,原理结构大致相同。经过不断改进,标准 PCNL 由传统的 30F 通道改良为 14F 或 16F 通道的微创经皮肾镜取石术(minimally invasive percutaneous nephrolithotomy,MPCNL),同时使用输尿管硬镜代替肾镜,手术损伤明显减小,更适用于儿童患者。超微经皮肾镜取石术(super-mini-PCNL,SMP)和可视经皮肾镜碎石术(Microperc)是近几年兴起的治疗肾结石的新技术,前者通道减少至 12~14F,后者通道为 4.8F,两者均可实现无管化,目前定位为 ESWL 及 RIRS 的一种有效补充手段(图 1-1-8、图 1-1-9)。

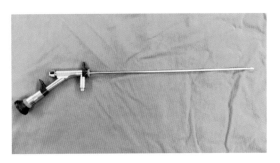

图 1-1-7　经皮肾镜

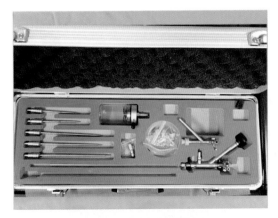

图 1-1-8　超微经皮肾镜

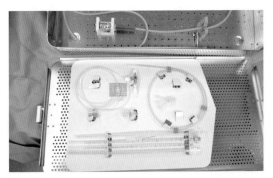

图 1-1-9　可视经皮肾镜

4. **经尿道电切镜**　电切镜主要用于医学临床中对人体膀胱尿道疾病的医疗检查,并利用高频电流热效应对病变组织进行切割、凝血等手术。经尿道电切镜主要器械部件包括:镜鞘、闭孔器、窥镜(观察镜)、工作手件(操作支架)、电极等,另外还有一些附属设备如高频电流发生器、冷光源等(见下文内镜附属设备)(图 1-1-10、图 1-1-11)。

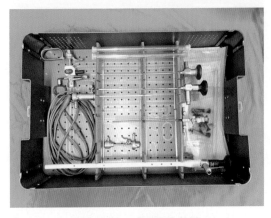

图 1-1-10　经尿道电切镜

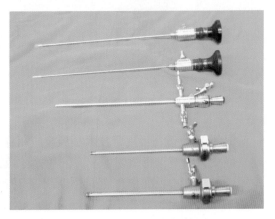

图 1-1-11　经尿道电切镜

(二) 内镜附属设备

无论是输尿管镜、膀胱镜或者经皮肾镜等都需要通过附属设备以及成像系统将内镜的

视野清晰地展示给手术人员。附属设备由多种设备组合而成,其中光学系统在下一节中描述,其余的还包括:

1. **定位装置** 临床上目前建立经皮肾通道常用的方式有超声定位、X线定位、CT定位,其中CT定位费用较高而难以广泛推广(图1-1-12、图1-1-13)。其余两者各有优劣,但由于儿童组织器官对辐射更敏感,无辐射的超声更具优势。超声定位下可显示出肾脏内的血管分布情况,利于避开肾脏内血管密集区域,减少术中与术后出血。此外,B超可反映穿刺路径的结构、肾脏实质厚度、实时观察穿刺针进入的方向和深度,且无须注入造影剂,避免了一些由造影剂吸收引起的并发症。X线具有定位准、成像清晰、能监视术中残余结石的优点。预先放置的扩张器或造瘘管会影响到B超定位,尤其在建立多通道时X线能清楚地看到目标以及已建立的通道,建立新通道更方便准确。对于初学者,X线更加简单直观,单个影像平面可以对整侧肾脏及其集合系统进行显示,可较直观地显示穿刺针的方向,以及斑马导丝、扩张管与肾集合系统的位置关系。需要注意的是儿童泌尿系结石中阴性结石较多,X线图像显示肾脏集合系统和结石之间的位置关系效果欠佳,缺乏空间立体信息,必要时可同时应用两种定位相互补充。

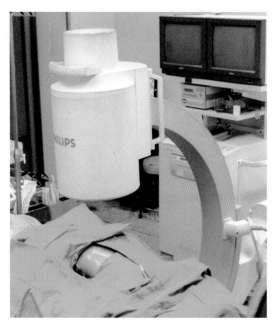

图1-1-12 C型臂X线定位装置

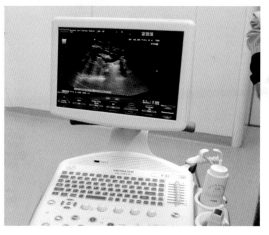

图1-1-13 超声定位装置

2. **碎石器** 较大的输尿管结石,无法单用取石钳及网篮取出,还需要碎石器。通过输尿管镜的工作腔道,在直视下,将结石击碎后取出。目前使用的体内碎石器有多种:①超声碎石器;②液电碎石器;③激光碎石器;④气压或电子弹道碎石器等。各有优缺点,超声碎石器效果较慢,且在探头上产生热效应,对输尿管黏膜有损害,只能用于输尿管硬镜;液电碎石器碎石能量较强,可用于软镜,但液电产生的冲击波容易损害输尿管壁;激光碎石器,特别是钬激光(图1-1-14、图1-1-15),能量最强,碎石效果好,碎石块较小呈粉末状,对输尿管又无损伤,是较理想的碎石器,可用于输尿管软硬镜上,但价格较高;气压弹道碎石器是目前用于输尿管硬镜中理想的碎石器(图 1-1-16),其碎石效果好,且不产生热效应,耐用,对输尿管壁无损伤。近年 EMS 还生产了一种将弹道和超声结合的第三代碎石机系统。

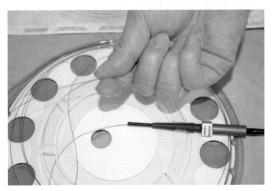

图 1-1-14　钬激光光纤

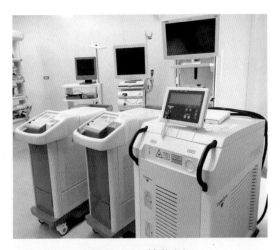

图 1-1-15　钬激光机

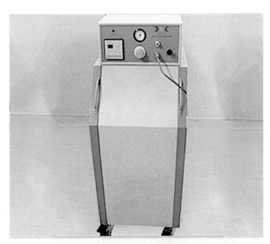

图 1-1-16　气压弹道碎石机

　　3. 高频电流发生器及附属装置　高频电流发生器有很多种,价格和性能差别较大,附属装置包括脚踏开关、电缆线和负极板。它通过有效电极尖端产生的高频高压电流与肌体接触时对组织进行加热,实现对肌体组织的分离和凝固,从而起到切割和止血的目的。配合经尿道电切镜使用,可应用于前列腺增生、膀胱肿瘤、尿道瓣膜、膀胱颈梗阻等(图 1-1-17)。

　　4. 液压灌注泵　液压脉冲式冲水装置,它的应用大大提高了输尿管镜手术成功率。它不仅可扩张输尿管口和壁内段输尿管,有利于输尿管镜的插入和通过,而且还可以一定的压力保持持续灌注,使输尿管镜手术视野清晰。其灌注压力可在 0~200mmHg 范围内任意调节(图 1-1-18)。

二、光学系统

(一)监视器

用于接收摄像系统传输的图像,并展示在显示屏上,目前屏幕越来越大,且显示越来越清晰。

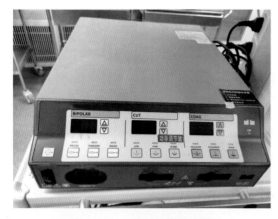

图 1-1-17　高频电流发生器

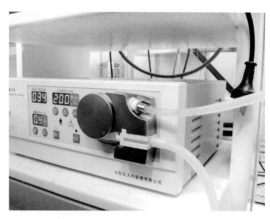

图 1-1-18　灌注泵

（二）摄像系统

目前主流的手术摄像系统为高清摄像系统,使用三晶片高清摄像头和高清显示器,能输出 1 080p 的高清图像,16∶9 模式,分辨率可达到 1 920 像素 × 1 080 像素,是普通摄像头的 6 倍,能为术者带来更多的图像细节。其摄像主机内置有高清图片抓取系统和影像刻录系统,并能连接各种移动存储设备和打印机。3D 腹腔镜是近年来在高清摄像系统基础上新发展的腹腔镜摄像系统,利用类似人体双眼的左右两个晶片分别成像,经过 3D 摄像主机将两个图像组合在一起产生 3D 图像,将 1 080p 信号输出至 32 寸偏振监视器上,术者及助手需佩戴偏振式 3D 眼镜观看。对于纵深较大的手术,3D 腹腔镜可再现真实的三维立体视觉,呈现手术视野的立体感,有助于提高手术操作的精确度和手眼协调程度。

（三）光源

目前内镜所用的光源系统是将隔热玻璃插在光源与灯泡之间,虽然进入光缆的光线亮度很强,但产热少,习惯上称之为“冷光源”。需要注意的是,导光束的镜端较长时间接触布类可引起燃烧,在使用中应注意安全,最好是将导光束与腹腔镜连接后再打开冷光源。

常用的冷光源有四种:氙气灯、金属卤灯、卤素灯及低温弧光冷光源。氙气灯光源为 300W 全自动光源,色温 6 000K,亮度强,而且能自动调节腹腔镜亮度,是目前常用的最亮、最可靠的光源,灯泡使用寿命可达 2 000h。该类光源可为获得腹腔内解剖结构的最佳成像质量和精确的图像色彩提供最佳的照明。光源具有待机模式,且可以由处于无菌区的摄像头来控制,可以保护患者和手术医师(图1-1-19)。

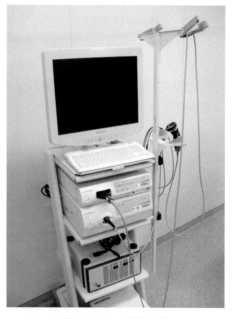

图 1-1-19　成像系统

三、内镜常用器械

(一)导丝

导丝可拉直输尿管,引导控制器或输尿管镜安全进入输尿管腔内,尤其是软镜操作,导丝更是必不可少。一般情况下输尿管镜操作前应留置导丝。根据导丝表面的制作材料的工艺又可以分为斑马导丝和镍钛导丝,按导丝杆尺寸不同分为若干规格(图 1-1-20)。

(二)支架管

分为内支架和外支架管,前者包括 3~8F 不同直径的单 J 管和双 J 管,后者如直径 3~6F 的输尿管导管(图 1-1-21)。

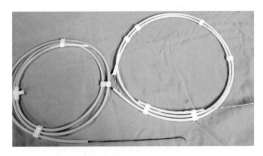

图 1-1-20　镍钛导丝和斑马导丝

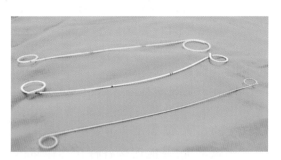

图 1-1-21　支架管

(三)取石器

输尿管镜直视下取石的主要工具有两种:①套石网篮;②取石钳。原则上稍大的结石用套石网篮,较小的结石用取石钳。取石钳包括硬性和软性可曲性取石钳,前者如鳄鱼口状钳、三爪钳等(图 1-1-22)。

(四)输尿管软镜鞘

输尿管软镜鞘由导引鞘和扩张器组成。导引鞘和扩张器外表面有亲水润滑涂层。主要用于泌尿外科内镜手术建立手术通路,以辅助内镜与其他器械进入泌尿腔道,并其提供连续性操作通道,可在器械反复交换时保护输尿管,减少造成创伤的可能性,同时保护精密器械及软镜免受损坏(图 1-1-23)。

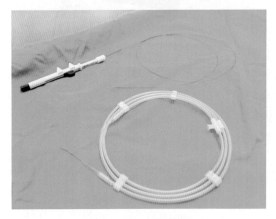

图 1-1-22　套石网篮

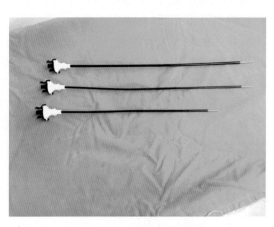

图 1-1-23　输尿管软镜鞘

（五）扩张器

常用于筋膜扩张器，由不透 X 线的聚乙烯制成，从 8~16F，以 2F 递增。12F 以上配有 Peel-away 薄鞘（图 1-1-24）。

（六）操作钳

通过各种镜体的操作通道进入腔道内，包括抓钳、活检钳等（图 1-1-25）。

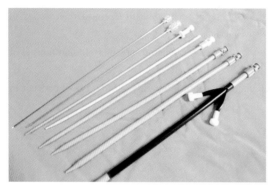

图 1-1-24　筋膜扩张器

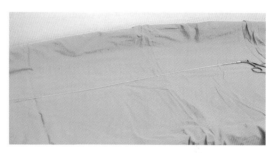

图 1-1-25　输尿管抓钳

（赵夭望）

参考文献

［1］梅骅 . 泌尿外科手术学 [M]. 3 版 . 北京：人民卫生出版社，2007.

［2］高新 . 微创泌尿外科手术与图谱 [M]. 广州：广东科技出版社，2007.

［3］黄健 . 微创泌尿外科学 [M]. 武汉：湖北科学技术出版社，2005.

［4］高振利，刘运祥 . 泌尿外科微创手术操作与技巧 [M]. 北京：人民卫生出版社，2009.

［5］郭应禄 . 泌尿外科内镜诊断治疗学 [M]. 北京：人民卫生出版社，2004.

［6］李逊 . 微创经皮肾穿刺取石术 (MPCNL)[J]. 中国现代手术学杂志，2003, 7 (5): 338-344.

［7］夏雨 . 输尿管软镜技术进展 [J]. 中国微创外科杂志，2016, 16 (2): 168-171.

［8］JACKMAN S V, HEDICAN S P, PETERS C A, et al. Percutaneous nephrolithotomy in infants and preschool age children: experience with a new technique [J]. Urology, 1998, 52 (4): 697-701.

［9］PAYNE D A, KEELEY F X. Rigid and Flexible Ureteroscopes: Technical Features//Smith AD. Smith's Textbook of Endourology [M]. Chichester: John Wiley&Sons Ltd, 2012.

［10］JOHNSTON W K, LOW R K, DAS S. The evolution and progress of ureteroscopy [J]. Urologic Clinics of North America, 2004, 31 (1): 5-13.

［11］BASIRI A, ZIAEE A M, KIANIAN H R, et al. Ultrasonographic versus fluoroscopic access for percutaneous nephrolithotomy: a randomized clinical trial [J]. Journal of endourology, 2008, 22 (2): 281-284.

［12］FALAHATKAR S, NEIROOMAND H, ENSHAEI A, et al. Totally ultrasound versus fluoroscopically guided complete supine percutaneous nephrolithotripsy: a first report [J]. Journal of endourology, 2010, 24 (9): 1421-1426.

［13］MANDAL S, KATHPALIA R, SANKHWAR S, et al. Safety and efficacy of ultrasound-guided percutaneous nephrolithotomy for treatment of urinary stone disease in children.[J]. Urology, 2012, 79 (5): 1015.

［14］李逊, 何朝辉, 曾国华, 等. 上尿路结石的现代治疗方法的探讨 [J]. 临床泌尿外科杂志, 2004, 19 (6): 325-327.

［15］邹戈, 李杰贤, 林宇峰, 等. B 超与 X 线定位在微创经皮肾取石术中的应用 [J]. 现代泌尿外科杂志, 2012, 17 (1): 87-89.

［16］吴开俊, 陆伟. 微创经皮肾取石治疗小儿复杂肾结石 [J]. 中华小儿外科杂志, 2006, 27 (9): 472-474.

［17］JOHNSON D E, CROMEENS D M, PRICE R E. Use of the holmium: YAG laser in urology [J]. 2010, 12 (4): 353-363.

［18］WANG H H, HUANG L, ROUTH J C, et al. Use of the Ureteral Access Sheath During Ureteroscopy in Children [J]. Journal of Urology, 186 (4): 1728-1733.

［19］RIZKALA E R, MONGA M. Controversies in ureteroscopy: Wire, basket, and sheath [J]. Indian Journal of Urology, 2013, 29 (3): 244-248.

［20］ZENG G, WAN S P, ZHAO Z, et al. Super-mini percutaneous nephrolithotomy (SMP): a new concept in technique and instrumentation [J]. Bju International, 2016, 117 (4): 655-661.

第二章
小儿泌尿外科内镜基本操作

第一节　小儿泌尿外科内镜手术的入路

一、概述

由于泌尿系统是外界和尿道相连的一类管道系统,从而为泌尿外科窥视设备的快速发展带来了便利。泌尿外科医师可借助各种内镜经过尿道检查、治疗整个泌尿系统。因此,泌尿外科也成为应用微创技术最早的一门学科。

在 1912 年 Young 第一次使用 9.5F 的小儿膀胱镜观察扩张的输尿管,这是第一次所谓的"输尿管镜检"。1964 年 Marshall 使用 9F 纤维输尿管软镜观察到输尿管中段结石,1988年 Ritchey 等第一次报道输尿管镜下小儿输尿管结石取出术。随着科学技术的发展,输尿管镜制造技术逐步提高,目前已有小直径(6.9F)而大工作通道(3.4F)的输尿管镜问世,这使得输尿管镜更易进入输尿管。相应配套设备的不断完善,输尿管镜被广泛应用于上尿路疾病的诊断与治疗。

小儿泌尿外科内镜除腹腔镜外主要包括:尿道膀胱镜、输尿管镜(硬性、软性)、经皮肾镜等。手术入路及涉及的病症主要有以下几点:经尿道,以输尿管镜诊断、治疗输尿管以及肾脏疾病;经尿道,以膀胱镜诊断、治疗前列腺、膀胱以及尿道疾病;经皮肤,以肾镜诊断、治疗部分输尿管疾病以及肾脏疾病;经皮肤,以血管穿刺插管术诊断、治疗泌尿生殖系统疾病;经皮肤,以经皮穿刺法对病灶部位进行能量的传递并进行治疗。

二、经尿道手术入路

(一)手术适应证
1. 以诊断为目的的适应证
(1)经过一般检查、B 超扫描及 X 线检查等手段仍不能明确诊断的尿道、膀胱和上尿路疾患。

(2)各种检查正常,但尿细胞学检查发现有肿瘤细胞者。

(3)尿路造影检查输尿管狭窄或梗阻,需要进一步明确病因。

(4)上尿路原位癌或表浅肿瘤的活检。

(5)肾盂或输尿管肿瘤局部非根治性切除术后随诊。

(6)确定血尿原因和出血部位,并可冲出膀胱内的血块。

(7) 了解泌尿系统以外疾病对泌尿系统的影响。

2. 以治疗为目的的适应证

(1) 尿道、膀胱、输尿管、肾脏结石。

(2) 体外冲击波碎石术后形成输尿管石街的治疗。

(3) 尿道、膀胱、输尿管异物或病变组织需要取出。

(4) 尿路狭窄行扩张、内切开手术治疗,并放置输尿管内支架管。

(5) 膀胱、输尿管、肾盂表浅肿瘤电灼、电切术。

(6) 上尿路出血时电灼止血。

(7) 尿路周围组织器官如前列腺、精阜等疾患的治疗。

(二) 手术禁忌证

1. 全身出血性疾病的患者。

2. 全身情况差无法耐受手术者。

3. 泌尿系感染急性期患者。

4. 尿道狭窄、前列腺增生影响膀胱镜或输尿管镜进入者。

5. 有盆腔外伤、手术及放疗等病史者。

6. 结石远端输尿管狭窄或严重弯曲者。

7. 无法摆截石位者如髋关节畸形。

(三) 术前准备

1. **全身准备**　评估手术适应证及禁忌证。术前禁食禁饮的一般原则:术前禁饮 2h,禁流质(含母乳)4h,禁配方乳 6h,禁固体食物或高脂肪食物 8h。同时还要注意饮食清淡,以保持肠道通畅。保持病室安静舒适整洁,适时开窗通风,监测生命体征变化。同时重视术前宣教,有利于缓解患儿及家属的心理压力,减轻术前应激,减少因患儿连续哭吵导致胃肠道胀气而导致的术后并发症。和患儿家长进行良好的沟通,最重要的是安抚患儿的畏惧心理。

2. **影像学检查资料**　包括泌尿系彩超、泌尿系 CT、近期 IVU 摄片等。术前应全面了解病人的局部和全身情况,根据影像学资料了解泌尿道解剖特点及有无扭曲和狭窄及其部位,从而减少术中并发症,提高手术成功率。

3. **控制尿路感染**　有尿路感染者应先给予抗生素控制感染。由于泌尿道疾病常合并尿路感染,故在术前应根据尿常规、尿培养的结果或者经验预防性使用抗生素,减少术后感染的风险。同时可结合血常规、C 反应蛋白(CRP)、降钙素原(PCT)及白介素 6(IL-6)等选择合适的手术时机。

(四) 麻醉及体位

气管插管全身麻醉。手术体位一般取截石位,完全截石位有利于拉直输尿管,必要时可选择头高足低位,如输尿管结石手术,有利于防止术中结石上移至肾内(图 1-2-1、图 1-2-2)。也可采用 Motola 等报道的改良截石位,即健侧下肢抬高,患侧下肢下垂,使远端输尿管前移,有利于输尿管镜操作。该体位可使骨盆向患侧倾斜,使输尿管镜进入输尿管口的角度由锐角变为钝角,使镜体与输尿管成为一条直线而使插入更容易,而且患者健侧髋部充分外展后,术者可在抬高的下肢下方自由操作(图 1-2-3~ 图 1-2-6)。但此体位对于有髋关节活动受限疾患的病人禁用。

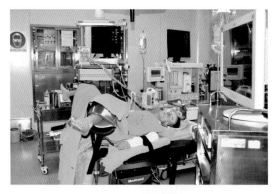

图 1-2-1　手术体位 1

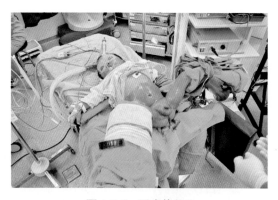

图 1-2-2　手术体位 2

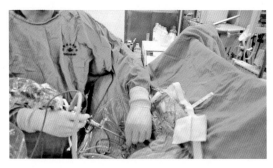

图 1-2-3　手术入路（膀胱镜）

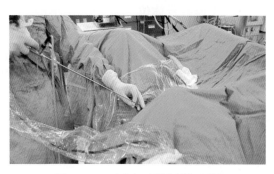

图 1-2-4　手术入路（输尿管硬镜）

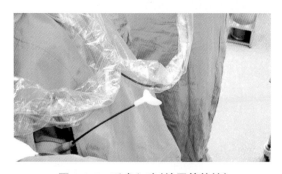

图 1-2-5　手术入路（输尿管软镜）

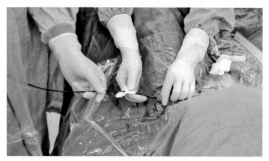

图 1-2-6　手术入路（输尿管软镜）

三、经皮手术入路

（一）经皮手术入路的适应证

1. 影像学检查不能明确或输尿管镜无法检查的上段输尿管梗阻性肾积水。

2. 上尿路顺行造影。

3. 为治疗肾及输尿管上段结石、输尿管上段梗阻和肿瘤等经皮肾镜手术建立通道。

4. 肾积脓引流。

5. 暂时性尿流改道，如输尿管损伤、输尿管阴道瘘和梗阻性肾功能不全等。

6. 永久性尿流改道，如晚期肿瘤压迫或侵犯输尿管、腹膜后纤维化等。

7. 需顺行注药治疗的情况,如溶石治疗和严重上尿路真菌感染。

（二）经皮手术的禁忌证

1. 未能纠正的全身出血性疾病、重度糖尿病和高血压者,严重心脏疾病和肺功能不全,无法承受手术者。

2. 服用阿司匹林、华法林等抗凝药物者需停药 2~4 周以上,复查凝血功能正常才可进行手术。

3. 结石合并同侧肾肿瘤。

4. 盆腔肾易游走,穿刺困难,为相对禁忌证。

5. 脊柱严重后凸畸形,亦为相对禁忌证,可以侧卧或仰卧斜位。

（三）术前准备（同前述）

（四）麻醉及体位

气管插管全身麻醉,常用手术体位有三种。

1. **斜卧位** 适用于心肺功能较差的患者,患侧略突出于床沿,暴露出腰部,背部与臀部垫高,使身体与床面成 30°~60° 角,对肠管包绕肾下极者不宜采取该体位。

2. **侧卧位** 适用于心肺功能较差的患者,腰部略垫高,有利于处理输尿管上段结石,在该体位下操作术者易疲劳。

3. **俯卧位** 传统的经皮肾手术体位,尤其适用于多通道碎石,可方便地选择穿刺点,但心肺功能不良的患者不宜采用该体位（图 1-2-7）。

（五）入路选择

穿刺径路可因病人和结石位置不同而异,综合考虑解剖因素和治疗目标,选择最合适的入路到达集合系统。

1. 经皮肾穿刺（图 1-2-8）应该考虑一个通过肾实质最短的径路,使导丝易于到达肾盏。穿刺不能通过肾盏漏斗部,应选择穹窿部穿刺进入,否则可导致严重的出血。

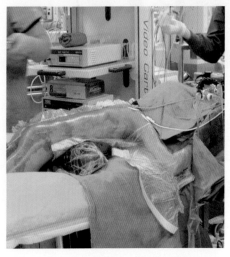

图 1-2-7 手术入路（俯卧位）

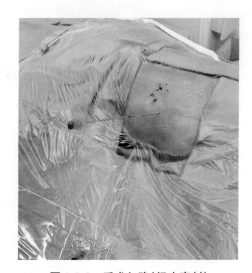

图 1-2-8 手术入路（经皮穿刺）

2. 直接穿刺下盏建立经皮肾通道是最简单的通道。适合应用于单纯引流集合系统,而采用经皮肾硬镜碎石时,穿刺下盏并非首要选择,因为肾下盏与输尿管肾盂连接部(UPJ)成锐角以及由于患者的臀部妨碍硬镜的充分摆动,很难到达肾上盏。

3. 若行经皮肾顺行腔内肾盂切开术,中盏或上盏都可作为最佳通道,采用经皮肾通路切除肾盂移行细胞癌,直接进入肿瘤所在肾盏的经皮肾通道是首选。

4. 肾盂结石首选经后组中盏或下盏(下盏漏斗与肾盂夹角大于90°)穿刺进入。

5. 结石体积较大,尤其是分支较大较长的鹿角结石,可考虑建立第2条甚至多条经皮肾通道。

6. 中上盏结石一般可直接穿刺进入结石肾盏中进行碎石。当几个肾盏有结石或肾盂合并一个肾盏结石时,最适宜的经皮肾通道是上盏,此时可最方便地到达集合系统任何部位。也可防止结石碎片进入上盏,同时也容易清除掉到输尿管上段的结石碎片。

7. 对输尿管上段结石需用经皮肾输尿管镜取石时,穿刺路径选择在肾中部后外侧入路,硬性输尿管镜直接进入输尿管。从肾上部路径进入输尿管可能更为直接,但易造成胸膜损伤、气胸等并发症,穿刺及扩张时应紧贴第12肋上缘。

(赵天望)

参考文献

［1］梅骅. 泌尿外科手术学 [M]. 3版. 北京:人民卫生出版社,2007.

［2］高新. 微创泌尿外科手术与图谱 [M]. 广州:广东科技出版社,2007.

［3］黄健. 微创泌尿外科学 [M]. 武汉:湖北科学技术出版社,2005.

［4］高振利,刘运祥. 泌尿外科微创手术操作与技巧 [M]. 北京:人民卫生出版社,2009.

［5］刘国礼. 现代微创外科学 [M]. 北京:科学出版社,2003.

［6］郭应禄. 泌尿外科内镜诊断治疗学 [M]. 北京:人民卫生出版社,2004.

［7］赵天望,刘李,涂磊,等. 经输尿管镜钬激光碎石术治疗婴幼儿输尿管结石 [J]. 中华小儿外科杂志,2011, 32 (11): 327-329.

［8］曾国华,钟文,李逊,等. 输尿管镜术治疗学龄前儿童输尿管中下段结石 [J]. 中华小儿外科杂志,2007, 28 (005): 240-242.

［9］MARSHALL V F. Fiberoptics in urology [J]. The Journal of Urology, 1964, 91: 110-114.

［10］RITCHEY M, PATTERSON D E, KELALIS P P, et al. A Case of Pediatric Ureteroscopic Laser-tripsy [J]. The Journal of Urology, 1988, 139 (6): 1272-1274.

［11］KIM S S, KOLON T F, CANTER D, et al. Pediatric Flexible Ureteroscopic Lithotripsy: The Children's Hospital of Philadelphia Experience [J]. The Journal of Urology, 2008, 180 (6): 2616-2619.

［12］RAZA A, SMITH G, MOUSSA S, et al. Ureteroscopy in the management of pediatric urinary tract calculi [J]. Journal of Endourology, 2005, 19 (2): 151-158.

［13］MINEVICH E, ROUSSEAU M B, WACKSMAN J, et al. Pediatric ureteroscopy: technique and preliminary results [J]. Journal of Pediatric Surgery, 1997, 32 (4): 571-574.

［14］BREDA A, OGUNYEMI O, LEPPERT J T, et al. Flexible Ureteroscopy and Laser Lithotripsy for Multiple Unilateral Intrarenal Stones [J]. European Urology, 2009, 55 (5): 1190-1197.

［15］RAZDAN S, SILBERSTEIN IK, BAGLEY DH. Ureteroscopic endoureterotomy [J]. BJU Int, 2005, 95 (suppl 2): 94-101

［16］罗远强. 微创内视镜手术在泌尿外科的应用进展 [J]. 医药前沿,2013,(5): 327-328.

第二节 小儿泌尿外科内镜手术操作技术

一、膀胱镜、输尿管镜操作技术（以输尿管镜为例）

1. 输尿管镜置入 对于男性患儿，首先提起阴茎使镜体达精阜后再将阴茎和镜体转为水平，在灌注泵的水压作用下使后尿道冲开，同时将镜体推入膀胱。然后镜体先退至膀胱颈部，找到输尿管间嵴，顺间嵴找到输尿管开口。对于女性患儿，用左手手指分开小阴唇，确定尿道外口后，直视下将输尿管镜插入膀胱内。进镜过程中观察尿道、膀胱、输尿管开口情况（图1-2-9）。

2. 导丝置入 向手术侧输尿管内插入导丝，在导丝的引导下，使输尿管镜顺导丝贴近管口，再将镜体旋转180°斜面朝上，镜尖贴近6点处，液压灌注下使输尿管口冲开，轻推镜体使其进入壁间段后，再将镜体转为原位。利用灌注液使输尿管膨胀，慢慢推进镜体，注意保持整个输尿管管腔位于输尿管镜视野中央。输尿管硬镜进入输尿管后，一般采用由下至上的观察方法，沿导丝向上缓慢进镜，观察输尿管管腔（图1-2-10、图1-2-11）。

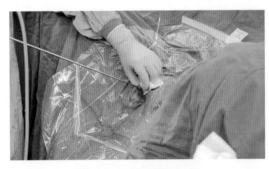
图 1-2-9 输尿管镜入镜

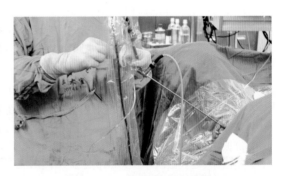
图 1-2-10 置入导丝（外面观）

3. 探查和治疗 输尿管硬镜进入壁内段输尿管后，术者常有一定程度紧束感，穿过壁内段后可有突破感，随之可见黏膜光滑、管腔宽敞的输尿管，这是输尿管镜通过壁内段输尿管的重要标志。在输尿管跨过髂血管时，其走行变化最大，呈S形弯曲（界曲），常常向外上方走行，须将镜尾下压、前端向外上方抬高，才可发现管腔；此时应抬高镜端，方可看清输尿管腔，同时也能看到该处输尿管后壁出现脉冲式搏动，这是输尿管镜通过第二生理性狭窄的重要标志。在输尿管镜上行过程中，边行进边探查，应始终保持导丝在视野中央，严禁暴力上行，防止输尿管穿孔或撕脱，发现相关病变后予以相应治疗。手术结束后根据术中情况决定是否留置支架管（图1-2-12）。

4. 留置双J管 膀胱镜或输尿管镜寻及目标输尿管开口后，先置入超滑导丝，而后在其引导下置入双开口输尿管支架管，直视下逐步将输尿管支架管推入合适位置，待标记块处完全进入输尿管开口后以推杆抵住双J管尾端，撤除导丝。儿童双J管的留置长度可参考公式：$0.175 \times$ 身高（cm）$-1cm$（图1-2-13）。

5. 术后确认双J管留置的位置 术后再次确认双J管留置的位置，在留置双J管的过程中，导丝可能存在部分滑出，或留置过深，导致导丝穿出肾盏、肾盂的情况。常常需在彩超或是C臂下进行定位，减少并发症的发生（图1-2-14）。

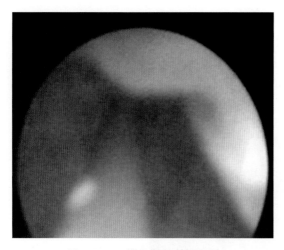

图 1-2-11　置入导丝（镜下观）

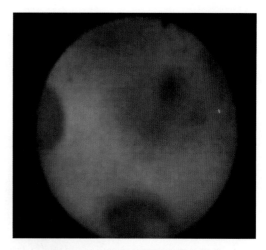

图 1-2-12　输尿管镜探查肾盂肾盏

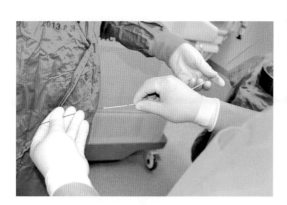

图 1-2-13　沿导丝置入双 J 管

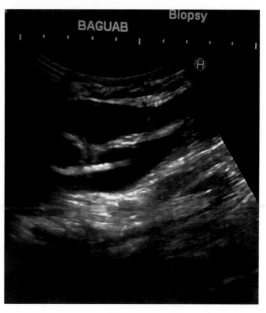

图 1-2-14　彩超下确认双 J 管位置

二、输尿管软镜操作技术

（一）一期留置双 J 管

小儿的输尿管直径较小,输尿管上段结石常常不能使用输尿管硬镜一期碎石取石,可行输尿管软镜手术或经皮肾镜手术。一期置管可行日间手术,输尿管镜在一期先将结石推入肾盂内解除结石嵌顿,并留置双 J 管 2~4 周以扩张输尿管为二期行输尿管软镜手术准备(方法同输尿管硬镜留置双 J 管)。

（二）输尿管硬镜检查拔除一期预先留置的双 J 管

先将输尿管硬镜置入膀胱内,用输尿管异物钳将双 J 管完整的拔除。若双 J 管回缩至输尿管内,使用 4.5F 的输尿管硬镜在导丝引导下置入输尿管内,用结石网篮钳夹双 J 管的尾端后拔出。另外,如果双 J 管的管壁上附着结石,在双 J 管的拔出过程中阻力明显增大,不能强行将双 J 管拔出,避免损伤输尿管,应该将 4.5F 的输尿管硬镜沿双 J 管逆行置入输尿管内,并用钬激光将双 J 管管壁的结石击碎后在双 J 管无张力的情况下拔出(图 1-2-15)。

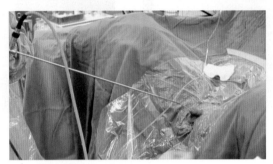

图 1-2-15 输尿管镜拔出双 J 管

(三) 输尿管鞘的置入(软镜)

先在导丝的引导下将输尿管硬镜置入肾盂内,预先评估输尿管的宽度及长度,选用合适的输尿管导引鞘。方法是通过膀胱镜或者输尿管镜插入导丝至患侧输尿管,然后在 C 臂或彩超的指引下将带鞘管的输尿管导引鞘沿导丝插入输尿管腔内,然后留下 Teflon 鞘管,输尿管软镜通过此鞘管可顺利进入输尿管腔内。在直视下沿着导丝逐步进入输尿管各段和肾盂肾盏内进行观察(图 1-2-16、图 1-2-17)。

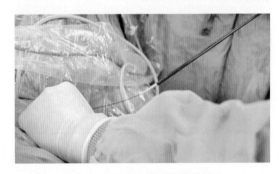

图 1-2-16 输尿管导引鞘的置入

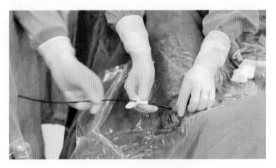

图 1-2-17 输尿管软镜置入

(四) 探查和治疗

输尿管软镜置入肾盂后,在直视下将输尿管鞘后退至肾盂输尿管交界处,避免输尿管鞘限制输尿管软镜在肾盂肾盏内的弯曲,同时观察输尿管鞘的出水情况,保持进出水量的平衡,避免肾盂内高压。入镜后将输尿管软镜从肾盂内由上至下,由前至后顺序寻找病灶。先上盏前后组、后中盏前后组、再下盏前后组,避免遗漏。建议使用注射器人工从输尿管硬软镜侧孔注水,以便感知肾盂压力,避免压力太大造成肾盂破裂,也可以减少结石、击落的息肉等被冲至下盏的机会,避免增加手术难度(图 1-2-18~ 图 1-2-20)。

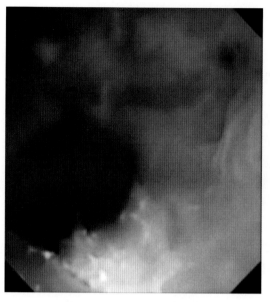

图 1-2-18　输尿管软镜探查

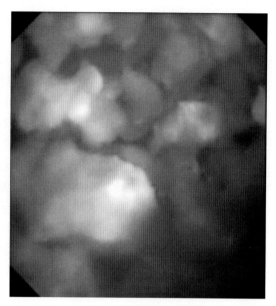

图 1-2-19　输尿管软镜碎石

（五）退鞘并留置双 J 管

将超滑导丝置入至肾盂内，在输尿管软镜的直视下轻柔的退鞘，观察输尿管内有无结石的残留及损伤程度，留置长度及大小合适的双 J 管（同前述）。

（六）术后确认双 J 管留置的位置

手术完成后，在 X 线或是彩超下观察双 J 管的位置，若留置过深，导致导丝穿出肾盏、肾盂，则拔出后再次留置（同前述）。

（七）并发症

随着器械的改进、技术的进步和术者经验的积累，输尿管镜手术的并发症已大大降低，但仍存在一定的并发症。该并发症发生率因病人的情况、使用的输尿管镜、术者临床经验等因素，而存在明显的差异。

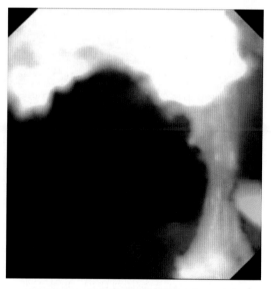

图 1-2-20　输尿管软镜肾囊肿内切开引流

1. 术中并发症

（1）输尿管黏膜下损伤并假道形成：最常见的而又容易被术者忽视的术中并发症。采用以下几种手段可有效预防：

1）逆行插管时，动作要轻巧，最好先行输尿管逆行造影，然后再插上导管和导丝，要随时体会自己手的感觉，一旦遇到阻力就应停止，不要强行上插。

2）遇到输尿管口和输尿管行程成角而逆行插管不成功时，不要勉强用膀胱镜反复试插，应改用输尿管镜直视下插管，在清楚地见到正确的输尿管腔后再插上导丝。

3）输尿管镜沿导丝上镜时，要密切注意是否导丝造成黏膜下损伤，如发现导丝不在腔内而在黏膜下,应及时拔出,并将导丝放回正确的腔内。

(2)输尿管穿孔:其常见原因有:

1)操作者缺乏经验。

2)输尿管有明显炎症、水肿,局部管壁脆性高,或输尿管扩张迂曲,扭曲成角、狭窄或结石有息肉包裹,视野不清,强行进镜而发生穿孔。

3)盲目、暴力碎石,或用取石钳、套石篮取石不当,造成管壁损伤,穿孔。

在操作中若出现突破感,见到管腔外淡黄色脂肪和灰白色网状疏松组织即为穿孔表现。术中请助手或麻醉师观察腹部情况,早期症状是局部外渗和腹胀。出现穿孔后,也应先用输尿管镜设法放入导丝(以亲水超滑导丝为佳),然后放置双 J 管 4~6 周。如若不能放入导丝而病人症状明显,估计穿孔较大时,应放导丝于穿孔部后立即行开放手术处理。

(3)输尿管撕裂或黏膜撕脱:输尿管黏膜撕脱主要原因是输尿管狭窄,同时还与操作不熟练、操作时间过长、镜体抱紧感时强行进退镜等操作有关。当用套石篮套取过大的结石时,套石篮易嵌顿,这时既不能取出结石又无法张开套石篮,强行拉出易引起输尿管撕脱。如剥离的黏膜太长,术中放置内支架管引流,4~8 周后拔管,黏膜多能自行愈合,术后注意随访有无输尿管狭窄的发生。

(4)输尿管离断或脱出:术中最严重的并发症,发生率很低。常见于输尿管腔细小而用较粗的输尿管硬镜强行挤入,在拔出输尿管镜时,造成输尿管离断或全长拖出。一旦发现输尿管撕脱断裂,应立即改开放手术探查。处理方法如下。

1)输尿管离断后,如仍保留有血运,可考虑手术修补行输尿管再吻合术,留置双 J 管做内支架引流,术中根据需要是否行肾造瘘术。若为下段输尿管撕脱,可行输尿管膀胱吻合术,如缺损长,不能直接吻合,可行输尿管膀胱角吻合。

2)对于中段输尿管撕脱,可行输尿管膀胱角或膀胱瓣吻合,或患侧输尿管与对侧输尿管吻合。

3)如输尿管离断位置高,如上段近肾盂部位的输尿管损伤或输尿管肾盂连接部撕脱损伤,可行输尿管肾盂吻合术;输尿管离断远端血运较差,单纯做输尿管吻合术后输尿管坏死可能性极大者,可考虑采用肠代输尿管术。

4)如病人条件较差,不能承受大的手术操作,或技术条件有限不能进行其他手术者,可采用永久肾造瘘。

5)较长段输尿管损伤用一般修补方法困难时,可考虑肠代输尿管或肾脏自体移植。

6)输尿管严重损伤不能用修补、替代手术者,可选择肾切除术。

(5)输尿管内支架放置错误:非常少见,导管部分在泌尿道管腔外,可再次行输尿管镜检查手术,取出内支架,重新留置内支架管于泌尿道管腔内。

留置内支架时,看清肾盂、输尿管腔,当导丝尖端露出输尿管镜时,固定导丝,后退出输尿管镜 2~3cm. 然后再推进导丝,常可避免输尿管内支架放置的错误。

(6)肾脏破裂或肾周血肿:肾脏破裂或肾周血肿极罕见。主要是肾脏自身存在病变或脆性增加,再加上手术时短时间内经输尿管镜灌注的液体量较大,导致肾脏裂伤、破裂或肾周血肿。一般留置好内支架后,保守治疗有效。切记术中不可为了看清视野,"拼命"灌注液体,牢记量出为入,时时排水等原则。

2. 术后并发症

（1）出血：术后血尿多由于黏膜损伤，多数患者尿液呈淡红色，活动后尿的颜色加重，一般不需要任何特殊处理，1~3d后自行止住，尿液转清。嘱患者多饮水，无须其他特殊处理。出血较多时可应用止血药，多补充液体。除非有严重的绞痛、血凝块等经内科治疗无效，才需要处理。

（2）术后发热和泌尿系感染：不常见，一般是在原有泌尿系感染的基础上，在输尿管镜灌流作用下，细菌逆行进入血液或淋巴引起。术前如有泌尿系感染应首先控制感染，术中严格无菌操作，控制灌注压。术后必须留置的引流管最好使用内径较粗的导管，以增强引流效果，并加强抗感染治疗。

（3）肾绞痛：给予解痉、止痛和镇静处理，疼痛可在短期内缓解。如无法缓解，则应注意有无尿路梗阻。加强生活护理，减少引起腹压增高的因素，如安抚患儿，预防便秘，防止受凉感冒，及时排尿不憋尿等

（4）术后尿外渗：常见于术中输尿管管壁的损伤、术中灌注的液体量大、术后血凝块或脓苔阻塞输尿管管腔所致。一般留置好内支架，充分引流即可。

（5）膀胱输尿管反流：输尿管镜手术后，会出现暂时的膀胱输尿管反流现象。留置导尿管并适当延长拔管时间即可缓解。

（6）输尿管狭窄或闭锁：输尿管狭窄或闭锁与下列因素有关：①碎石嵌顿于炎性息肉内未被清除干净，术后形成炎性肉芽梗阻，术中灼切炎性息肉过度致术后输尿管纤维化；②术中输尿管损伤；③尿外渗导致的输尿管周围纤维化；④腔内治疗设备如钬激光等所致热损伤；⑤内支架管压迫输尿管壁造成局部缺血。因此，输尿管镜手术的患者，必须建立严格的随访制度，一般来说，对输尿管镜引起的输尿管狭窄病人，可以采用直视下输尿管气囊扩张的方法来解决。如狭窄段较长或腔内手术失败，则考虑开放或腹腔镜手术治疗。输尿管狭窄段较短（<3cm）可行狭窄段切除输尿管端端吻合术，估计吻合口血运不好或有再次狭窄可能，可用大网膜包裹吻合口输尿管。下段输尿管长段狭窄行输尿管膀胱角吻合或膀胱瓣输尿管下段成形术。中上段长段狭窄行回肠代输尿管术或自体肾移植术。预防措施：行输尿管镜操作时，要小心谨慎，避免过多损伤输尿管黏膜；另外，留置导管，特别要根据术中实际损伤的程度，选择不同类型导管及决定导管留置时间，对预防术后发生输尿管狭窄是非常重要的。

（7）输尿管支架存留、内缩或断裂：输尿管内支架存留、内缩、断裂可通过超声检查，泌尿系平片或尿路造影发现。输尿管支架内缩，经尿道用输尿管镜多可取出；较复杂的输尿管支架存留或断裂，也可以用腔内技术取出或是开放手术取出。

（8）输尿管支架结石形成：输尿管支架留置的时间过久或患者成石体质较强，常在支架上形成结石，往往导致支架取出困难。此时，切不可强行拔出，否则有可能拔断内支架或输尿管。在内镜下沿支架管将结石击碎取出，再取出支架管；内科溶石治疗或ESWL（体外冲击波碎石术）排石后，再经尿道取出。

三、经皮肾镜操作技术

（一）手术步骤

1. 逆行置入输尿管导管 患者取截石位，于输尿管镜下向患侧输尿管内置入0.035英寸（1英寸=2.54cm）导丝。留置导丝，退出输尿管镜，沿导丝向患侧输尿管内置入相应大小的输尿管导管（儿童目前一般从5F起），退出导丝，留置导尿管（儿童最小可留置6F导尿

管)。改经皮肾镜手术体位。

2. 穿刺点的选择 穿刺位置通常在第 12 肋下、第 11 肋间或第 10 肋间,斜卧位可在腋中线至腋后线范围选择穿刺点。侧卧位穿刺点通常选择在腋前线至腋后线之间区域。俯卧位:选择穿刺点的范围较大,一般位于腋中线至肩胛下角线之间。具体可参考第一节手术入路选择。

3. B 超或 X 线定位下穿刺 超声能清晰地监视穿刺的进针过程,穿刺引导定位选用 3.5kHz 或 5.0kHz 线阵型、凸阵型或扇型超声探头均可(图 1-2-21)。一般超声仪均配有穿刺引导架,以保持穿刺针总是位于超声扫查切面内。如无穿刺引导架,穿刺针可置于探头的周边任何位置,但置于探头两极中部更利于监视穿刺过程。注意在屏幕上显示的只是在扫查切面内的针体,可能有相当长度的针体未能在图像上显示,在穿刺过程中必须随时确认实际针尖的位置。来回抽动穿刺针并摆动探头可明确针尖的实际位置。穿刺过程中可感觉到 3 次突破感,第 1 次是腰背筋膜,第 2、3 次分别是肾包膜和肾盏黏膜,后两者有时不明显。但严重肾积水肾实质变薄时可感觉到较明显的突破感,当穿刺针穿入肾包膜后,可见穿刺针尾部随呼吸运动而上下移动。如穿刺成功后拔出针芯,可见尿液流出,逆行经输尿管导管注水有利于穿刺。如果拔出针芯无尿液流出,安上一个注射器,一边抽吸一边退针,以免最初穿刺时穿刺针已穿过肾盂。

C 臂 X 线机引导穿刺应首先透视结石所在位置,逆行注入稀释的造影剂显示肾脏集合系统,并用钳尖标定穿刺目标的体表投影位置(图 1-2-22)。俯卧位时根据患者背部肌肉的情况,穿刺方向通常与水平面成 30°~60° 角,透视下对准目标穿刺,注意避免穿刺过深。穿刺到位后拔出针芯,观察有无尿液滴出(图 1-2-23、图 1-2-24)。若无尿液滴出可通过以下方法验证:①通过穿刺针注入少量造影剂,集合系统是否显影或造影剂是否外溢形成一片模糊影像;②经逆行输尿管插入导管注入造影剂或生理盐水,能否从穿刺鞘内流出。

4. 经皮肾通道的扩张 穿刺成功后置入导丝,根据所需扩张通道的大小,于穿刺针处用尖刀切开皮肤及皮下组织 0.5~1cm,并用血管钳顺穿刺针撑开扩张至腰背筋膜,然后拔出穿刺针鞘,用筋膜扩张器从每隔 2F 逐级扩张到所需的 14~18F(图 1-2-25、图 1-2-26)。拔出鞘芯,然后插入肾镜或输尿肾镜,一边冲水,一边顺导丝缓慢进入肾盏或肾盂,若鞘的远端位于肾盏或肾盂内,说明通道建立成功。

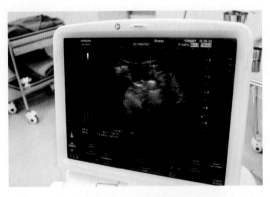

图 1-2-21 超声切面

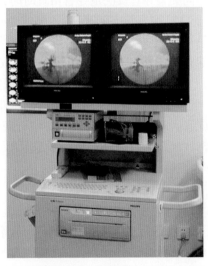

图 1-2-22 X 线定位下穿刺

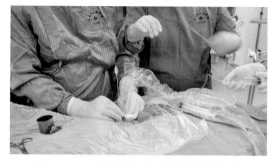

图 1-2-23 注射器从输尿管导尿管内注水

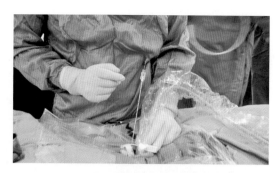

图 1-2-24 穿刺成功见清亮液体喷出

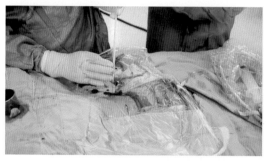

图 1-2-25 导丝引导下逐级扩张

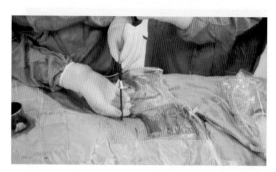

图 1-2-26 扩张置入带外鞘的扩张器

扩张要领：宁浅勿深，避免不必要的出血和损伤。术者一手保持导丝位置不变(也可由助手协助固定导丝)，另一手来回旋转扩张器，同时沿着穿刺方向将扩张器向深部推进，到达预计深度后停止扩张，观察有无尿液流出。重度积水的肾脏实质较薄，在扩张器的压力下容易塌陷，扩张时应比预计深度适当加深，此时应仔细体会扩张器通过肾实质进入集合系统的"突破感"。每次更换扩张器时，助手应在靠近皮肤处扶持住导丝，以防滑脱。在最终的带鞘的扩张器扩张到位后，助手固定导丝，术者拔出鞘芯，从鞘内置入引流管，完成肾造瘘操作，也可从鞘内置入输尿管镜观察进行下一步手术治疗，若发现通道不在肾脏集合系统内，应在输尿管镜监视下缓慢旋转退鞘，观察是否扩张过深，若确认因扩张稍浅未进入肾集合系统，则沿导丝将输尿管镜首先置入肾集合系统，然后沿输尿管镜将鞘旋转进入肾集合系统。

5. **自外鞘置入肾镜或输尿管镜进行观察操作(以结石为例)(图 1-2-27)** 碎石方式目前以气压弹道、超声或激光为主。气压弹道或超声碎石时，常需用探针抵住结石并将其固定于肾盂肾盏壁上击打，应避免过分用力，以防损伤黏膜(图 1-2-28)。碎石时尽量使结石光滑面朝向肾盂、肾盏些，而击打其粗糙面，避免碎石棱角损伤黏膜，注意避免长时间固定在一处碎石，减少局部黏膜的损伤。激光碎石时应尽量由结石表面逐渐蚕食，避免先将较大的结石碎成数块后再逐步粉碎，因结石碎块在水流冲洗下相对不易固定，额外延长手术时间。注意避免激光直接损伤黏膜，引起不必要的出血。另外，在光纤头端位于输尿管肾镜操作腔内时不要激发，以免损坏内镜。不同类型的结石如何处理可参考第一节手术入路内容。但需要注意的是有些结石常被增生的息肉覆盖。注意仔细寻找，避免遗漏。操作时应轻柔，耐心操作，避免暴力，必要时可建立多通道碎石。肾盂肾盏内结石清除完毕后，将输尿管导管退至输尿管上段，边退边冲水，将落入输尿管上段的结石碎屑冲至肾盂进一步清除(图 1-2-29)。

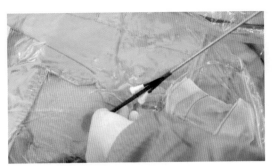

图 1-2-27 置入输尿管镜探查和操作

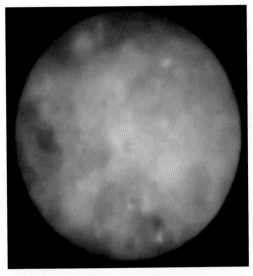

图 1-2-28 经皮镜碎石镜下观

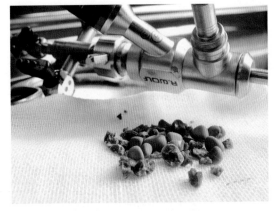

图 1-2-29 取出的结石标本

6. **顺行置入双 J 管和留置肾造瘘管** 镜下将导丝插入输尿管达膀胱,沿导丝顺行置入双 J 管,上至肾盂下达膀胱(图 1-2-30)。留置肾造瘘管。如导丝无法顺行置入膀胱,先留置肾造瘘管,改截石位,行输尿管镜检查,如有碎石块梗阻,给予碎石或取石处理,逆行置入双 J 管(图 1-2-31)。

7. **超微通道经皮肾镜**(super-mini percutaneous nephrolithotomy,SMP)**与可视经皮肾镜**(micro percutaneous nephrolithotomy,Microperc)**的应用**

(1) 超微通道经皮肾镜碎石(SMP)(图 1-2-32、图 1-2-33):SMP 技术利用外径为 7F 工作通道为 3.3F 的超细肾镜,通过 10~12F 带吸引功能的 peel-away 鞘,采用钬激光或气

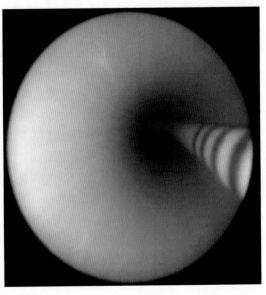

图 1-2-30 沿导丝顺行置入双 J 管

压弹道碎石机击碎结石,并借助负压吸引器将碎石屑经带吸引功能的 peel-away 鞘吸到碎石收集瓶。操作与经皮肾镜有类似之处,但细节方面有所区别。输尿管镜下逆行留置输尿管导管,留置导尿管与输尿管导管一并固定。改俯卧位,B 超引导下用 18G 穿刺针穿刺目标肾盏穹窿部,穿刺成功后,置入导丝,沿导丝将穿刺通道用筋膜扩张器逐渐扩张至 12F~14F,置入相同大小的负压吸引"卜"形鞘,然后连接标本收集瓶,收集瓶再连接负压吸引器。沿鞘插入超细肾镜观察肾盂、肾盏及结石情况,选择 200~365μm 钬激光或 0.8mm 气压弹道碎石,碎石同时,石屑经"卜"形鞘吸引至碎石收集瓶。如果要吸引 2~3mm 碎石,术者将肾镜退回至"卜"形鞘的长、短臂连接处以上,同时可以通过闭合"卜"形鞘的短臂调压孔增加负压,加速碎石的排出。术中查 X 线片(或 B 超),结石取净后退出鞘。视手术具体情况决定是否留置肾造瘘管和双 J 管。

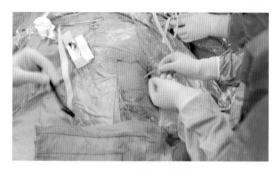

图 1-2-31　留置肾造瘘管

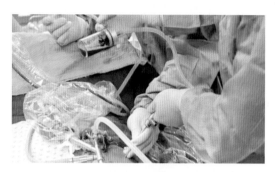

图 1-2-32　儿童超微通道经皮肾镜碎石 1

　　(2)可视经皮肾镜碎石(Microperc):患儿全身麻醉后取截石位,逆行留置输尿管导管,留置气囊导尿管并将输尿管导管固定。然后俯卧位,腰部垫高,B 超观察肾脏,选取合适肾盏,使用 4.8F 可视穿刺鞘穿刺目标肾盏,穿刺过程中使用注射器推注等渗液,以保证镜头持续清晰。通过显示器可见穿刺针进入皮肤后依次经皮下筋膜、肌层、肾周脂肪、肾实质进入肾盏。进入目标肾盏后,如结石较小,直接使用 4.8F 外鞘置入 200μm 钬激光光纤,将结石粉末化处理。术后无须留置双 J 管和肾造瘘管。结石负荷较大者可在穿刺成功后将通道扩张至 10~12F 再进行钬激光碎石取石,术后留置肾造瘘管及双 J 管(图 1-2-34)。

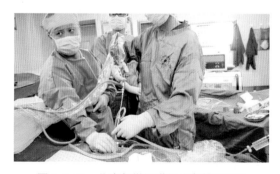

图 1-2-33　儿童超微通道经皮肾镜碎石 2

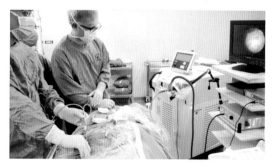

图 1-2-34　儿童可视经皮肾镜碎石

(二)并发症

1. **术中出血**　术中出血严重者需马上终止手术,留置相应口径的肾造瘘管,夹闭

30~60min,出血一般可自行停止。可待 3~5d 后二期取石。若出血难以停止,保守治疗无效,可行肾动脉栓塞止血或开放手术。

2. 术后感染 术前检查仔细评估尿路感染情况,留取尿培养及药敏,以备术后参考用药,积极治疗术前已存在的上尿路感染,术中严格控制灌注压,尽量减少细菌及其毒素逆行入血。术后应用补足液体,使肾脏大量产尿。

3. 术中寒战、发抖 除了麻醉药反应外,要考虑到菌血症或毒血症的可能。术前预防性使用抗生素,术中注意灌注液流出顺畅。天气寒冷或冬季,注意将灌注液加温及手术间保暖。

4. 邻近脏器的损伤 主要指胸膜、肠、肝、脾、肺等损伤,后果往往比较严重。第 10 肋间径路应注意气胸的可能,术后常规摄胸部 X 线片。如出现气胸可放置闭式引流。术中穿刺定位要准确,入针和扩张宁浅勿深。尽量在腋后线后背侧入针,以避免腹腔脏器损伤。在穿刺中、上组肾盏时,应在呼气末闭气后入针,以减少胸膜损伤的机会。术中注意观察病人全身情况、腹部和呼吸情况,及早发现和处理并发症,有条件的医院,请多学科会诊协助诊治。

5. 通道丢失 最好的预防方法是术中留置一安全导丝于通道鞘外,如术中通道鞘滑出,可先试着镜下寻找通道。不能找到时,最好重新造瘘或输尿管内置管 5~7d 后再做二期手术。

6. 尿外渗 多为尿液经穿刺扩张的皮肾通道渗至肾周,也可因术中鞘管脱出,冲洗液直接冲至肾周。少量尿外渗一般不用处理,可自行吸收。大量须做肾周引流。术后输尿管内常规放置双 J 管,可明显减少尿外渗发生。肾积水严重的病例,术后拔除造瘘管时间太早,可因肾皮质较薄失去收缩功能,瘘口不易闭合而致尿外渗,一般在 7~10d 后拔管。术后 B 超检查,如发现肾周液性暗区,可穿刺抽液或置引流管。

7. 术后出血 轻微的出血保守治疗多可奏效,如术后持续引流新鲜血性尿液,应暂时夹闭造瘘管,如反复夹闭肾造瘘管不奏效,可考虑行肾动脉造影进一步明确出血原因。造瘘管出血时应考虑到造瘘管脱出肾脏的可能,可在 X 线透视下向造瘘管内注入造影剂进一步明确其位置。如造瘘管脱出肾周,伴出血不止,可行肾动脉造影及栓塞止血。

8. 输尿管肾盂连接部狭窄(UPJO)、闭锁 多为严重损伤输尿管肾盂连接部的远期后果,若术中发现输尿管肾盂连接部有损伤,应放置双 J 管 8~10 周。拔管后定期复查,必要时行离断性肾盂输尿管成形术。

9. 肾集合系统穿孔和撕裂伤 操作轻柔,切忌粗暴。术后放置双 J 管和肾造瘘管引流。如果损伤较大,出血明显,也应及时终止手术。盏颈狭窄或因角度关系不易进镜者,不可强行置镜,必要时建立多通道碎石。处理输尿管上段的碎石,不能强行暴力将肾镜拐入输尿管上段,以免撕裂肾盂输尿管交界处导致出血。

(赵天望)

参考文献

[1] 梅骅.泌尿外科手术学 [M].3 版.北京:人民卫生出版社,2007.

［2］高新. 微创泌尿外科手术与图谱 [M]. 广州 : 广东科技出版社 , 2007.

［3］黄健. 微创泌尿外科学 [M]. 武汉 : 湖北科学技术出版社 , 2005.

［4］叶章群. 泌尿系结石. 2 版 [M]. 北京 : 人民卫生出版社 , 2003.

［5］高振利 , 刘运祥. 泌尿外科微创手术操作与技巧 [M]. 北京 : 人民卫生出版社 , 2009.

［6］李创业 , 赵夭望 , 刘李 , 等. 输尿管软镜与微创经皮肾镜治疗儿童 ≥ 1. 5cm 肾结石的对比研究 [J]. 中华泌尿外科杂志 , 2018, 39 (5): 372-376.

［7］SABNIS R B, CHHABRA J S, GANPULE A P, et al. Current Role of PCNL in Pediatric Urolithiasis [J]. Current Urology Reports, 2014, 15 (7): 423-533.

［8］ÖNAL B, DOGAN H S, SATAR N, et al. Factors affecting complication rates of percutaneous nephrolithotomy in children: results of a multi-institutional retrospective analysis by the Turkish pediatric urology society [J]. The Journal of urology, 2014, 191 (3): 777-782.

［9］NEGRETE-PULIDO O, GUTIERREZ-ACEVES J. Management of infectious complications in percutaneous nephrolithotomy [J]. Journal of endourology, 2009, 23 (10): 1757-1762.

［10］WAH T M, KIDGER L, KENNISH S, et al. MINI PCNL in a Pediatric Population [J]. CardioVascular and Interventional Radiology, 2013, 36 (1): 249-254.

［11］ELDERWY A A, GADELMOULA M, ELGAMMAL M A, et al. Percutaneous nephrolithotomy in children: A preliminary report [J]. Urology Annals, 2014, 6 (3): 187-191.

［12］OZDEN E. Percutaneous nephrolithotomy in pediatric age group: Assessment of effectiveness and complications [J]. World Journal of Nephrology, 2016, 5 (1): 84.

［13］PURKAIT B, KUMAR M, SOKHAL A K, et al. Percutaneous nephrolithotomy of bilateral staghorn renal calculi in pediatric patients: 12 years experience in a tertiary care centre [J]. Urolithiasis, 2017, 45 (4): 393-399.

［14］KUMAR R, ANAND A, SAXENA V, et al. Safety and efficacy of PCNL for management of staghorn calculi in pediatric patients [J]. Journal of Pediatric Urology, 2011, 7 (3): 0-251.

［15］吴开俊 , 陆伟. 微创经皮肾取石治疗小儿复杂肾结石 [J]. 中华小儿外科杂志 , 2006, 27 (9): 472-474.

［16］何永忠 , 刘建河 , 曾国华 , 等. 微创经皮肾镜取石术后迟发出血原因及介入治疗 [J]. 中华泌尿外科杂志 , 2006, 27 (6): 371-373.

［17］吴荣佩 , 郑克立 , 丘少鹏 , 等. B 超引导经皮肾镜工作通道建立的临床应用 [J]. 中国内镜杂志 , 2004, 10 (2): 97-97.

［18］刘忠泽 , 李世俊 , 张福庆 , 等. 微创经皮肾镜取石术手术并发症分析 [J]. 中华泌尿外科杂志 , 2006 (7): 447-449.

［19］Zeng G, Wan S P, Zhao Z, et al. Super-mini percutaneous nephrolithotomy (SMP): a new concept in technique and instrumentation [J]. Bju International, 2016, 117 (4): 655-661.

［20］阿不力孜·司马义 , 阿卜力孜阿塔吾拉 , 艾尼瓦尔·玉苏甫 , 等. B 超引导下超微通道经皮肾镜取石术在治疗上尿路结石的应用 [J]. 国际泌尿系统杂志 , 2018, 38 (1): 80-83.

［21］KARATAG T, TEPELER A, SILAY M S, et al. A Comparison of 2 Percutaneous Nephrolithotomy Techniques for the Treatment of Pediatric Kidney Stones of Sizes 10-20?mm: Microperc vs Miniperc [J]. Urology, 2015, 85 (5): 1015-1018.

［22］DUNDAR G, GOKCE G, GOKCEN K, et al. Microperc Versus Miniperc for Treatment of Renal Stones Smaller Than 2 cm in Pediatric Patients.[J]. Urology Journal, 2016, 13 (5): 2829.

［23］占雄 , 汪丹 , 朱建国 , 等. 可视穿刺经皮肾镜碎石技术治疗小儿上尿路结石的临床疗效 [J]. 中华实用儿科临床杂志 , 2019, 34 (20): 1576-1578.

第三章
膀胱镜检查

一、膀胱镜检查的适应证和禁忌证

儿科膀胱镜检查可以对下尿路直视检查,包括尿道和膀胱。膀胱镜除了它的诊断评估作用,还可以完成某些治疗措施。

(一) 适应证

1. 评估下尿路解剖,评价肉眼血尿,并对可疑病变组织活检。
2. 治疗尿道梗阻性疾病,其中包括:①尿道瓣膜;②尿道狭窄;③输尿管口囊肿。
3. 治疗膀胱输尿管反流。
4. 治疗尿路结石。
5. 放置输尿管导管或支架管。

(二) 禁忌证

1. 泌尿系感染。
2. 膀胱容量过小　如小于50ml则观察不满意,存在膀胱穿孔的风险。
3. 尿道狭窄　是造成膀胱镜检失败的主要原因。
4. 某些原因不能耐受检查　如麻醉禁忌证。
5. 全身性其他系统疾病,如出血性疾病。

二、膀胱和尿道的解剖

(一) 膀胱的解剖

膀胱的大小、形状、位置及壁的厚度随膀胱的充盈程度、年龄和性别而不同。正常膀胱位于耻骨后,为腹膜间位器官。空虚时膀胱呈锥形体,充盈时则呈卵圆形,容量为300~500ml。膀胱顶端尖细,朝向正前方,截石位时,进入膀胱的气泡常停留在该处。该部位的前后左右在膀胱描述中分别称为膀胱前壁、后壁和左右壁,膀胱出口为膀胱颈部,上述部位之间无明显解剖界线。膀胱后壁下方和膀胱颈6点之间,为膀胱三角区,无黏膜下组织,黏膜与肌层紧密连接,无论在膀胱充盈或空虚时都保持平滑状态。三角区的尖向前下,在膀胱出口处呈一纵行隆起,称为膀胱垂,与尿道嵴相连续。三角区的底向后上,为一横行皱襞,称输尿管间襞或输尿管间嵴,是与膀胱后壁的分界。膀胱镜检时,输尿管间嵴为一条略苍白的隆起带,是找输尿管口的标志。两侧输尿管的开口位于输尿管间嵴的两端,相距2~3cm,输尿管开口多呈裂隙状(图1-3-1)。重复肾输尿管畸形的患儿能见到另外的输尿管口,靠近膀胱颈的开口引流上肾输尿管,后外侧输尿管口引流下肾输尿管。膀胱黏膜在膀胱镜下呈桃红色,可以看到黏膜下细小血管。膀胱空虚时,黏膜由于肌层的收缩而形成很多皱襞;当膀胱充盈时,皱襞消失。

(二)尿道的解剖

1. 男性尿道解剖 成年男性尿道长 17~20cm。可分为前列腺部、膜部和海绵体部(图1-3-2)。通常海绵体部称为前尿道,前列腺部和膜部合称为后尿道。

前列腺部为尿道穿过前列腺的部分,长 2.5~3cm,较宽。后壁中线的纵行隆起称为尿道嵴,向上与三角区的膀胱相连。尿道嵴的中部突成圆丘,形成精阜。精阜的中央有一凹陷,称前列腺小囊。精阜两侧有射精管的开口,一般不可见。

尿道膜部很短,约 1cm,在尿生殖膈上、下筋膜之间,是尿道穿过尿生殖膈的部分,被尿道外括约肌环绕,管腔最为狭窄。自然状态下闭合,排尿时开放;膀胱尿道镜检时,灌注液可使其开放。

尿道海绵体部纵贯尿道海绵体。起始部位于尿道球内,称尿道球部。有尿道球腺的排泄开口于此,但尿道镜不易见到。尿道球部延至海绵体部变细,至阴茎头处扩大成舟状窝,开口于尿道外口。舟状窝近侧背部有舟状窝瓣,舟状窝瓣明显时可能阻碍膀胱镜的插入。前尿道黏膜被覆复层柱状上皮,膀胱镜下颜色红润;尿道舟状窝被覆复层鳞状上皮。

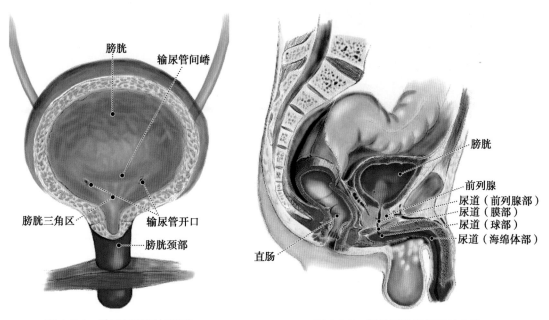

图 1-3-1 膀胱解剖图(正面)　　　图 1-3-2 男性尿道解剖图(侧面)

2. 女性尿道解剖 女性尿道较男性尿道短而直,成年女性的尿道长度为 4~5cm。它起于尿道内口,在阴道前方,向前下穿过尿生殖膈,开口于阴道前庭的尿道外口。通过尿生殖膈处,周围有尿道外括约肌环绕(图1-3-3)。

三、膀胱镜检查的操作技术

(一)术前准备

1. **了解病史和检查目的** 除外膀胱尿道镜检查的禁忌证,了解是否有尿道和膀胱手术史。

2. **体位** 年长的儿童采取截石体位,年龄小的儿童采取蛙式位。为保持体位稳定性可以加用束缚带,并且要保护束缚带的压迫点。

3. **麻醉** 膀胱镜检查在儿童全身麻醉下进行。如果需要输尿管造影、放置输尿管导管的时候,要求病人的手术床可以使用 C 形臂透视机。

4. **手术站位** 外科医生在床尾,显示器及监护器在医生面前(图 1-3-4)。

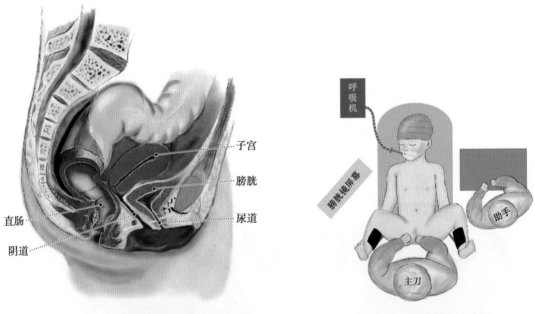

图 1-3-3 女性尿道解剖图(侧面)　　　　图 1-3-4 手术站位示意图

5. **膀胱镜型号** 不同品牌的膀胱镜有不同型号可用。其中,Storz 小儿膀胱镜型号,分别为 F-7.5、F-10、F-12,工作通道分别为 F-3.5、F-5.5、F-7.5。Wolf 的型号从 F-4.5 至 F-14,工作通道从 F-2.4 至 F-5.0。镜头角度包括 0°、5°、30° 和 70°。内镜摄像系统可连接到图像采集系统,通过显示屏显示整个过程并可储存操作录像。膀胱镜可通过灌溉渠道连接灌洗液,可在操作过程中灌洗管腔。外科医生术前必须检查是否正确连接膀胱镜镜头、光源和水流是否正常运转。使用前应润滑镜杆,小心不要碰到前面的镜头。

(二)手术过程

1. **膀胱镜插入方法**

(1)男性:首先,观察尿道外口。如果尿道外口不能插入内镜镜头,需用金属探子进行扩张,如果扩张困难则停止镜检。

向上拉直阴茎悬垂部,与腹壁成直角,以消除尿道的耻骨前弯,将内镜插入舟状窝后继续轻柔插管。到达尿道球部时可感到阻力,此时牵拉龟头同时将镜头后端向下放至水平,以克服尿道的耻骨下弯,使内镜前端自行滑入后尿道和膀胱。注意在插管经过膜部和膀胱颈时,技巧是将膀胱镜向下压,符合尿道的走向则自然滑入膀胱,而非用力前插,更不可使用暴力。如果方法不得当,容易造成尿道和膀胱颈的损伤,导致出血或膀胱痉挛,都会影响检查效果。

(2)女性:内镜进入尿道外口后,前端略向下压以绕过耻骨联合,很容易进入膀胱。由于子宫对膀胱后壁的挤压,内镜进入膀胱后很容易划伤膀胱后壁;应尽量将内镜后端放低,使其前端上挑,避免损伤膀胱后壁。

2. **尿道的检查** 男性尿道在行程中,有三处狭窄、三处膨大和两个弯曲。三处狭窄分别在尿道内口、尿道膜部和尿道外口。三处膨大在尿道前列腺部、尿道球部和尿道舟状窝。两个弯曲,一个耻骨下弯,凹向上,在尿道膜部和海绵体部的起始段,阴茎在任何位置,此弯曲均无变化。另一个弯曲为耻骨前弯,凹向下,在阴茎根部和悬垂部的移行处;将阴茎悬垂部上提,此弯曲可变直。

女性尿道显著短于男性,可以检查通过内镜直视下插入尿道,直接向脐到膀胱颈部。黏膜方面类似于男性后尿道,共享同一血管条纹。

3. **膀胱的检查** 一旦内镜进入膀胱,应该对整个膀胱腔进行探查,查看膀胱黏膜结构。首先,找三角区和远侧的输尿管间嵴,在输尿管间嵴两侧1~2cm处分别寻找输尿管开口;输尿管收缩时,可观察到清亮尿液喷出。再将膀胱镜后退、整体观察膀胱一遍。观察顺序为:三角区、后壁、右侧壁、前壁和气泡、左侧壁,然后重点观察病变部位及输尿管开口位置。最后,观察膀胱颈。

(三)术后

大多数病人可以在术后当天或术后1d出院。如果病人术中留置导尿管,可在术后第2d撤除导尿管。

(四)随诊

大多数病人通常会在术后1~2d出院,术后随访6~8周。

(五)术后风险

随着现代仪器改良和手术技术的提高,内镜操作直接相关并发症非常罕见。

1. **发热或排尿不适** 保持良好的液体摄入量,通常几个小时后缓解。

2. **感染** 术后可常规使用预防性抗生素。术后鼓励所有患儿增加液体摄入量。如术后患儿发热,应该行尿液检查、尿液细菌培养及药敏试验,并予以适当的静脉注射抗生素。抗生素的使用要依据药物敏感性试验,避免滥用抗生素产生耐药性。

3. **出血** 有些患儿膀胱镜检术后出现血尿,但大多数情况下是自限性的。

4. **尿道及膀胱损伤** 尿道损伤易发生于前列腺部,膀胱损伤很少发生。

四、正常尿道和膀胱所见

(一)正常尿道所见

1. **男性尿道所见** 正常男性前尿道从尿道外口到膜部是一条简单的管腔,由舟状窝、海绵体部和球部组成。舟状窝是尿道的一处膨大,但由于膀胱尿道镜前端下侧的缺口,在舟状窝处不能将尿管腔充盈,因而舟状窝常观察不到。海绵体部直径为8~9mm,黏膜光滑、镜下颜色为桃红色,可见黏膜下细小血管纹理(图1-3-5)。球部尿道较为宽大,是尿道的第二处膨大(图1-3-6)。从球部可看到尿道向上弯行,接续后尿道的膜部,形成尿道的第二个弯曲。

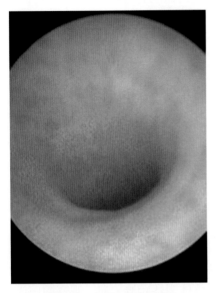

图1-3-5 海绵体部尿道

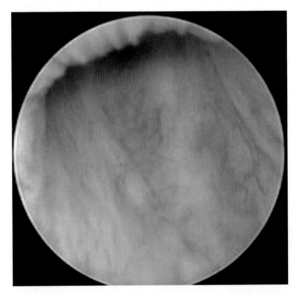

图1-3-6 球部尿道

后尿道由膜部和前列腺部组成。膜部尿道是尿道的第二处狭窄,长约1cm,外为尿道括约肌,一般呈关闭状态,排尿时括约肌松弛而开放。镜检时由于灌洗液的冲入可见其开放状态(图1-3-7)。

前列腺部尿道是尿道管腔最宽处。在此部尿道后壁中线上的纵行隆起为尿道嵴,尿道嵴中部的圆丘为精阜(图1-3-8),精阜表面光滑,其中央的小凹陷称前列腺小囊。前列腺小囊的两侧有射精管开口,一般观察不到。正常情况下,从精阜到膀胱颈的距离为2~3cm,灌注时,将尿道镜置于精阜处,在统一视野中应能看到精阜和膀胱颈的开放(图1-3-9)。前列腺尿道的血管分布较前尿道增加,操作中的出血倾向也增加,如插管操作不正确或用力,可造成前列腺部尿道和膀胱颈黏膜的出血及膀胱痉挛,致使视野不清,影响观察效果。

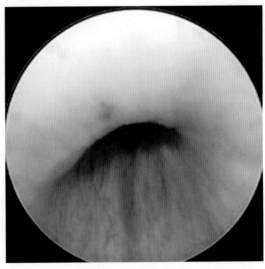

图1-3-7 膜部尿道

2. **女性尿道所见** 成年女性尿道长度4~5cm,短而直,直径常比男性前尿道大,黏膜呈纵行皱襞,弹性良好,外括约肌部位在尿道中部。

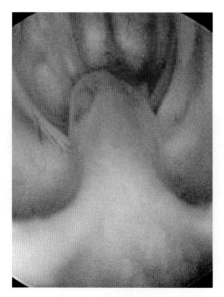

图 1-3-8 前列腺部尿道和精阜

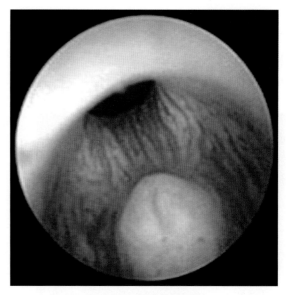

图 1-3-9 精阜和膀胱颈

（二）正常膀胱所见

正常膀胱颈呈圆形,颜色与膀胱、尿道黏膜相近。正常膀胱颈弹性良好,随冲洗液的灌注速度快慢而开合。正常膀胱颈后唇不高,内缘呈弧形。充盈不足时,膀胱黏膜呈现皱襞样;随着冲洗液的增加,皱襞舒展,黏膜变平。充盈后的膀胱呈球形。正常膀胱黏膜呈桃红色,血管纹理柔和、清晰(图 1-3-10);膀胱侧壁的血管纹理相对较少;三角区的黏膜光滑平整,血管纹理比膀胱壁密集。三角区黏膜血管有时呈网状,颜色比较红润,初学者容易误诊为炎性充血(图 1-3-11)。三角区远侧边缘为输尿管间嵴,是两侧输尿管口之间的隆起皱襞,较为光滑苍白,为三角区与后壁的分界,是寻找输尿管口的标志。

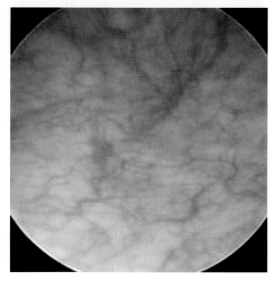

图 1-3-10 膀胱黏膜

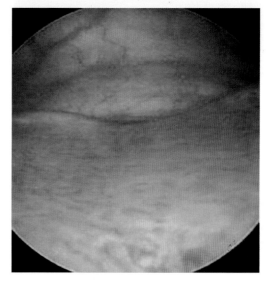

图 1-3-11 膀胱三角区

　　输尿管间嵴两侧可见轻度突起,上有输尿管开口(图 1-3-12)。输尿管开口常见的形状为裂隙状,有时呈点状开口(图 1-3-13)。输尿管口收缩时可见喷尿,喷出的尿液应该清亮,喷尿的间隔大概为 30s。随灌注液进入膀胱的气体停留在膀胱顶部,称为气泡(图 1-3-14),这在膀胱镜检时是重要的定位标志。

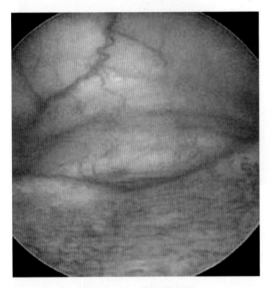

图 1-3-12　输尿管间嵴

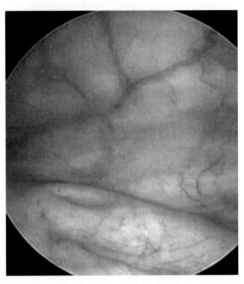

图 1-3-13　输尿管开口

五、尿道和膀胱疾病及内镜所见

(一)膀胱炎症(图 1-3-15、图 1-3-16)

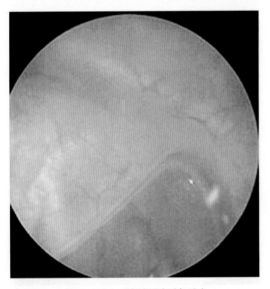

图 1-3-14　膀胱顶部(气泡)

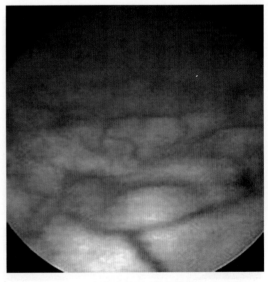

图 1-3-15　膀胱壁增厚,膀胱黏膜凹凸不平

（二）下尿路梗阻及膀胱高压的膀胱改变（图 1-3-17~ 图 1-3-19）

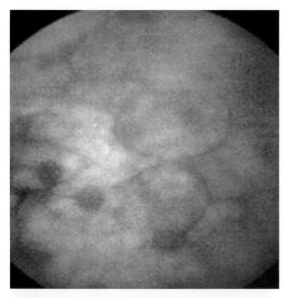

图 1-3-16 膀胱黏膜可见滤泡形成

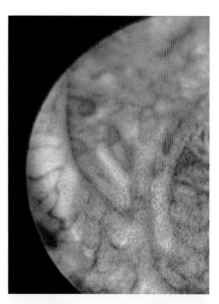

图 1-3-17 膀胱小梁形成

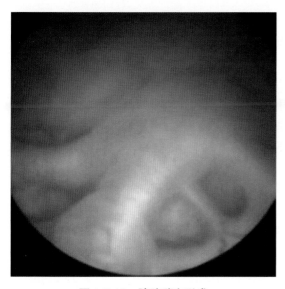

图 1-3-18 膀胱憩室形成

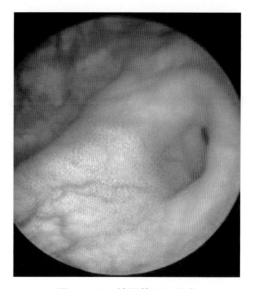

图 1-3-19 输尿管开口扩张

（三）输尿管囊肿

输尿管囊肿（输尿管膨出）是指输尿管末端呈囊性向膀胱内膨出,膨出的外层为膀胱黏膜,内层为输尿管黏膜。Campell 报道了根据小儿活检的结果,输尿管囊肿的发病率为 1/4 000,而 Uson 及其同事报道的发病率为 1/500。输尿管囊肿在女性的发病率是男性的 4~7 倍。囊肿小者仅 1~2cm,大者几乎充满膀胱腔呈一薄壁透明肿块（图 1-3-20）。输尿管囊肿分为原位型和异位型,多系因为输尿管开口异位(图1-3-21)或者狭窄,导致末端梗阻形成输尿管扩张及肾积水,甚至囊肿内可继发结石。

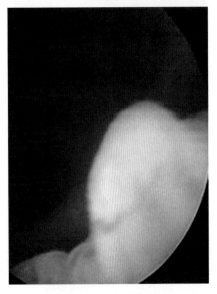

图1-3-20　输尿管囊肿

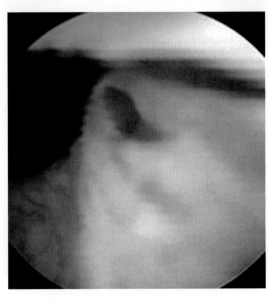

图1-3-21　输尿管囊肿伴异位开口

过去囊肿切除术、输尿管口成形术或输尿管膀胱再植术常经开放途径进行,手术创伤大,术后恢复慢。而经尿道行输尿管囊肿切除术或开窗术手术操作简单,创伤小,患者恢复快,并发症少。

经尿道囊肿电切适用于膨出部分不是太大,仍局限于膀胱腔内者,合并结石者需同时进行碎石治疗,合并急性炎症时需先控制炎症再行手术治疗。

经尿道囊肿电切术操作方法简单。首先,观察膀胱内情况,可见输尿管口部位半透明状膨出,多数表面黏膜光滑,其上可见极小的输尿管开口,仔细观察可见极细尿流自小孔喷出。

切割方法分两种:即切除术和切开术。切开术适用于输尿管开口可见的,用钩状电极将膨出部分切开,使输尿管开口敞开。切除法适用于输尿管口不可见者,有两种方法:一种是用环状电极将囊肿自基底部切除,与膀胱黏膜持平。另一种是用环状电极将囊肿部分切除,留部分组织覆盖于输尿管口形成活瓣样结构,以防止反流。如有出血则电凝止血,但注意不要过度烧灼输尿管口周围,以防瘢痕形成,造成输尿管口再次狭窄。

术后处理:需留置尿管1~2d,术后如怀疑反流可行排尿期膀胱造影术。

术后并发症:如手术处理得当,一般无特殊并发症。如切除范围过大,有输尿管反流的危险。

(四)尿道瓣膜(见本书相应章节详述)

(五)膀胱输尿管反流(见本书相应章节详述)

(杨　振)

参考文献

［1］CAMPBELL M F. Ureterocele: a study of 94 instances in 80 infants and children [J]. Surg. Gynecol. Obstet, 1951, 93: 705-718.

［2］USON A C, LATTIMER J K, MELICOW M M. Ureteroceles in infants and children: a report based on 44 cases [J]. Pediatrics, 1961, 27 (6): 971-983.

［3］EKLÖF O, LÖHR G, RINGERTZ H, et al. Ectopic ureterocele in the male infant [J]. Acta Radiologica. Diagnosis, 1978, 19 (1B): 145-153.

第四章
膀胱镜后尿道瓣膜手术

一、概述

后尿道瓣膜症（posterior urethral valves，PUV）是男性儿童先天性下尿路梗阻中最常见的疾病。新生儿的发生率为1/8 000~1/25 000，约占产前检出泌尿系统畸形的10%，因后尿道瓣膜能够引起下尿路梗阻，梗阻初期可引起后尿道扩张、膀胱壁增厚、小梁形成，梗阻进一步发展会导致输尿管扩张、肾积水，最终导致肾衰竭。目前大多数产前超声检测患儿呈巨膀胱表现，后尿道呈钥匙孔样改变（图1-4-1），提示患儿可能患有后尿道瓣膜疾病，患儿出生后结合排尿费力、尿线细、尿少、电解质失衡、尿路感染等临床表现，以及泌尿系B超、排泄性膀胱尿道造影、膀胱尿道镜检查等可明确诊断，膀胱尿道镜检查多在术前或手术时进行，外科干预的主要原则是纠正水电解质失衡，控制尿路感染，引流尿液及解除下尿路梗阻。

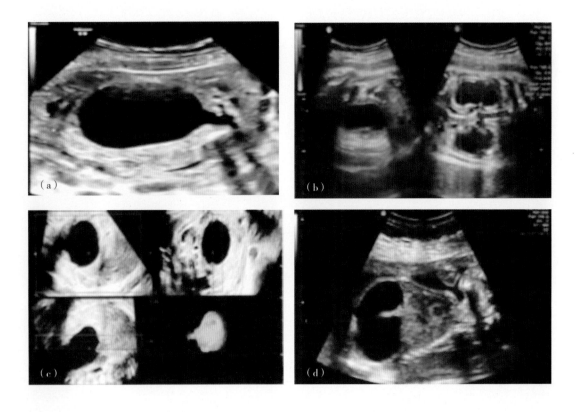

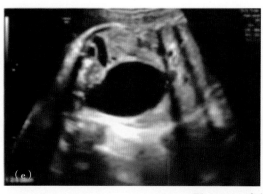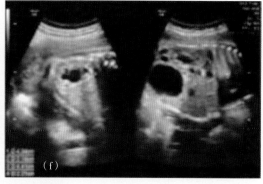

图 1-4-1　产前超声检测图像

(a): 膀胱下方后尿道近端可见管状液性区与膀胱相通, 形成 "钥匙孔" 征;(b): 超声观察过程中显示胎儿膀胱壁增厚, 双肾积水;(c): 三维超声反转模式可清晰显示 "钥匙孔" 征;(d): 尿道闭锁胎儿产前二维超声显示膀胱增大, 壁较厚, 其内见不全分隔;(e)(f): 膀胱输尿管反流胎儿产前二维超声显示膀胱增大, 形态饱满, 双肾积水。

　　早期诊断并切除尿道瓣膜可显著提高患儿生存率, 经尿道电切术是该病的主要治疗方法, 手术可最大限度地保留现有的膀胱及肾脏功能, 避免出现重度输尿管反流而需要手术修复。目前应用的新型小儿膀胱镜或小儿输尿管镜体积更小, 直径更细, 光学技术更加先进。因此, 对于婴儿也能够在直视下结合 Bugbee 电极、带钩或冷刀用于切除后尿道瓣膜。

二、手术适应证

1. 随访过程中肾浓缩功能下降, 血肌酐、尿素氮上升。
2. 新生儿期出现排尿费力、尿滴沥, 甚至急性尿潴留等。
3. 反复出现尿路感染、脓尿、血尿。
4. 体表处触及胀大的膀胱及积水的肾、输尿管。
5. 腹部肿块或尿性腹水压迫横膈引起呼吸困难。

三、手术禁忌证

1. 患儿营养状态差, 感染不易控制。
2. 尿路梗阻、肾功能极差, 不能耐受手术。
3. 尿道畸形、狭窄, 不能置入膀胱尿道镜。

四、术前准备

1. 评估患儿的一般情况以及心、肺、肝、肾等重要脏器功能。
2. 检查血尿常规及肝肾功能等常规实验室检查, 影像学检查包括泌尿系 B 超, 排泄性膀胱尿道造影。
3. 积极纠正水电解质失衡, 改善患者营养状态。
4. 留置尿管, 解除尿路梗阻, 充分引流膀胱内尿液。如感染控制不佳或者需要暂缓手术, 可以行膀胱造口或膀胱造瘘引流尿液。极少数患儿可能同时合并输尿管梗阻等上尿路梗阻性疾病, 因此以上引流方法无效, 需考虑行输尿管皮肤造口或肾造瘘。

5. 合并泌尿系感染时,通过尿培养来选用敏感抗生素治疗。

6. 术前禁食水 6~8h,并向患儿家属交代手术相关风险及术后可能出现的并发症。

五、手术步骤

(一)麻醉和体位

气管插管,静吸复合麻醉,常规麻醉监测,患者取膀胱截石位,臀部尽可能靠近手术床边缘,双腿用胶带或绷带固定,注意暖风机保温,可用加温盐水灌注膀胱,避免长时间膀胱灌注造成低体温。

(二)手术站位

术者坐位于患者两腿之间,助手站位于术者左侧或右侧。

(三)手术基本步骤

选用 F8~F11 号电切镜,或者 F8 号膀胱镜、F6 号输尿管镜联合针状或钩状电极(较大患者可用更大口径),涂上可溶性润滑剂,经尿道直视下进镜进入膀胱,充盈膀胱并了解膀胱和输尿管开口情况,逐渐退镜体至膜部尿道,尿道瓣膜大多位于刚越过精阜部位,呈帘状(图1-4-2)。应用上述电切镜或者电极切开尿道瓣膜 12 点位置,再补充电灼 5 点和 7 点位置,因瓣膜薄且有张力,电灼后很容易破溃、分离。电灼时需注意患儿腹侧精阜,如损伤可能会导致逆行射精或者射精管开口梗阻。切开至镜体可顺利越过原尿道瓣膜处及膀胱颈,无明显梗阻。电灼时还需注意观察瓣膜的边缘位置,切不可盲目追求手术效果而电灼过多,造成尿道黏膜的热灼伤,从而引起尿道狭窄,尤其对于婴儿。电灼后所残存的游离瓣膜不需处理,退出膀胱镜后按压耻骨上区可见尿液排出通畅,尿线粗,尿程远,提示手术效果满意。留置F6~F12 号 foley 导尿管,压迫止血,引流尿液。术后给予抗感染、止血、补液及对症支持治疗等。(图 1-4-3)

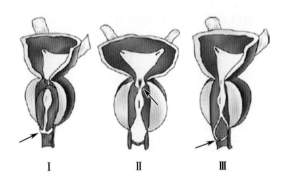

图 1-4-2 瓣膜部位及形状

Ⅰ型:最常见,占引起梗阻瓣膜的 95%。形态为一对大三角帆样瓣膜,起自精阜的远端,走向前外侧部尿道的近侧缘,两侧瓣膜汇于后尿道的背侧中线,中央仅留一空隙;Ⅱ型:黏膜皱褶从精阜走向后外侧膀胱颈,目前认为不造成梗阻;Ⅲ型:占梗阻性后尿道瓣膜的 5%。该类瓣膜位于精阜远端膜部尿道,成环状隔膜样,中央有一空隙。

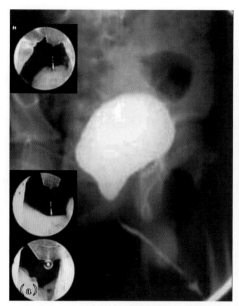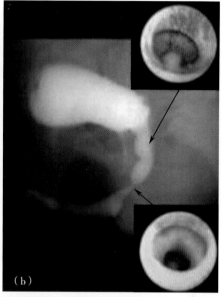

图 1-4-3　膀胱镜后尿道瓣膜的主要过程

（a）一位 13 岁的 I 型后尿道瓣膜患儿的排泄性尿路造影（VCUG）结果及尿道镜下冷刀切除术中 12 点，5 点，7 点切开的镜下影像；（b）一位 11 岁的同时伴有 I 型和Ⅲ型后尿道瓣膜患儿的 VCUG 影像和术中影像。

（四）中转开放手术原则

膀胱镜手术过程中，出现以下情况应该及时中转开放手术

1. 对于不能经尿道放入内镜的患儿，尤其早产婴儿或未成熟婴儿。
2. 后尿道过分伸长，内镜不能到达瓣膜位置。

六、手术技巧

1. 退镜至尿道膜部时注意保持低压液体灌注。电灼需明确尿道瓣膜位置、厚度及与精阜关系。

2. 瓣膜 12 点处一般较厚、基底较宽，较难一次切开，可选择退镜后自尿道远端向近端切开部分瓣膜，然后改为自近端向远端切开，可降低盲目一次性切开造成的尿道切开过深，从而引起尿道狭窄的可能性。

3. 若后尿道瓣膜较厚，进镜阻力较大，很难在直视下钩住瓣膜由内向外切开。可以选择退镜至瓣膜远端，在瓣膜 12 点处从远端向近端逆行切开部分瓣膜组织。待瓣膜部分张开，进镜弹跳不明显时，再钩住瓣膜顺行完全切开。切开后瓣膜自然张开至足够口径。

4. 5 点和 7 点处瓣膜组织的色泽与正常尿道不易区分，注意保护精阜组织，切除过程中注意保护尿道外括约肌，以免损伤造成尿失禁。

5. 术中需避免"干切"，保持水流通过可有效避免尿道狭窄。对小婴儿选择较细的输尿管镜、膀胱镜或电切镜可有效避免器械不合适导致的尿道狭窄。

七、术后处理

1. 麻醉清醒后回病房,密切观察患儿生命体征及尿液引流情况。

2. 术后维持水、电解质平衡,加强营养支持治疗,若出现多尿、低钾和代谢性酸中毒等情况及时纠正。

3. 术后48h拔除尿管,检查排尿后膀胱是否排空,必要时行超声检查。

4. 术后3个月复查血肌酐、尿素氮。

5. 术后6个月部分患者须重新切除瓣膜,保证尿道无任何狭窄。

6. 术后复查需测定是否还有膀胱输尿管反流。约1/3患者术后症状消失,应用肾扫描明确肾皮质厚度并做静脉肾盂造影随诊。

八、并发症及其防治

1. 术后出现梗阻加重,甚至肾衰竭,需要及时解除梗阻原因。

2. 感染、败血症。由于术前多有双肾积水,且有膀胱输尿管反流,术后引流不畅可致肾盂感染,严重时出现败血症。因此,术后应做尿液培养、细菌计数及药敏试验,选择有效抗生素防治感染。

（齐进春　周晓光　张　巍）

参考文献

［1］黄澄如.实用小儿泌尿外科[M].北京:人民卫生出版社,2006.

［2］郭应禄,周利群,译.坎贝尔-沃尔什泌尿外科学[M].9版.北京:北京大学医学出版社,2009.

［3］HUTTON KAR. Management of posterior urethral valves [J]. Current Paediatrics, 2004. 14 (7): 568-575

［4］黄澄如,张维平,孙宁,等.后尿道瓣膜症[J].中华小儿外科杂志,2005, 26 (1): 30-33.

［5］SUDARSANAN B. NASIR AA, PUZHANKARA R, et al. Posterior urethral valves: a sinle center experience over 7 years [J]. Pediatr Surg Int, 2009, 25 (3): 283-287.

［6］HASSAN J M, POPE J C, BROCK J W, et al. Vesicoureteral reflux in patients with posterior urethral valves [J]. The Journal of urology, 2003, 170 (4 Part 2): 1677-1680.

［7］YOUNG HH, FRONTZ WA, BALDWIN JC: Congenital obstruction of the posterior urethra [J]. J Urol, 1919, 3: 289.

［8］王计文.后尿道瓣膜诊断与治疗(附12例报道)[J].临床医药实践杂志,2003, 12 (1): 35-36.

［9］SOLIMMN SM. Primary ablation of posterior urethral valves in low birth weight neonates by a visually guided fogarty embolertomy catheter [J]. J Urol, 2009, 181 (5): 2284-2289.

［10］陈琛君,马耿,郭云飞,等.经尿道电切治疗15例后尿道瓣膜临床分析[J].南京医科大学学报,2012, 32 (12): 1766-1767.

［11］郭云飞,马耿,葛征,等,经尿道电切治疗新生儿后尿道瓣膜症[J].中华腔镜泌尿外科杂志(电子版),2012, 6 (6): 476-477.

［12］AL-MANDIL M, KHOURY A E, EL-HOUT Y, et al. Potential complications with the prescrotal approach for the palpable undescended testis？A comparison of single prescrotal incision to the traditional inguinal approach [J]. The Journal of urology, 2008, 180 (2): 686-689.

第五章
小儿输尿管硬镜手术

第一节　输尿管硬镜的应用

一、输尿管的局部解剖

（一）输尿管形态

小儿的输尿管、肾的位置偏低,输尿管的肌层发育较差,腹段呈"S"形弯曲,管腔相对宽大,尤以腹段明显。随小儿年龄的增长,其肌层发育日趋健全,弯曲变缓,管形由扁渐变至扁圆,且管腔相对变窄。

（二）输尿管行程

小儿输尿管的走行并非垂直性向下,在腹段形成两个弯曲,上方的弯曲较小,弯向内侧,下方的弯曲较大,弯向外侧。经小骨盆上口跨髂血管后转向外下方,沿小骨盆侧壁行至坐骨棘,再转向内,先斜穿膀胱壁肌层(壁内段的上 1/3),再行于膀胱壁肌层与黏膜下层之间(壁内段的下 2/3),末端以裂隙形开口于膀胱底部。

（三）输尿管起点

依据小儿输尿管起点与肾门的内、外关系分为 3 型,以肾门型多见,且随小儿年龄的增长,输尿管起点的位置稍有下降。

（四）输尿管长度及内周径

小儿输尿管的总平均长度及其腹段、盆段和壁内段的平均长度随年龄的增大而增长。依据相关文献报道依据百余例小儿尸体解剖得出的数据研究,将小儿出生和身长分为 6 个年龄组(表 1-5-1),小儿输尿管的长度为左侧长于右侧,但无显著性差异。各年龄组间小儿输尿管平均长度的增长以 2、3 组较快,之后输尿管的增长与身高发育基本等速。对于不同年龄段输尿管狭窄处的内周径比较,分别测小儿输尿管起始部、小骨盆入口处及壁内部的内周径,以小骨盆入口处最宽。除上述三处固定的狭窄外,尚有一些因平滑肌收缩所致的暂时性狭窄,但其数目、位置不恒定,内周径很小。

二、输尿管硬镜的适应证和禁忌证

（一）适应证

1. 诊断性适应证

(1)上尿路造影检查时充盈缺损或梗阻的评估。

表 1-5-1 小儿输尿管长度及内周径 单位:cm

组别	输尿管平均长度及各段平均长度				输尿管内周径		
	全长	腹段	盆段	壁内段	起始处	小骨盆入口处	壁内处
1组(新生儿组)	8.25	5.31	6.04	0.81	0.61	0.68	0.16
2组(51~70)	12.14	9.58	8.11	1.35	0.76	1.34	0.19
3组(71~90)	21.00	12.07	15.64	2.16	1.02	1.03	0.32
4组(91~110)	21.91	13.41	19.02	2.52	1.32	1.40	0.39
5组(111~130)	21.76	15.85	15.66	3.04	1.29	1.59	1.26
6组(131~150)	25.85	17.06	21.05	2.65	2.51	2.55	0.79

(2)尿脱落细胞学阳性而膀胱镜检查正常者的评估。

(3)未确诊的肉眼血尿的检查。

(4)上尿路移行细胞癌腔内治疗后随访及监测。

2. 治疗性适应证

(1)上尿路结石(主要是输尿管结石)的治疗。

(2)输尿管逆行插管。

(3)上尿路异物的探查及取出。

(4)上尿路肿瘤行腔内治疗(活检或切除)。

(5)输尿管狭窄的腔内治疗(扩张或内切开)。

(6)取出移位的输尿管支架管的操作。

(二)禁忌证

1. 严重出血性疾病及凝血障碍疾病者。

2. 严重心肺疾病不能耐受手术及麻醉者。

3. 尿道狭窄者。

4. 骨盆和髋关节疾病不能摆截石位者。

5. 急性泌尿系感染者。

三、输尿管镜的操作技术

(一)输尿管硬镜操作前准备

1. 充分了解患者的病史(手术治疗史、合并症等)。

2. 完善的影像学检查对了解输尿管情况,例如有无狭窄、畸形、迂曲等问题有较重要价值。必要的 IVP、CTU、MRU 检查等。

3. 术前实验室检查,评估患者对于手术的耐受情况,是否存在手术禁忌证。尤其是合并泌尿系感染的患者需要严格控制。

4. 相关手术器械的准备。

(二)镜体操作

1. 寻找输尿管口 直接在输尿管镜下寻找输尿管口,将膀胱适度充盈,首先在膀胱颈处,大致确定输尿管间嵴的位置,在正中旁 1~2cm 左右,一般可以找到正常点的输尿管开口。对于膀胱黏膜局部炎症或有息肉及淋巴滤泡增生的患者,存在遮挡或隐埋,可用输尿管镜头端将导丝的软头轻压黏膜上增生组织,充分暴露正常黏膜视野,按照一定的顺序去试探每一个可能的隙孔,一般都能找到。同时可配合加压注水将可疑的部位冲开,利于寻找输尿管开口。异位开口的输尿管在术前通过影像学检查需要提前明确(图1-5-1、图1-5-2)。

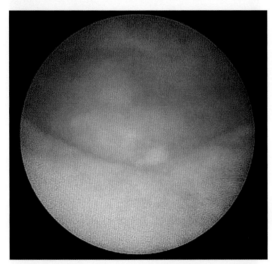 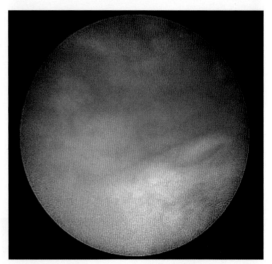

图1-5-1　寻找输尿管间嵴　　　　　　　　　　图1-5-2　寻找输尿管开口

2. **进入输尿管口**　先插入导丝5~10cm,引导输尿管镜靠近输尿管开口,如果输尿管开口大,且开口方向正常,可以在进水加压的帮助下一般可以直接沿导丝进镜。如果输尿管开口偏小,建议更换管径较小的输尿管镜,并通过旋转镜体并轻压镜体前端的方式进镜。先将镜前端的导丝挑起,使输尿管的上唇抬高,显露出输尿管腔,根据输尿管腔的走行方向,压低镜体头端,进一步扩大输尿管口,同时将输尿管镜反转180°,使输尿管镜前端的尖端向下,在加压注水的帮助下沿导丝缓慢进镜,进入壁内段后,将镜体旋转回至正常角度,避免输尿管镜的尖端顶住输尿管的内侧壁,难以继续前进。对于输尿管口严重狭窄的病人切勿勉强进镜,撕裂管壁,应先留置输尿管支架管,二期再行上镜操作(图1-5-3、图1-5-4)。

3. **上行输尿管**　进入壁内段后,调小输尿管镜的进水开关,进水流量保证视野清楚即可,保持整个输尿管腔位于输尿管镜视野中央并缓慢推进镜体。上镜过程中,由于镜体头端会过于贴近黏膜可能造成视野出现一片白色,此时可稍向后退镜,并左右轻晃镜体,沿导丝方向重新将管腔中央位置摆在视野中,避免镜子过多摩擦刺激输尿管壁。进入输尿管盆段后有一段爬坡,此段上行角度较大,可下压镜体上镜,必要时将镜体旋转一定角度调整视野。至跨越髂血管处时,一般可见视野下方的明显搏动。上行进入输尿管腹段后,因输尿管较游离造成迂曲成角,有时无法看清管腔,可将水流开大,在该处输尿管节段蠕动时或呼气末多可找到管腔。或将体位调整至头低脚高位,使输尿管相对伸直便于镜体进入。必要时令助手用手托起肾区,可同样起到拉直输尿管的效果。若输尿管迂曲角度过大,上述方法不能成功,可以留置安全导丝在管腔内,撤出镜体,另外再置入一根导丝重新上镜,利用双导丝的张力将输尿管被动伸直。若出现严重的输尿管管腔狭窄的情况,切勿强行上镜,建议留置输尿管支架管预扩张管腔,二期再行上镜手术(图1-5-5、图1-5-6)。

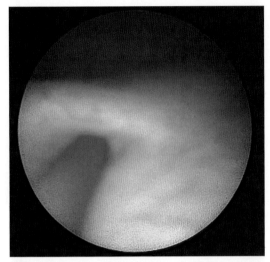

图 1-5-3 导丝探查进入输尿管开口

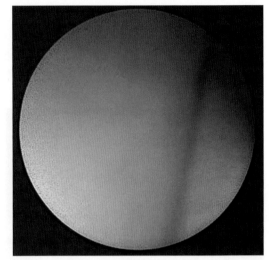

图 1-5-4 输尿管镜沿导丝进入开口

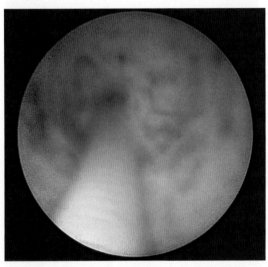

图 1-5-5 将管腔放置视野中央并缓慢推镜

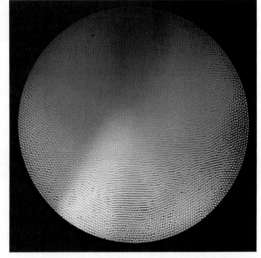

图 1-5-6 输尿管镜沿导丝上行过程

4. **操作习惯及细节** 因输尿管镜只能由一个人独立完成操作,所以要求操作者要注意细节的把握并有良好的习惯。一般左手持镜,左手拇指及食指跨越包绕光源线接口位置并搭靠在进水开关,随时调节进水速度。中指在前、无名指和小指在下辅助把持镜体头端。右手主要负责导丝、激光光纤等的进退,调节各自的深度和角度。在整个操作过程中,术者应将目光集中于监视器上,密切观察进镜深度、角度等,切勿随时低头观看手里的操作而忽视视野,造成意外的损伤。如果需要更换或调整手里操作,则先停止进镜上镜,并关闭进水,完毕后再重新开水上镜。完美的输尿管镜术给人顺畅的感觉。在操作过程中要注意保护好输尿管、镜体及导丝光纤等。由于输尿管管腔内空间狭小,操作幅度有限,而且手术器械等都较为锐利,输尿管易受损伤,因此操作力度和速度要适度,并且在保证低灌注压的前提下有足够的进水,使视野清晰。

（三）正常输尿管所见

小儿输尿管间襞与膀胱的充盈度有关,膀胱空虚或充盈不足时明显,充盈时较明显,极度充盈时消失。小儿输尿管口呈裂隙形。两侧输尿管口间的距离及左、右输尿管口至尿道内口的距离随其年龄增大而增长,输尿管口的长度则与小儿年龄无关。左、右输尿管口至尿道内口的距离相等。输尿管管腔:输尿管镜下可见输尿管黏膜皱襞节律性由近端向远端蠕动,黏膜呈淡红色可见血管网,尿液清亮。

（四）输尿管疾病及内镜所见

1. 输尿管结石（息肉） 小儿尿路结石症的发病率较成人低,在尿路结石患者中,儿童占2%~3%。小儿的尿路结石常与特定的代谢相关性疾病、先天性解剖畸形有关。输尿管结石大多源于肾脏结石,因肾结石移动随尿液落至输尿管内,常常停滞于输尿管五处狭窄位置。若结石体积较小,病史较短,一般仅仅引起轻度的肾脏积水或伴随梗阻以上位置的输尿管轻度扩张。镜下见结石所在的输尿管黏膜少量炎性刺激反应。如果结石体积偏大且梗阻时间较长,往往引发中度以上肾脏积水合并结石以上输尿管不同程度的扩张并迂曲。

结石停留处,输尿管管腔狭小,镜体前端难以通过,黏膜因结石粘连刺激往往呈息肉样增生,局部包裹嵌顿严重,用水流反复冲击后可看到结石主体。单纯输尿管息肉常围绕输尿管壁环行生长,多发、有蒂,分叶状似菊花瓣,白色或粉红色,也可呈桑葚状。

2. 输尿管肿瘤 输尿管肿瘤大多数为恶性,约93%为尿路上皮癌,鳞状上皮癌与腺癌少见。原发性输尿管息肉为输尿管非上皮性良性肿瘤,占原发性输尿管肿瘤的20%。相关报道研究对早期低级别肿瘤的预后与手术方式无明显关性,输尿管肿瘤的诊断中输尿管镜检术及术中的活检,是手术术式选择的最重要的依据。近年来随着腹腔镜技术的发展,一些学者开始应用输尿管镜或经皮肾镜下钬激光或电灼治疗上尿路移行上皮肿瘤,并取得了与部分切除相似的疗效。随着内镜和腔内手术设备的发展以及腔内手术水平的提高,腔内手术正逐渐用于输尿管肿瘤的诊断与治疗,由于输尿管壁薄,当肿瘤侵犯输尿管组织时易发生输尿管血管和淋巴转移。镜下可以观察到输尿管开口喷血、肿瘤从输尿管凸出和有无肿瘤种植。输尿管肿瘤可致输尿管梗阻,引起肿瘤以上输尿管扩张积水。但临床上以间歇性无痛性肉眼血尿为主要表现。尿液中肿瘤细胞阳性。IVU及逆行尿路造影显示输尿管管腔狭窄,内有充盈缺损,其下方扩张呈杯口状改变。小儿的输尿管肿瘤极为少见,其中输尿管息肉作为良性输尿管肿瘤在输尿管镜下可行诊断性治疗。

3. 输尿管狭窄 输尿管狭窄的原因主要包括管腔内在因素和管腔外在因素两方面。管腔内的因素主要有输尿管先天发育不良、瓣膜、息肉、结石及异物刺激、手术干预及损伤等。管腔外在因素有腹盆腔的血管及神经跨越挤压、腹盆腔占位性压迫、纤维索带的粘连等。对于单纯的环形瓣膜狭窄,镜下可见乳白色的瓣膜环形缩窄,瓣膜的游离缘可随水流方向浮动,基底部略增厚,输尿管管腔连接部及周围黏膜一般无明显改变,上镜通过此狭窄环阻力不大,可用镜体被动扩张开。对于结石或异物造成慢性炎症刺激所致的狭窄,可见输尿管管腔明显变小,部分管壁苍白缺血,进镜阻力逐渐增大。黏膜水肿及肉芽组织增生,管腔缺乏弹性。留置导丝,在导丝指引下缓慢硬性扩张并通过狭窄部位,之后视野即变宽阔,进镜阻力减小,可见正常的输尿管壁及黏膜。部分患者因病史较长,管腔极小、管壁僵硬,且狭窄段较长,输尿管镜难以通过,可行球囊扩张术等腔内治疗或留置输尿管支架管2~4周。

4. 输尿管损伤 输尿管损伤几乎均为医源性,以妇产科手术多见,其次为腹部外科手术、泌尿外科手术。近年来随着腔内手术的发展,医源性输尿管损伤有增加的趋势。这里主要探讨内镜治疗手术中电热作用造成的输尿管的损伤。其中绝大部分为钬激光碎石过程中对输尿管组织产生的热损伤,造成输尿管狭窄、闭锁、穿孔等。根据输尿管壁的损伤程度一般可以分为黏膜及黏膜下层损伤、肌层损伤、全层穿透伤。对于小范围局限的黏膜层在热损伤之后一般可见斑片或点状白色苍白区,血管纹理消失,可伴随黏膜层脱落或黏膜下假道出现。当损伤范围深达肌层时,镜下可见肌纤维条索样组织,局部管腔撕裂,黏膜层离断,失去延续性。长期慢性的损伤存在下输尿管会进行自我修复,逐渐形成输尿管壁增厚伴慢性炎症,纤维组织增生,从而造成输尿管的狭窄甚至闭锁,可进一步影响肾脏功能。最为严重的损伤是输尿管壁穿孔。镜下能够在穿孔部位加大水流压力可见银白色网状纤维,损伤部位多表现为水肿,组织杂乱,有时可见输尿管外脂肪,甚至可见呈部分游离悬浮状输尿管壁裂口端。

(李建兴　肖　博)

参考文献

[1] Walsh PD. 坎贝尔泌尿外科学 [M]. 7 版. 北京:科学出版社, 2001.
[2] 杨勇等. 吴阶平泌尿外科学 [M]. 济南:山东科学技术出版社, 2008: 47-49
[3] 黄澄如,孙宁,张潍平. 实用小儿泌尿外科学 [M]. 北京:人民卫生出版社, 2006.
[4] SCHUSTER TG, RUSSELL KY, BLOOM DA, et al. Ureteroscopy for the treatment of urolithiasis in children [J]. J Urol, 2002, 167 (4): 1813-1816.
[5] RICTCHEY M, PATTERSON DE, KELALISPP, et al. A case of Pediatric ureteroscopic laser-tripsy [J]. J Urol, 1988, 139 (6): 1272-1274.
[6] SMITH DP, JERKINS GR, NOE HN, et al. Ureteroscopy in small neonates with posterir posterior urethral valves and ureteroscopy in children with ureteral calculi [J]. Urol, 1996, 47: 908-910.
[7] GOODMAN T M. Uretemscopy with rigid instruments in the managemeet of distal ureteral disease [J]. J Urol, 1984, 132: 250-254.
[8] WALSH P C, RETIK A B, VAUGHAN E D, et al. Campbell 's Urology [M]. 8th ed. philadelphia: saunders, 2002: 3716-3721.
[9] 苗华,于光生,严麟书,等. 小儿内脏器官的形态学研究 (一)[J]. 蚌埠医学院学报, 1987, 12 (2): 83.
[10] 于光生,苗华,秦登友,等. 新生儿输尿管膀胱和尿道的观测 [J]. 蚌埠医学院学报, 1989, 14 (3): 159-162.

第二节　输尿管镜输尿管末端扩张手术

一、概述

输尿管膀胱连接处狭窄(vesicoureteral junction strictures, VUJS)是小儿泌尿外科常见疾病,主要病因包括原发梗阻性巨输尿管症(primary obstructive megaureter, POM;主要病因与远端输尿管的异常蠕动相关),继发梗阻性巨输尿管症(继发于后尿道瓣膜、神经源性膀胱、异位输尿管),此外还有医源性操作(抗反流手术继发、外科损伤)等。临床常表现为胎儿期肾积水及出生后反复泌尿系感染,患侧肾功能随着病程长短不同程度地受到损害。这些巨输尿管疾病中约 80% 患儿积水自发缓解,针对需要手术干预的这部分患儿既往常选择行经典的输尿管膀胱再植,如腹腔镜气膀胱下的 Cohen 输尿管移植术等,但存在手术风险高、远期并发症多以及患儿膀胱较小操作空间小等限制性因素。随着腔内设备的演进,腔内操作的成熟,腔内路径下治疗输尿管狭窄逐渐被各个医疗中心所采用,从最初的双 J 管留置逐渐演变出现球囊扩张。1998 年,Angulo 教授及其团队首次在输尿管镜下用球囊扩张的方式治疗 VUJS,随后多个中心的证实该治疗术式的安全及有效性。球囊扩张并留置双 J 管凭借操作简易、损伤小、并发症少、恢复快及不影响二期再植等优势逐渐成为治疗 VUJS 的重要首选治疗手段,近远期随访结果令人满意,1 年后成功率接近 90%,较单纯双 J 管置入高,但低于输尿管膀胱再植,对于继发性巨输尿管则需要联合其他治疗手段达到治愈疾病的目的。

二、适应证

该术式适用于良性 VUJS 导致发热性泌尿系感染反复复发,保守治疗无效,影像学提示上尿路积水进行性加重,同时不合并其他尿路异常的患儿;常见的原发性巨输尿管 POM,输尿管膀胱抗反流吻合等医源性损伤导致的 VUJS,以及无法耐受或拒绝开放手术治疗的 VUJS 患儿。

三、禁忌证

其他疾病导致的 VUJS,比如泌尿系肿瘤、泌尿系结核等导致的 VUJS;膀胱输尿管反流(vesicoureteral reflux,VUR)导致的输尿管扩张、输尿管闭锁等。

四、术前准备

患儿手术时机文献报道不一,最小手术患儿约 6 周(1.6 个月),平均约 4 月龄。有文献建议保守治疗到患儿 1 周岁时手术治疗。术前需要完善尿路影像学检查。最常选择的是泌尿系超声检查,膀胱造影(排尿期膀胱尿道造影 VCUG),肾动态显像,部分患儿可行 MRU 等检查。超声检查用于测量肾盂、肾盏及输尿管的扩张积水情况,以及肾皮质厚度,是术前决定手术时机和术后随访治疗效果的最佳检查方式;排尿期膀胱尿道造影用于排除膀胱输尿管反流;肾放射性核素检查明确显示梗阻曲线;另外,保守治疗等待手术的患儿或者以反复泌尿系感染为症状的患儿均建议抗生素预防应用。

其他术前常规化验检查要完善。此外,年龄略大的患儿术前多数会出现紧张、焦虑、恐惧等心理变化,因此术前和家长一起对患儿进行心理护理,对减轻患儿心理压力、积极配合手术治疗有重要意义。

对于儿童患者,术前 1d 常规皮试、禁食 6~8h、禁饮 4h,是否术前灌肠依各中心而定。

五、手术步骤

(一)麻醉方式
患儿通常采取全身麻醉。

(二)预防性应用抗生素
即使术前预防性应用抗生素,输尿管镜检查后的泌尿系感染率仍达 4%~25%。EAU 推荐术前给予单剂量抗生素,此外无症状菌尿并非一定会导致临床上的泌尿系感染。

(三)患儿体位
采取仰卧截石位;患侧下肢要较对侧伸直并降低,使术者在操作输尿管硬镜时的空间更大,进镜角度更贴近于输尿管走行的方向。我们认为患侧下肢伸直与降低后,可以拉直患侧的输尿管便于进镜。特殊病例可根据病人情况选择体位,尽可能在病人情况允许的情况下利于术者操作。

(四) 放置导丝通过 VUJ

输尿管镜选择儿童输尿管镜,镜体润滑后直视下进入膀胱,操作通道置入小儿细导丝(导丝直径 0.014~0.025 英寸),适度充盈膀胱沿着输尿管间嵴寻找患侧输尿管口,直视下导丝试探性进入管口轻柔越过 VUJ(导丝进入管口困难时,可输尿管镜头端靠近管口辅助导丝进入管口),导丝通过 VUJ 后,镜体略跟进确保导丝顺利推入肾盂。

留置导丝撤出镜体,然后顺沿导丝放置球囊(球囊直径 3~7mm;长约 2cm),确定球囊体部跨越 UVJ,然后用气体、生理盐水或者 X 线显影剂充盈球囊,使其在安全压力范围内(12~20atm)。扩张时间 3min 左右。然后抽空球囊,撤去球囊,输尿管镜沿着导丝观察狭窄段扩张情况,扩张满意后留置双 J 管(3~5F,8~20cm),此操作过程多在 X 线监视下完成,操作更为直观,成功的球囊扩张在 X 线下显示为:狭窄压迫球囊形成凹陷逐渐变浅甚至消失(图 1-5-7)。根据血尿情况,尿管留置 2d 左右拔除。双 J 管建议留置 2 周以上,建议 1~2 个月;全麻拔双 J 管后,观察 UVJ 口径变化情况或者以输尿管镜是否可顺利通过 UVJ 评估扩张效果;如果 UVJ 无法容许镜体通过,则接着行二次球囊扩张。此次扩张后可不留置双 J 管,或根据术者术中判断亦可再次留置双 J 管。扩张效果满意的患儿可定期进行术后评估随访,建议每 3 个月行超声检查评估尿路积水变化情况;每半年行膀胱造影评估是否出现膀胱输尿管反流以及肾动态显像评估分肾功能改善情况。(该步操作必要时双导丝操作,一个作为安全导丝,一个作为球囊扩张操作导丝)

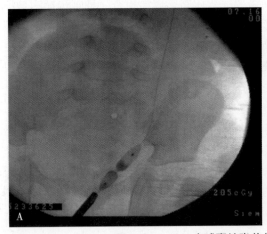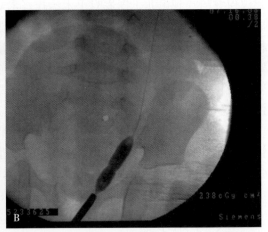

图 1-5-7　UVJ 在球囊扩张前(A)和扩张后(B)的影像学表现

(五) 手术技巧

选用支撑性好但不宜过硬的导丝;手术过程中导丝通过 VUJ 是难点,遇到较难通过的VUJS,必要时输尿管镜靠近管口辅助导丝插入,或者多种导丝轮替试探性通过,避免使用暴力引起病灶穿孔及严重损伤,出血可导致视野不清晰而影响手术继续进行;扩张过程可留置安全导丝进行双导丝操作;在条件允许下选择较细的输尿管镜(6.7F 以下)进行操作。导丝通过狭窄段后,可输尿管镜先试探性通过狭窄查看狭窄情况,置入球囊前,操作导丝尽量越过狭窄上行防止到患侧肾盂高度;解除狭窄的底线应减少破坏输尿管壁内段抗反流机制,否则过犹不及容易导致膀胱输尿管反流引起积水无缓解及感染;有学者认为球囊扩张不会破坏壁内段的抗反流机制而引起膀胱输尿管反流,但后续学者研究表明球囊扩张也能够导致膀胱输尿管反流,发生概率 15%~27%。严重的膀胱输尿管反流或者感染可以行输尿管膀胱再植;导丝引导下观察狭窄处扩张情况,有无明显出血,输尿管撕裂以及穿孔,如有及时术中处理。关于抗生素的适用涉及术前和术后,有学者建议术后用到拔出输尿管支架管拔除。其他技巧同成人输尿管镜操作。

(六) 术后处理

术后对症解痉止疼、补液、抗感染治疗;KUB 复查明确双 J 管位置情况;超声或 CT/MRU 复查明确术后积水改善情况。

(七) 并发症及其防治

输尿管壁内段具有 Waldeyer 鞘及 Waldeyer 间隙等特殊结构,对末端输尿管尿液的正常输送和抗尿液反流起着极其重要的作用。Waldeyer 鞘由于有输尿管及膀胱壁肌束的双重来源,当其松弛时能推进尿液进入膀胱,而收缩时又能阻止尿液的逆流。Waldeyer 间隙的缓冲可保持输尿管相对固定和斜行的解剖特点,并使输尿管有一定的活动余地。输尿管的壁内段最为狭窄,不当的医疗操作将会导致输尿管闭塞或输尿管膀胱反流。因此膀胱输尿管连接部狭窄与膀胱输尿管反流在医疗干预过程中存在矫枉过正,互为因果关系。

虽然球囊扩张对组织损伤相对温和自然,但该术式术后需要关注的主要并发症仍然是狭窄复发和出现膀胱输尿管反流,较次要的并发症有感染、出血。针对狭窄复查可以行二次或者三次球囊扩张,一般不建议 4 次以上球囊扩张。扩张过度导致膀胱输尿管反流,当出现反流情况密切预防感染,拔除双 J 管后定期随访评估反流情况,一般保守治疗会逐渐改善;对于以上狭窄反复复发或者并发严重的膀胱输尿管反流的患儿建议行输尿管膀胱再植。

术后泌尿系感染:VUJS 导致巨输尿管患儿往往存在反复泌尿系感染,在感染纠正前,抗生素的较长时间应用是必要的。

术后疼痛:患儿对疼痛相对敏感,反应也较为强烈,术后疼痛常规首选 NSAID 药物,一般不推荐使用阿片受体激动药;出血及血尿:术后密切观测尿管颜色改变,对于球囊扩张治疗 VUJS 一般损伤小,出血较少,若出现持续性尿色深红,先膀胱冲洗,复查血常规明确有无术后创面持续性出血,必要时输血及膀胱镜探查止血。

心理安抚等其他干预:患儿术后由于年龄较小,除药物外,还可采取辅助方式来降低患儿疼痛感,例如讲故事、听音乐等。第一,观察患儿尿色变化情况;第二,关注患儿有无腹痛,腹胀,排尿情况,有无尿痛及血尿等,患儿多饮水,需要监督医嘱执行情况;第三,需要注重与患儿家属进行沟通,做好心理护理,消除患儿及家属负面情绪。避免医患纠纷,促使家属更好配合治疗。

(李建兴　肖　博)

参考文献

[1] SANTIS W F, SULLIVAN M P, GOBET R, et al. Characterization of ureteral dysfunction in an experi-

mental model of congenital bladder outlet obstruction [J]. J Urol, 2000, 163 (3): 980-984.

［2］ ANGULO J M, ARTEAGA R, RODRIGUEZ ALARCON J, et al.[Role of retrograde endoscopic dilatation with balloon and derivation using double pig-tail catheter as an initial treatment for vesico-ureteral junction stenosis in children][J]. Cir Pediatr, 1998, 11 (1): 15-18.

［3］ RIVAS S, ROMERO R, ANGULO J M, et al.[Effectiveness of high pressure balloon dilatation in the treatment of postsurgical strictures of urinary tract in children][J]. Cir Pediatr, 2007, 20 (3): 183-187.

［4］ KEATING M A, ESCALA J, SNYDER H M, et al. Changing concepts in management of primary obstructive megaureter [J]. J Urol, 1989, 142 (2 Pt 2): 636-640; discussion 667-638.

［5］ BASKIN L S, ZDERIC S A, SNYDER H M, et al. Primary dilated megaureter: long-term followup [J]. J Urol, 1994, 152 (2 Pt 2): 618-621.

［6］ MCLELLAN D L, RETIK A B, BAUER S B, et al. Rate and predictors of spontaneous resolution of prenatally diagnosed primary nonrefluxing megaureter [J]. J Urol, 2002, 168 (5): 2177-2180; discussion 2180.

［7］ HENDREN W H. Operative repair of megaureter in children [J]. J Urol, 1969, 101 (4): 491-507.

［8］ FALKENSAMMER M L, GOBET R, STAUFFER U G, et al. To Cohen and forget? Evaluation of postoperative imaging studies after transtrigonal ureteric reimplantation for vesicoureteric reflux in children [J]. Urol Int, 2008, 81 (2): 218-221.

［9］ HENDREN W H. Complications of megaureter repair in children [J]. J Urol, 1975, 113 (2): 238-254.

［10］ MINEVICH E, SHELDON C A. The role of ureteroscopy in pediatric urology [J]. Curr Opin Urol, 2006, 16 (4): 295-298.

［11］ KAJBAFZADEH A M, PAYABVASH S, SALMASI A H, et al. Endoureterotomy for treatment of primary obstructive megaureter in children [J]. J Endourol, 2007, 21 (7): 743-749.

［12］ GANZER R, FRANZ T, RAI B P, et al.[Management of ureteral strictures and hydronephrosis][J]. Urologe A, 2015, 54 (8): 1147-1156.

［13］ ANGERRI O, CAFFARATTI J, GARAT J M, et al. Primary obstructive megaureter: initial experience with endoscopic dilatation [J]. J Endourol, 2007, 21 (9): 999-1004.

［14］ TORINO G, COLLURA G, MELE E, et al. Severe primary obstructive megaureter in the first year of life: preliminary experience with endoscopic balloon dilation [J]. J Endourol, 2012, 26 (4): 325-329.

［15］ GARCIA-APARICIO L, RODO J, KRAUEL L, et al. High pressure balloon dilation of the ureterovesical junction—first line approach to treat primary obstructive megaureter? [J]. J Urol, 2012, 187 (5): 1834-1838.

［16］ ROMERO R M, ANGULO J M, PARENTE A, et al. Primary obstructive megaureter: the role of high pressure balloon dilation [J]. J Endourol, 2014, 28 (5): 517-523.

［17］ GARCIA-APARICIO L, BLAZQUEZ-GOMEZ E, DE HARO I, et al. Postoperative vesicoureteral reflux after high-pressure balloon dilation of the ureterovesical junction in primary obstructive megaureter. Incidence, management and predisposing factors [J]. World J Urol, 2015, 33 (12): 2103-2106.

第三节 膀胱镜输尿管开口注射术

一、概述

膀胱输尿管反流(VUR)是常见的小儿泌尿系统疾病,VUR 在正常儿童的患病率为 0.4%~1.8%。VUR 常伴发尿路感染和排尿功能障碍,其中尿路感染(UTI)的患儿膀胱输尿管反流(VUR)的发病率约为 30%。尿路感染又可加重反流,反流和反复尿路感染可造成肾实质损害而发展为反流性肾病,严重者进展为终末期肾病。高级别的 VUR 是儿童发生肾实质损伤的一个重要危险因素。

内镜注射术治疗 VUR 在 1981 年开始进行临床试验方法,临床经验发表于 1984 年。2001 年,美国食品和药物管理局(FDA)批准聚糖酐透明质酸共聚物(Dx/HA;DEFLUX®)用于治疗儿科 Ⅱ~Ⅳ级 VUR。2010 年,在美国以外的国家开始应用聚丙烯酸酯多元醇共聚体(PPC;Vantris®)作为注射物,短期及长期的临床效果好,有广泛推广的前景。

内镜注射术比较其他手术方式,提供了几个优势:手术时间短,术后疼痛小,不需要常规导尿、留置尿管。随着时间的推移,膀胱镜下的注射技术和注射物都有显著的改善和提高,导致注射术的成功率接近或更高于开放输尿管再植术治疗的成功率,并可提供更大的优势。

二、手术适应证和禁忌证

(一)手术适应证

1. **适合级别**　原发性膀胱输尿管反流 Ⅱ~Ⅳ级。

2. **适合年龄**　6 个月~5 岁。

(二)临床症状的适应证

1. **反流持续存在**　反流无自然消退发生,在 5 岁前应考虑注射治疗,避免肾瘢痕形成影响肾发育。

2. **肾瘢痕**　肾静态核素扫描(DMSA)显示肾实质瘢痕,建议注射治疗。

3. 伴反复性、发热性泌尿道感染。

4. 双侧膀胱输尿管反流。

(三)禁忌证

1. **膀胱输尿管反流Ⅰ级**　大约 80% 的低级别反流将自发消退,所以不建议 Ⅰ 级膀胱输尿管反流行手术治疗。

2. **神经源性膀胱或后尿道瓣膜**　因神经调节因素或下尿路机械梗阻因素,排尿压力增大导致膀胱壁代偿性增厚,或者膀胱容积过小,两者都会增加注射术难度及影响术后效果。

3. **输尿管开口的解剖异常**　如重复输尿管伴异位输尿管开口,易导致注射失败。

4. **肾盂输尿管交界处狭窄(UPJO)**　已确诊合并肾盂输尿管交界处狭窄,单纯注射术不能解决上尿路梗阻。

5. **上尿路、膀胱手术史**　手术改变输尿管及膀胱解剖结构,无法确定输尿管开口位置导致注射失败。

(四)术前准备

1. 术前对患儿进行整体评估,详细了解泌尿系感染病史,明确有无合并泌尿系统先天性畸形及手术禁忌证。

2. **常规影像学检查**　包括:肾脏 B 超、排泄性膀胱输尿管造影(VCUG)和肾静态核素扫描(DMSA),分别评估患儿输尿管、肾盂是否扩张,膀胱输尿管反流级别和是否肾瘢痕。排泄性膀胱输尿管造影(VCUG)是诊断膀胱输尿管反流的金标准。

3. 术前尿常规感染者需行尿培养以及药敏试验,并使用敏感抗生素。

4. 术前 6~8h 禁食,术前 2h 禁饮。

5. 术中预防性应用静脉抗生素。

(五)手术步骤

1. 麻醉和体位

(1)麻醉:采用全身麻醉,静脉吸入复合麻醉。

(2)体位:截石体位。

2. 手术站位 术者站立于截石体位患儿两腿之间,方便进行双侧输尿管开口的手术操作(见图 1-3-4)。

3. 手术过程

(1)膀胱镜检查:应用小儿膀胱镜(9.5F)检查以确定输尿管开孔的位置。注意事项:膀胱处于半充盈状态,避免膀胱过度充盈。首先,注水冲击输尿管开口处,确定输尿管开口分级,以确定注射方法和剂量。然后,查看膀胱黏膜,主要观察膀胱小梁以及是否存在膀胱结石及肿物。

(2)输尿管末端药物注射:将注射细针(3.7F)通过膀胱镜进入膀胱。

(3)药物注射:确定注射部位,黏膜下进针,注射药物。进针深度和注射剂量需要根据不同方法和不同注射物而定。

(4)注射效果:直到形成火山口外观(图 1-5-8)。

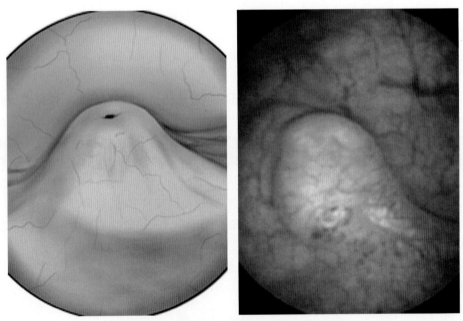

图 1-5-8 注射后效果图——"火山口"外观

(5)建议:如为男孩建议同时完成包皮环切术,因为包皮环切术可降低儿童泌尿系感染的发生率,也可以去除可能存在的尿路梗阻因素及纠正下尿路功能障碍(如尿频、尿急、尿失禁)。

4. 手术种类 按注射方法和部位不同,可分为以下几种:

(1)STING 法:在输尿管的开口下方 6 点位进针,进针深度 6~8mm,将注射物注入输尿管开口下方膀胱黏膜下层(图 1-5-9、图 1-5-10)。

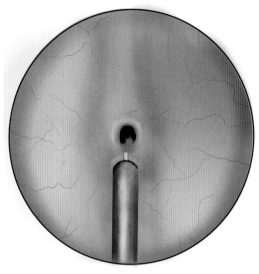

图 1-5-9 STING 注射法示意图（正面）

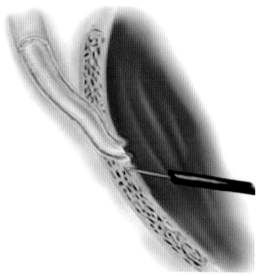

图 1-5-10 侧面示意图

（2）HIT 法：如输尿管开口扩张，膀胱镜可探视输尿管内腔，行 HIT 法注射。将注射针探入扩张输尿管末端 6 点位，进针深度 4~6mm，将注射物注入输尿管末端黏膜下层（图 1-5-11、图 1-5-12）。

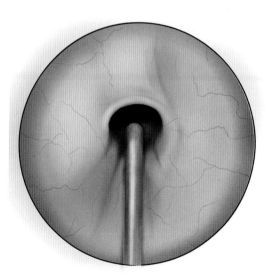

图 1-5-11 HIT 注射法示意图（正面）

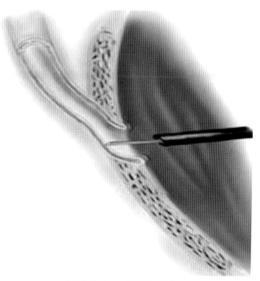

图 1-5-12 侧面示意图

（3）DOUBLE-HIT 法：膀胱镜及穿刺针放置到扩张输尿管口内，即可插入扩张输尿管腔内 6 点钟位置（而不是 STING 方法在开口括约肌下方注射）。注射到足够产生隆起。第二个注射点在输尿管内第一次注射点的远端，注射物可使得输尿管腔内和括约肌的膨隆连接，增加注射物在输尿管腔内的长度，确保防反流效果（图 1-5-13）。

5. 注射物种类

（1）Deflux（Dx/HA；DEFLUX®）：是唯一的通过美国食品和药物管理局（FDA）批准用于治疗 VUR 的药物。聚糖酐透明质酸共聚物（Deflux）具有生物相容性材料，无免疫原性，不具致癌性，可生物降解。

（2）Vantris：聚丙烯酸酯多元醇共聚体（PPC；Vantris®），是人工合成、具有生物相容性及不可吸收的填充物，由聚丙烯酸酯多元醇共聚物粒子聚合在载体中。

（3）其他不同类注射制剂，包括：聚四氟乙烯（Teflon）、聚二甲硅氧烷（Silicon，Macroplastique）、牛胶原蛋白（Zyderm、Zypast）都曾使用，然而，因其疗效和安全性的原因，现已不再使用。

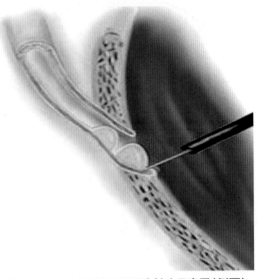

图 1-5-13　DOUBLE-HIT 注射法示意图（侧面）

6. 手术技巧

（1）手术方式的选择：手术方式可根据 HD 分级而制定。HD 分级是根据输尿管膀胱开孔的膨胀性和对输尿管腔内的注射部位可视化的分级，是在注射操作中进行的评估。具体分级如下：H0：开孔无扩张，H1：输尿管开孔开放但输尿管腔扩张并不明显，H2：输尿管腔扩张，H3：输尿管腔扩张并可通过膀胱镜观察，即镜头可探入管腔内观察。H0、H1 级别的 VUR 输尿管开口扩张不明显，建议使用 STING 注射法，而 H2 级别可使用 HIT 注射法，H3 级别使用 DOUBLE-HIT 注射法。注射术后效果应达到输尿管开孔关闭的程度（即 HD 分级为 H0 级）。

（2）手术操作过程：膀胱镜检后，膀胱被充盈扩张后观察膀胱三角区。在膀胱适当充盈状态下，输尿管管道比较容易被注射。选用适当大小的穿刺针，排空针腔内空气。注射前用水压力泵灌溉冲洗注射部位，使输尿管开口打开以便观察注射部位。进针应该在膀胱三角区内，不能超出范围而进入逼尿肌及膀胱外间隙。注射进针深度必须在膀胱或输尿管黏膜上皮下，先注射少量注射物（<0.1ml）来确定注射部位。在注射过程中，输尿管口远端变平，管口逐渐关闭呈裂隙样，输尿管开口逐渐隆起呈"火山口"样外观。在注射过程中，尽量避免反复穿刺膀胱或输尿管黏膜，反复穿刺造成黏膜出血及穿刺点注射物外溢，导致注射术失败的概率增加。

（3）药物剂量的选择：HD 级别在确定注入体积中起着重要作用，HD 分级较高的 VUR 不可能自发消退，需要增加注入量。H0 至 H3 级注射量建议分别为 0.9、1.0、1.3、1.5ml。同一种注射物、不同注射方法需要的剂量不一样，如注射物为 Deflux，STING 方法约需 1.1ml，HIT 方法需 1.2ml，而 Double-HIT 方法需要注入体积约 1.5ml。不同注射物所需注射量也不同。例如：Vantris 分子量高、直径大，且不可吸收和分解，发生移位可能性小，所以达到同样注射效果的所需注射量较其他注射物小。建议每侧输尿管 Deflux 使用量是 0.6~1.3ml，而 Vantris 是 0.4~1.0ml。McMann 报道共 986 例 Deflux 注射术，注射剂量范围 0.74~1.59ml，没有术后梗阻发生。

（4）注射手术可在同一患儿多次执行，注射失败后也可执行输尿管再植术，并不增加手术难度及影响手术效果。Puri 回顾 149 例 Deflux 注射术中 19 例完成三次注射，没有梗阻发生。香港大学玛丽医院的临床经验表明，膀胱镜下 Deflux 注射术一次注射治疗Ⅱ～Ⅳ级反流的成功率分别为 100%、64.5%、80%。虽然Ⅴ级的反流的成功率是 14.3%，但是经过二次注射的成功率提高至 66.7%。所以，内镜下注射的方法可作为首选方案治疗原发性膀胱输尿管反流。

7. 术后处理

（1）术后麻醉清醒后回病房，心电监护，密切观察生命体征、尿量及尿色。

（2）术后口服预防用量抗生素 3 个月。如发热提示有尿路感染时，可根据尿培养药敏试验及时更换敏感抗生素及治疗用量抗生素。

（3）术后随访：术后 4~6 周肾超声评估无症状的肾盂积水情况；术后 3 个月，行排尿膀胱尿道照片。在此期间口服预防用量抗生素，一直持续直到证实反流解决。如果术前确诊肾瘢痕存在，术后 3 个月时查肾静态核素扫描（DMSA）评估肾瘢痕是否进展。如恢复顺利，保持每年随访复查，随访内容包括尿检，膀胱及输尿管超声检查。

8. 并发症及其防治

（1）膀胱镜相关并发症

1）肾绞痛：发生在术后最初几天内的早期并发症，只有不到 4% 的接受内镜 VUR 治疗儿童报告短暂性肾绞痛症状，比如腰痛和 / 或恶心，大多数可自行解决或应用止痛剂。

2）发热性尿路感染：最常见的内镜治疗后并发症，内镜治疗后的泌尿系感染率为 0.75%~27%。尿常规检查示泌尿系感染，需口服抗生素治疗。如合并其他症状，如发热、尿痛、尿急，可考虑静脉抗感染。并且结合尿培养结果，应用敏感抗生素。患儿症状缓解后，口服预防用量抗生素。

3）血尿、膀胱痉挛：内镜治疗后这些并发症非常罕见，但是输尿管再植术后常见。

（2）膀胱输尿管反流相关并发症

1）梗阻：术后梗阻以 2 种形式表现：初发型：在术后 3~4d 发生；晚发型：在术后 3 个月~1 年发生。术后梗阻的发生往往与手术方式、注射物种类、注射物剂量及医师经验相关。Vandersteen 报道膀胱镜 Deflux 注射术后梗阻发病率为 0.7%。Alizadeh F 报道膀胱镜 Vantris 注射术，术后梗阻发生率为 1.2%，完成 809 例注射出现 10 例术后梗阻。

如果无尿或少尿持续超过 24h，需行肾膀胱超声和血清肌酐检查以排除梗阻发生。持久的严重的梗阻，需要肾造口术或输尿管支架术。后者可能更可取，因为梗阻可能是暂时的，注射物在术后 2 周内有分散、吸收的趋势而梗阻自行解决。

2）注射失败或反流复发：反流复发依赖于注射技术，注射材料，VUR 级别和外科医生的经验等因素。

膀胱镜 Deflux 注射术治疗小儿 VUR 的总体成功率在 68% 和 92% 之间，这主要取决于反流的级别，而多次完成注射术可提高整体成功率。经过长期随访，膀胱镜 Deflux 注射术后发现复发率波动于 13%~21%。

不同注射材料有不同的成功率。Vantris 属于合成物质，其分子量高，且不可吸收和分解，所以成功率较 Deflux 高。2010 年，Ormaechea M 完成多中心前瞻性研究，其中膀胱镜 Vantris 注射术的总体成功率为 83.6%。

而应用 DOUBLE-HIT 方法在临床和影像学方面成功率不断提升，接近输尿管再植术，利用 DOUBLE-HIT 方法注射的成功率高达 94%。

（3）注射物相关并发症

1）移位：如填充物：Teflon、Silicon，可能会发生注射物的移位，从而导致 VUR 复发。

2）吸收：生物制剂填充物胶原蛋白（Zyderm，Zypast），可产生最小的局部组织反应，但其随着时间延续而吸收消失，可导致 VUR 复发。

3）钙化、纤维化：不同的注射物在局部可产生反应，尤其聚二甲硅氧烷（Silicon），可导致肉芽肿形成，甚至钙化。

（杨　振）

参考文献

［1］Hodson J, Kincaid-Smith P. Reflux nephropathy [M]. New York: Masson Publishing, 1997.

［2］PURI P, CASCIO S, LAKSHMANDASS G, et al. Urinary tract infection and renal damage in sibling vesicoureteral reflux [J]. J Urol, 1998, 160: 1028-1030.

［3］MATOUSCHEK E. Die Behandlung des vesikorenalen. Refluxes durch transurethrale Einspritzung von Teflonpaste [J]. Der Urologe Ausgabe A, 1981, 20: 263-264.

［4］O'DONNELL B, PURI P. Treatment of vesicoureteric reflux by endoscopic injection of Teflon [J]. Br Med J (Clin Res), 1984, 289: 7-9.

［5］ORMAECHEA M, RUIZ E, DENES E, et al. New tissue bulking agent (polyacrylate polyalcohol) for treating vesicoureteral reflux: preliminary results in children [J]. J Urol, 2010, 183 (2): 714-717.

［6］CHERTIN B, ARAFEH WA, ZELDIN A, et al. Preliminary data on endoscopic treatment of vesicoureteric reflux with polyacrylate polyalcohol copolymer (Vantris®): surgical outcome following single injection [J]. J Pediatr Urol, 2011, 7: 654-657.

［7］SHARIFIAGHDAS F, TAJALLI F, OTUKESH H, et al. Endoscopic correction of primary VUR by using polyacrylate polyalcohol co-polymer (Vantris) in young girls: 2-year follow-up [J]. J Pediatr Urol, 2014, 10: 1032-1036.

［8］KIRSCH AJ, PEREZ-BRAYFIELD M, SMITH EA, et al. The modified STING procedure to correct vesicoureteral reflux: improved results with submucosal implantation within the intramural ureter [J]. J Urol, 2004, 171: 2413-2416.

［9］KALISVAART JF, SCHERZ HC, CUDA S, et al. Intermediate to long-term follow-up indicates low risk of recurrence after double HIT endoscopic treatment for primary vesicoureteral reflux [J]. J Pediatr Urol, 2012, 8: 359-365.

［10］KOCHEROV S, ULMAN I, NIKOLAEV S, et al. Multicenter survey of endoscopic treatment of vesicoureteral reflux using polyacrylate-polyalcohol bulking copolymer (Vantris)[J]. J Urol, 2014, 84: 689-693.

［11］PETERS C A, SKOOG S J, ARANT B S, et al. Summary of the AUA guideline on management of primary vesicoureteral reflux in children [J]. The Journal of urology, 2010, 184 (3): 1134-1144.

［12］KNUDSON MJ, AUSTIN JC, MCMILLAN ZM, et al. Predictive factors of early spontaneous resolution in children with primary vesicoureteral reflux [J]. J Urol, 2007, 178: 1684-1688.

［13］AARONSON IA, RAMES RA, GREENE WB, WALSH LG, et al. Endoscopic treatment of reflux migration of Teflon to the lungs and brain [J]. Eur Urol, 1993, 23: 394-399.

［14］HATANAKA S, ONEDA S, OKAZI K, et al. Induction of malignant fibrous histiocytoma in female. Fisher rats by implantation of cyanoacrylate, zirconia, polyvinylchloride or silicone [J]. In Vivo, 1993, 7: 111-115.

［15］HAFERKAMP A, MOHRING K, STAEHLER G, et al. Longterm efficacy of suburetral collagen injection for endoscopic treatment of vesicoureteral reflux in neurogenic bladder cases [J]. J Urol, 2000, 163: 274-277.

［16］MCMANN LP, SCHERZ HC, KIRSCH AJ. Long-term preservation of dextranomer/hyaluronic acid copolymer implants after endoscopic treatment of vesicoureteral reflux in children: a sonographic volumetric analysis [J]. J Urol, 2007, 177: 316-320.

［17］PURI P, PIRKER M, MOHANAN N, et al. Suburetral dextranomer/hyaluronic acid injection as first line treatment in the management of high grade vesicoureteral reflux [J]. J Urol, 2006, 176: 1856-1859.

［18］CHUNG PH, LAN LC, WONG KK, et al. Deflux injection for the treatment of vesicoureteric reflux in children-a single centre's experience [J]. Asian J Surg, 2009, 32: 163-166.

［19］ELDER JS, DIAZ M, CALDAMONE AA, et al. Endoscopic therapy for vesicoureteral reflux: a meta-analysis. I. Reflux resolution and urinary tract infection [J]. J Urol, 2006, 175: 716-722.

［20］SEDBERRY-ROSS S, RICE DC, POHL HG, et al. Febrile urinary tract infections in children with an early negative voiding cystourethrogram after treatment of vesicoureteral reflux with dextranomer/hyaluronic acid [J]. J Urol, 2008, 180: 1605-1609.

第四节 输尿管硬镜取石术

一、概述

输尿管硬镜取石术（URL）已广泛应用于多种上尿路疾病的诊断与治疗，成为泌尿外科一项常规操作技术。输尿管硬镜治疗儿童输尿管结石是切实可行、安全和有效的，同 SWL 一样成为尿路结石患儿一线治疗方式，尤其是对于输尿管远端结石。

1912 年由 Hugh Hampton Young 将硬性膀胱镜插入一位因后尿道瓣膜症所致扩张的输尿管中，完成了人类历史上第一例"输尿管镜"检查。输尿管硬镜末端通常为锥型，沿镜体纵轴向上至目镜外径逐渐增大。随着技术的进步，包括输尿管镜的小型化，管径越来越细的输尿管硬镜可以经常规的输尿管逆行路径进入儿童输尿管，甚至是肾盂。与各种碎石能量平台联合应用，可以为上尿路结石的治疗提供一种更为安全有效的腔内碎石方法。硬镜碎石与其他方法相比，具有创伤小、无手术切口、手术及住院时间短、费用较低等优点。

儿童输尿管镜在治疗中下段输尿管结石时结石清除率优异，尤其下段结石清除率大于89%，与成人患儿类似。更为小巧的内镜不需要扩张就可以直接插入输尿管。对于儿童患儿，输尿管硬镜碎石常用能量平台有钬激光、气压弹，术中可结合套石篮取石。钬激光是腔内碎石的最佳选择，因为它对所有成分的结石均有效，且安全范围比较大。其并发症的概率与成人报道中的类似。

二、适应证和禁忌证

（一）适应证

1. 体外冲击波术后形成的长石街。

2. 0.7cm 左右形状不规则的输尿管结石。

3. 输尿管嵌顿性结石，周围被输尿管息肉包裹。

4. 皮下脂肪较厚、因脊柱畸形致建立经皮肾通道困难者。

5. ESWL 定位困难的 X 线阴性输尿管结石。

6. 输尿管结石坚硬(草酸钙结石等)不利于 ESWL。

7. 对儿童患者来说,进行输尿管镜取石是个复杂问题,应在单次干预治疗的需要(与可能需要多次 ESWL 治疗对比)和结石的部位与大小之间均衡考虑。在儿童,小于 5mm 的结石有 60% 的可能会自行排出。与成人相比,儿童看起来必须进行干预治疗的结石,实际上却可能会自行排出。成人的紧急干预适应证对儿童也适用,包括感染、顽固性疼痛或恶心以及肾损伤。在选择治疗方案时应将可能存在伴随的或作为结石发病原因的先天性尿流功能缺损考虑在内。解剖情况同样可能会影响到输尿管镜的应用。

8. 输尿管中下段对于输尿管硬镜碎石来说相对安全有效,上段结石有可能需要借助输尿管软镜配合钬激光联合碎石,随着阻石网篮和套石网篮应用,一些上段结石硬镜亦有了用武之地。但必须做好软镜及肾镜碎石的准备或者二期可能性。

(二) 禁忌证

1. 未能控制的泌尿道感染。

2. 不能控制的全身出血性疾病。

3. 膀胱挛缩。

4. 尿道狭窄。

5. 结石远端的输尿管狭窄或梗阻。

6. 有盆腔外伤手术、放疗史者等。

7. 严重的髋关节畸形,截石位困难。

三、术前准备

全面了解患儿的病史,重点了解与结石形成或复发相关的流行病学因素,既往结石手术史(包括开放手术取石术、体外震波碎石术、输尿管镜取石术或经皮肾镜取石术等),既往尿路结石成分,了解患儿既往的基础疾病及药物使用情况等。熟悉患儿的各项检查结果,包括以下内容:①查血钙、磷、尿酸及 24h 尿液分析以了解结石成因;②B 超检查:了解肾、输尿管、膀胱情况,以发现其他伴发泌尿系疾患;③查血、尿常规及出、凝血时间、肝、肾功能心电图、胸透等了解全身情况;④尿培养加药物敏感试验;⑤麻醉前再次拍 X 线腹部平片确定结石是否排出或移位;⑥做 X 线腹部平片及静脉肾盂造影了解结石大小、部位及有无伴发尿路梗阻;⑦术前 6h 内禁食、4h 禁水。患儿术前多数会出现紧张、焦虑、恐惧等心理变化,因此术前对患儿进行心理护理,对减轻患儿心理压力,积极配合手术治疗有重要意义。还要向患儿家属交代可能出现的并发症及术后留置输尿管导管的可能性。

对于儿童患者,术前 1d 常规皮试,禁食 6~8h,禁饮 4h,术前不宜进食易产气的奶类、含糖丰富的食物,减少肠胀气,是否术前灌肠依各中心而定。患儿年龄小,毛发少,常不需备皮,手术前夜应洗澡清洁皮肤。

四、手术步骤

(一) 患儿的准备

患儿通常采取全身麻醉。

（二）预防性应用抗生素

即使术前预防性应用抗生素,输尿管镜检查后的泌尿系感染率仍达 4%~25%。EAU 推荐术前给予单剂量抗生素,此外无症状菌尿并非一定会导致临床上的泌尿系感染。

（三）患儿的体位

输尿管镜操作中患儿可以采取仰卧截石位;患侧下肢要较对侧伸直并降低,使术者在操作输尿管硬镜时的空间更大,进镜角度更贴近于输尿管走行的方向。我们认为患侧下肢伸直与降低后,可以拉直患侧的输尿管便于进镜。特殊病例可根据病人情况选择体位,尽可能在病人情况允许的情况下利于术者操作,最方便术者操作的地方为患者双腿之间。

（四）输尿管镜

输尿管镜下找不到输尿管口,可以采取以下方法协助寻找:①找到对侧输尿管口,沿输尿管间嵴寻找。②如果膀胱充盈,排空膀胱。③如果膀胱空虚,充盈膀胱。

（五）输尿管镜的置入

沿导丝引导下进镜,在进镜过程中一定要将导丝一直保持在视野中,防止形成假道。只有在进镜感觉顺畅且视野清晰的情况下才能推进镜体。如果输尿管狭窄进镜失败,最后的办法是留置输尿管导管,推迟内镜检查,等待 7~14d,待输尿管被导管扩张后进行。

（六）碎石及取石操作

恰当的碎石方法选择对任何儿科结石治疗都至关重要,应结合可用的输尿管镜设备考虑。除了气压弹道外,钬激光的应用使小儿逆行上尿路结石治疗更为便捷。使用钬激光的主要优点在于结石碎片不必取出,因为它们已经小到足以自行排出。

五、手术技巧

输尿管镜取石术得以顺利完成,需要克服的第一个困难就是输尿管口的成功插入。输尿管壁内段与尿道夹角度越小,输尿管镜插入越困难。一些病人输尿管壁走行方向较平,与尿道所成角度变小,造成输尿管导管或斑马导丝插入困难。输尿管镜进镜时,如输尿管口张口较好,则可直接进镜。而一部分患儿由于输尿管尿道角较小或输尿管口开口异常导致输尿管导管或导丝插入比较困难,如发生此类情况,在术者试图将输尿管镜插入时,可能因输尿管与输尿管镜成角,指向外上后方的输尿管镜而把输尿管口外的导管或导丝推向输尿管口内下方紧贴输尿管口游离缘的膀胱壁上,造成导丝或导管弯曲,继续用力时容易造成输尿管口内侧假道。所以小心谨慎是手术安全的关键。一旦出现输尿管损伤,应及时处理。处理原则不仅要使尿路通畅,还要保护肾脏功能。术中应根据输尿管损伤的程度、部位以及对肾脏功能的情况综合考虑治疗情况。一般来说损伤范围不超过者,可做切除后行直接吻合术近膀胱段切除后可行输尿管膀胱吻合术,如果广泛损伤输尿管,也可考虑自体肾移植术。

六、术后处理

输尿管镜操作后,通常将留置输尿管导管或双 J 管作为术后的标准程序。留置输尿管导管的主要优点在于可以预防结石碎片梗阻或气囊扩张后输尿管水肿等引起的肾绞痛,此外,能够被动扩张输尿管,有助于拔管后结石碎片的排出。也可以防止术后输尿管狭窄,有助于输尿管的修复。留置输尿管导管的缺点包括可能继发感染、排尿困难、腰痛、血尿或导管移位等。双 J 管留置期间出现疼痛不适,可以通过口服镇痛药物缓解。

此外如果结石体积较小,输尿管没有经过气囊扩张,钬激光在使用过程中没有损伤输尿管,则推荐不必常规留置输尿管导管,达到"无管化"。但是输尿管镜与碎石术后出现以下指征后需要留置输尿管导管:①内镜术中发生穿孔;②使用超过 10F 的输尿管扩张器(包括同轴及气囊扩张器);③结石造成明显的输尿管损伤(如结石嵌顿);④由于输尿管或输尿管口狭窄,内镜不能推进,7d 后再次进行输尿管手术的;⑤泌尿系感染合并输尿管梗阻结石较大,有许多结石碎片需要排出;⑥孤立肾。

如果留置了输尿管导管,通常在术后 3~10d 将其拔除,并在 1~2 周内进行影像学检查以评价手术是否成功。小的结石碎片(<4mm)通常可以在输尿管导管拔除后自行排出,这是因为留置输尿管导管可使输尿管被动扩张。如果在手术过程中没有获得结石标本,应要求患儿在术后过滤尿液,收集结石碎片用于结石分析。

对于术后是否必须常规进行影像学检查以排除梗阻,目前尚存在争议。过去常建议将术后的影像学检查作为常规检查,用以明确是否有结石残留。无症状的梗阻可能继发于输尿管的水肿、损伤或狭窄,如果梗阻始终没被发现,会导致肾衰竭。无症状患儿的术后影像检查往往是正常的。只有在出现腰痛或合并明确危险因素的患儿,如术前存在输尿管狭窄或术中发生明显的输尿管损伤,才存在梗阻的可能。

在儿童,撤除支架通常需要用全麻下输尿管镜进行操作,但短期放置的支架不用,此时可利用与支架相连的线将支架撤出。取出支架后应行超声检查以确认是否存在上泌尿道扩张(发生于输尿管阻塞时)。随访时间安排依病例复杂程度而定,但不应延迟到支架取出 6 周之后。如果存在显著扩张,或患儿表现出梗阻症状,应使用计算机断层扫描(CT)确定输尿管的功能解剖并除外结石残留。理论上,膀胱输尿管反流是输尿管扩张及术后的并发症,但尚无报告证实它是一个有明显临床意义的问题。不推荐行常规膀胱造影。

综上所述,对于术后没有症状的患儿是否需要常规行影像学检查以排除输尿管梗阻与狭窄,仍然存在争议。

七、并发症及其防治

硬性输尿管镜由于耐用、操作简便,在处理输尿管结石尤其是中下段结石时,已被认为是首选的治疗手段。但由于输尿管的解剖和生理特点以及疾病造成的病理改变、操作者的熟练度不够、粗暴操作,极易引起输尿管损伤,如黏膜撕裂、假道形成和穿孔,甚至造成黏膜撕脱和套叠等严重并发症。

正常输尿管下段斜行传入膀胱,致使输尿管膀胱壁间段与下段输尿管形成一定角度,逆行插管时用力过度可使导管或导丝插入输尿管黏膜下形成假道。术前应仔细了解输尿管行走方向及结石是否存在嵌顿情况。逆行插管时动作应该轻柔,遇到阻力时切忌盲目用力,应抽回导管或导丝少许,适当变动角度后再次试插。可以最大限度地减少输尿管膀胱壁段假道及穿孔发生。由于输尿管口处假道发生多位于偏外侧,输尿管口内侧黏膜连续性仍然存在,沿输尿管口内侧有黏膜连续处寻找,可成功找到输尿管口正道。

输尿管穿孔是输尿管操作中最常见的并发症,常发生于输尿管扭曲成角、狭窄或结石嵌顿处受阻者,留置双 J 管时过分用力向上置管,或导丝过硬造成肾盂或输尿管穿孔。入镜时尽可能在直视下进行,用导丝引导或托起患肾有可能将扭曲拉直,出现穿孔时应留置双 J 管,支架管无法超越穿孔位置或穿孔较大时,应立即手术修补及置管,避免术后出现尿外渗、肾周或腹膜后感染。

输尿管断裂、剥脱是输尿管镜碎石中最严重的并发症,近年采用的输尿管镜为光导纤维镜,管径细小,易于入镜,但镜体呈拉杆天线状,头端至镜体呈阶梯状,入镜至中段时易出现阻力,发生嵌顿,尤其是狭窄的管腔在输尿管壁弹性降低或局部炎症状态下,易造成黏膜或全层损伤。一旦发现,应在减少创伤、保留肾脏及其功能的基础上,尽快恢复输尿管的连续性。输尿管断裂时,应及早行输尿管断端吻合,缺损较长者可考虑游离肾脏,下移吻合或膀胱瓣管吻合,内支架引流 6~8 周,必要时行自体肾移植甚至切除肾脏。预防措施:出入镜切忌暴力或动作幅度过大,尤其是在输尿管跨髂血管段,遇到阻力应退镜观察片刻,麻醉充分后再进镜。入镜时感到管壁同向推动皱褶时,不能强行进镜。退镜时阻力大,难以拔出时应注意插入导管引流肾内液体,减少肾内压力。充分麻醉和镇痛,输尿管内可注入液状石蜡或局麻药物,待嵌顿完全松解再旋转缓慢拔出镜体。难以退镜者应果断中转开放手术。

肾周积液并肾周感染较少出现,使用输尿管镜碎石冲水时,当肾盂内压力明显升高时,易在最薄弱的肾盏穹窿部发生破裂,尿液经肾间质渗出,压力上升速度越快,外渗越明显。外渗液积聚于肾周,易于感染形成脓肿。预防措施:尽量减慢碎石过程中冲洗液的流速和压力,缩短手术操作时间,联合碎石真空吸引装置,可降低灌注液压力,减少输尿管结石上移及肾实质的反流。

肾绞痛多见于在拔除输尿管支架管后,由于输尿管内残留小血块或碎石所致。一般予以解痉、止痛处理后症状很快缓解,较少反复发作。肾绞痛较少出现在钬激光碎石后,而在气压弹道碎石中出现较多,因钬激光碎石粉碎结石颗粒较小有关。预防主要通过充分击碎结石。

留置双 J 管回缩与结石上移、结石近端扩张明显、远端狭窄有关,可能是术后结石又回到结石床位置,因输尿管的自身蠕动,结石不能再下移,起到齿轮作用,将双 J 管卷入肾盂所致。预防主要通过术中留置双 J 管时膀胱内至少需要围绕一周;术后及时复查,末端回缩入输尿管时及时行输尿管镜调整。

总之,如何处理输尿管镜操作中的并发症,关键在于手术者的操作技巧与经验判断,对于存在低蛋白血症、输尿管多处扭曲、输尿管嵌顿合并息肉形成影响视野时尤其要谨慎操作,不可强行继续行输尿管镜操作,以免出现严重并发症。手术者经验不足与术后早期并发症增加明显相关。充分的术前准备和妥善的术后处理对并发症防范和治疗有肯定作用。

(李建兴　肖　博　刘宇保)

参考文献

［1］GOODMAN T M. Ureteroscopy with pediatric cystoscope in adults [J]. Urology, 1977, 9 (4): 394.

［2］MARCHETTI K A, LEE T, RAJA N, et al. Extracorporeal shock wave lithotripsy versus ureteroscopy for management of pediatric nephrolithiasis in upper urinary tract stones: multi-institutional outcomes of efficacy and morbidity [J]. Journal of pediatric urology, 2019, 15 (5): 516. e1-516. e8.

［3］ GALAL E M, FATH EL-BAB T K, ABDELHAMID A M. Outcome of ureteroscopy for treatment of pediatric ureteral stones [J]. J Pediatr Urol, 2013, 9 (4): 476-478.

［4］ CLAYMAN R V. Ureteroscopy for pediatric urolithiasis: an evolving first-line therapy [J]. J Urol, 2005, 174 (4 Pt 1): 1447-1448.

［5］ GULIEV B G, KOMYAKOV B K, ZAIKIN A Y.[Subcapsular renal hematomas after ureteroscopic lithotripsy][J]. Urologiia, 2018,(2): 34-38.

［6］ KRONENBERG P. Editorial Comment on: Ureteroscopic High-Frequency Dusting Utilizing a 120-W Holmium Laser by Tracey et al [J]. J Endourol, 2018, 32 (4): 296.

［7］ TRACEY J, GAGIN G, MORHARDT D, et al. Ureteroscopic High-Frequency Dusting Utilizing a 120-W Holmium Laser [J]. J Endourol, 2018, 32 (4): 290-295.

［8］ OST M C, FOX P J, JR. Pediatric Ureteroscopy [J]. J Endourol, 2018, 32 (S1): S117-S118.

［9］ REDDY P P. Pediatric ureteroscopy [J]. Urol Clin North Am, 2004, 31 (1): 145-156.

［10］ MINEVICH E, SHELDON C A. The role of ureteroscopy in pediatric urology [J]. Curr Opin Urol, 2006, 16 (4): 295-298.

［11］ ELGAMMAL M A, SAFWAT A S, ELDERWY A, et al. Primary versus secondary ureteroscopy for pediatric ureteral stones [J]. J Pediatr Urol, 2014, 10 (6): 1193-1198.

［12］ RAZA A, SMITH G, MOUSSA S, et al. Ureteroscopy in the management of pediatric urinary tract calculi [J]. J Endourol, 2005, 19 (2): 151-158.

［13］ RUKIN N J, SOMANI B K, PATTERSON J, et al. Tips and tricks of ureteroscopy: consensus statement. Part II. Advanced ureteroscopy [J]. Cent European J Urol, 2016, 69 (1): 98-104.

［14］ RUKIN N J, SOMANI B K, PATTERSON J, et al. Tips and tricks of ureteroscopy: consensus statement Part I. Basic ureteroscopy [J]. Cent European J Urol, 2015, 68 (4): 439-446.

［15］ FAM X I, SINGAM P, HO C C, et al. Ureteral stricture formation after ureteroscope treatment of impacted calculi: a prospective study [J]. Korean J Urol, 2015, 56 (1): 63-67.

［16］ AKBANI S, WOLF J S, JR., OSTERBERG E C. Enterorenal Fistula as an Unusual Complication from Ureteroscopic Lithotripsy: A Case Report [J]. J Endourol Case Rep, 2019, 5 (2): 49-52.

［17］ SOHN D W, KIM S W, HONG C G, et al. Risk factors of infectious complication after ureteroscopic procedures of the upper urinary tract [J]. J Infect Chemother, 2013, 19 (6): 1102-1108.

［18］ DOGAN H S, ONAL B, SATAR N, et al. Factors affecting complication rates of ureteroscopic lithotripsy in children: results of multi-institutional retrospective analysis by Pediatric Stone Disease Study Group of Turkish Pediatric Urology Society [J]. J Urol, 2011, 186 (3): 1035-1040.

第六章

小儿纤维输尿管镜手术

一、概述

虽然儿童肾结石发病率低于成人,但仍是临床工作中需要面对的一类重要的肾脏疾病,并且其发病率在逐年增高。代谢异常相关的肾结石在儿童中的发病率远高于成人,并且导致儿童结石的高复发率。与成人尿石症相比,当前仍缺乏全面有效的儿童尿石症统计数据。由于解剖结构、生理特点、发生机制、预后转归上的诸多不同,不能简单机械地将儿童尿石症视作成人尿石症的缩小。儿童尿石症应是独立于成人尿石症的一类完全不同的疾病,很多方面的数据都是空白,需要更多临床经验的总结与补充。因此儿童肾结石的治疗手段与成人肾结石相比具有很大差异,在很多细节部分需要加以注意。

二、儿童上尿路解剖特点和生理特点

儿童,尤其是婴幼儿解剖结构和生理特点与成人相差较大,低龄儿童的器官代偿和体液缓冲能力很差,因此必须首先了解儿童的基本特点才能做到安全地实施儿童腔内手术。从出生到 1 周岁称为婴儿期、1~3 周岁称为幼儿期、3 周 ~6、7 岁为学龄前期,此后为学龄期和青春期。一般 1 岁体重为 10kg,1~12 岁体重(kg)可以由公式 8+ 年龄 ×2 计算。1 岁身高约为 75cm,1~12 岁身高(cm)可以由公式 75+ 年龄 ×7 计算。儿童补液量和药物使用都需要根据千克体重进行计算。儿童每日生理维持补液量为 30~90ml/(kg·d),使用 1/3~1/5 张的维持液(葡萄糖为无张力液体,生理盐水为等渗液体)。新生儿肾脏重量占体重 1/125 而成人占 1/220,婴儿肾脏下极位于髂嵴以下第四腰椎水平,2 岁以后达到髂嵴以上,因此 2 岁以下小儿触诊可以触及肾脏。儿童输尿管长且弯曲,易受压导致梗阻继发感染。女婴尿道仅长 1cm,男婴包茎,这些都是低龄儿童易出现尿路感染的原因。儿童输尿管长度有不同计算公式:Cussen 输尿管长度(cm)=0.175 × 身高(cm)−1;Gill 输尿管长度(cm)=0.125 × 身高(cm)+0.5;费城儿童医院公式计算简便较为常用,输尿管长(cm)约等于年龄 +10。输尿管长度估算对于泌尿外科腔内手术具有至关重要的意义,不同于成人,儿童输尿管长度随年龄变化很大,双 J 管应严格按照其输尿管长度而选择,切忌仅一个规格适用于所有患儿,否则会造成严重不适感甚至支架打结或长度不足。儿童膀胱容积计算公式:(年龄 +1)× 30ml,低龄儿童膀胱容积远较成人小,膀胱壁薄,不耐受短时大量灌注液充盈,因此腔内手术前务必对膀胱容积有准确的认识,例如一岁婴儿膀胱容积(1+1)× 30 = 60ml,如未加注意在短时间内注入对于成人不产生任何不良影响的 200ml 生理盐水即有可能引起膀胱破裂。儿童无尿指所有年龄 24h 尿量 <50ml，少尿指学龄期 <400ml/24h，学龄前期 <300ml/24h，婴幼儿 <200ml/24h。儿童双侧输尿管结石常引起急性无尿或少尿，儿童由于体重低，总体液含量少，短期无尿即可引起严重肺水肿、心衰和呼衰，应引起高度重视并及时处理。

三、儿童上尿路结石成因

儿童上尿路结石发病率低于成人。儿童结石无论从病因学还是从诊断学及预后等方面和成人有明显差异。

结石形成的物理条件是尿液中晶体物质浓度增高或溶解度降低，晶体在肾脏内聚集、增大，形成结石。结石成分最多见是钙盐（草酸钙最多见，还包括磷酸钙，碳酸钙），其次还有胱氨酸、尿酸、磷酸盐等成分。红外光谱结石成分分析可以对结石构成成分进行定性定量检测。

儿童上尿路结石不但与环境和饮食、感染、解剖异常、药物有关，在低龄儿童中尤其是婴幼儿上尿路结石和遗传代谢有着密切的关系。一些先天性遗传病可以引起代谢异常，继发上尿路结石、肾实质钙化等症状。

环境和饮食、感染因素：环境和饮食、感染因素引起的结石包括有尿酸结石、碳酸钙结石、六水磷酸铵镁结石。在儿童中高尿酸尿和饮食摄入有明显相关性，肉类、高胆固醇饮食的摄入是造成尿酸结石的相关因素。尿酸结石在成人中更多见，有些以痛风为首发症状，也有患者是以上尿路结石为首发症状。儿童尿酸结石多合并有体重指数超标。感染因素在儿童中发生率要高于其他年龄段，感染结石主要为六水磷酸铵镁、碳酸钙结石。感染尿液中尿素酶产生氨气和二氧化碳，进一步形成铵盐和碳酸盐，两者的存在使尿 pH 在碱性范围，更利于结石成石。

解剖异常：儿童泌尿系统畸形和功能异常包括有膀胱输尿管反流、UPJO、神经源性膀胱、后尿道瓣膜等因素引起的排尿困难。上述因素会引起泌尿系感染，反复多次感染继发感染结石的形成，感染结石形成后又加重泌尿系感染。

药物因素：随着儿童抗感染治疗药物导致结石的病例报道逐渐增多，药物性结石逐渐被大家认识。药物性结石目前主要报道的成分是头孢曲松。头孢曲松在人体内不被代谢，约 55% 的药物以原形自尿中排出，在生理条件下血液经肾小球滤过，产生尿液中超过 95% 的钙经肾小管重吸收，大约 70% 的钙在近端小管吸收，Henle 袢吸收 20%~30%，5%~10% 在远端小管重吸收，剩余的钙（5%）出现在肾集合管中。既往有研究的结果表明治疗量的头孢曲松在尿液中排泄就可以直接与生理浓度尿中的游离钙结合生成不溶性的头孢曲松钙晶体。

遗传代谢因素：在儿童上尿路结石中，年龄小、结石负荷大的患者遗传代谢性因素更多见，主要以原发性高草酸尿症、高胱氨酸尿症多见，其他还有相对少见的黄 / 次黄嘌呤尿症、二羟腺嘌呤尿症等。

原发性高草酸尿症（primary hypoxluria，PH）是因乙醛酸代谢异常，导致草酸排泄增加的常染色体隐性遗传病。在分子水平分为 PH1、PH2、PH3 三种类型，PH1 是由 *AGXT* 基因突变导致吡哆醛 / 吡哆醇依赖的肝脏特异 AGT（丙氨酸 - 乙醛酸转氨酶）功能异常或缺失，PH2 是由 *GRHPR* 基因突变引起乙醛酸 / 羟基丙酮酸还原酶功能异常，PH3 是由 *HOGA1* 基因突变引起肝脏特异性线粒体酶 4- 羟基 -2- 酮戊二酸醛缩酶功能异常。PH 导致草酸排泄增多，在尿液中形成生理条件下不溶解的草酸钙结晶。临床表现为反复发生的肾结石和肾钙质沉着，PH1 型可引起患者肾功能不全。

先天性高胱氨酸尿是一种常染色体隐性遗传病,高胱氨酸尿患儿出现近端肾小管重吸收障碍,导致肾小管和小肠上皮细胞转运胱氨酸、赖氨酸、精氨酸和鸟氨酸功能缺陷,上述四种氨基酸在尿液中排泄增多。在生理条件下,胱氨酸在尿液中溶解度极低,过量的胱氨酸极易过饱和析出结晶,进而在肾脏内形成结石。胱氨酸结石多为双侧,结石负荷量较大,有韧性,体外碎石效果欠佳,手术碎石后仍反复复发。胱氨酸结晶也可造成肾乳头管堵塞,最终会导致肾功能不全甚至肾衰竭。

四、儿童上尿路结石治疗方式以及适应证

由于儿童输尿管顺应性较高,长度远短于成人,因此上尿路结石如最大直径小于5mm且未引起梗阻、感染等并发症,首诊后应考虑增加饮水量、物理排石、药物溶石和排石等保守治疗。如上述方式无效,由于儿童成石快,往往质地较脆,易于粉碎,可以选择体外震波碎石。但切忌使用成人普通体外震波碎石设备治疗儿童结石,避免反复多次同一位置体外震波碎石,胱氨酸结石禁忌实施体外震波碎石。文献统计22%儿童结石在确诊后6个月内需要手术,25%需要一次以上手术。因此相对成人,儿童结石手术率较高。目前常用腔内碎石手术包括经皮肾镜和纤维输尿管镜手术,前者损伤较大、并发症多、虽有高清石率但结石复发后无法反复实施,因此对于需要手术的大多数结石患儿不作为首选。近年来随纤维输尿管镜手术技术日臻成熟,在成人结石领域得到广泛应用,部分学者将这一技术成功移植到儿童上尿路结石的治疗中,在提高安全性、降低手术风险同时取得了与经皮肾镜手术相近的清石率(表1-6-1)。

表1-6-1 不同结石治疗方法比较

治疗方法	适应证	清石率	不足	并发症
ESWL	肾和输尿管小结石	80%~83%	缺乏结石直接影像,需要重复治疗	石街,腹膜后血肿
输尿管镜	肾和输尿管小结石	85%~88%	成人手术器械,需要熟练的手术技术	感染,输尿管梗阻,输尿管狭窄
PCNL	大结石,解剖异常	70%~97%	成人手术器械,需要熟练的手术技术,高并发症率,需住院	出血(8%~16%需输血),尿瘘,梗阻,败血症
开放肾盂切开取石	大结石	79%~98%	有创,术后恢复周期长	同其他开放手术
微创肾盂切开取石	大结石	无数据	需要熟练的手术技术,学习曲线长	同其他微创手术

五、纤维输尿管镜碎石手术适应证与禁忌证

目前国内专家共识认为的适应证有:

1. ESWL难以处理肾盂、肾上盏或中盏<1.5cm结石。

2. 肾下极<2cm结石。

3. <1.5cm坚硬结石(草酸钙、胱氨酸结石)。

4. 肾脏解剖异常(马蹄肾、异位肾、肾盏憩室内结石)。

5. 特殊体质(严重脊柱畸形、出血素质)。

6. 孤立肾结石。

7. 肾结石 PCNL 与输尿管软镜联合治疗。

禁忌证包括:

1. 严重的全身出血性疾病。

2. 严重的心肺功能不全,无法耐受手术。

3. 未控制的泌尿系感染。

4. 严重尿道狭窄。

5. 严重肉眼血尿。

6. 输尿管较细或狭窄。

7. 下盏结石且漏斗部夹角 <30°,盏颈长度 >2.5cm,盏颈宽度 <5mm。

由于儿童与成人之间巨大的差异,以上描述并不完全适用于结石患儿。目前儿童纤维输尿管镜碎石手术尚处于起步阶段,亦无明确可供参考的适应证和禁忌证定义。根据笔者200 多例次儿童上尿路结石纤维输尿管镜手术经验,对于并未引起梗阻、感染、血尿等并发症的低龄儿童肾内 10mm 以下结石可以暂时严密观察随访,待患儿年龄增大,器官趋于成熟后依据结石情况选择适当的治疗方式,如结石已引起梗阻、感染、血尿等并发症,且保守治疗和体外震波碎石无效,则无论任何年龄以及结石体积,应尽快选择纤维输尿管镜碎石手术。如结石最大直径大于 2cm、多发结石、重度肾积水等为缩短手术时间、减少手术次数,应选择微通道经皮肾镜联合纤维输尿管镜碎石手术。胱氨酸结石为一类特殊遗传代谢性疾病导致的泌尿系结石,根据北京友谊医院单中心统计,检出率占全部结石患儿的 10%,一旦确诊应避免无效的体外震波碎石治疗,如结石位于肾盂且最大直径小于 2cm 应首选纤维输尿管镜碎石手术。

六、儿童纤维输尿管镜碎石手术设备和耗材

(一)内镜

目前已有部分厂家为儿童腔内结石手术设计特殊手术内镜,但可选范围有限,大部分儿童结石腔内手术仍沿用成人手术器械。完成一台纤维输尿管镜手术必须具备一条 8/9.8F 标准成人输尿管硬镜、一条 4.5/6.5F 儿童输尿管硬镜,以及一条长度、镜身规格合适的纤维输尿管镜,虽然电子输尿管镜成像质量优于纤维输尿管镜,但目前电子镜镜身普遍大于 8F,因此并不适合低龄儿童纤细的尿道和输尿管。出于回水通畅性和输尿管安全性考虑,婴幼儿腔内手术应选择纤维输尿管镜,根据笔者经验 Poly 30cm 纤维输尿管镜由于其总长度仅为标准软镜 1/2,且先端转弯半径远小于标准纤维输尿管镜,因此最适合于婴幼儿腔内手术,而 Poly 42cm 纤维输尿管镜较适于学龄前儿童腔内操作,青春期以上患儿由于生理结构与成人相差不大,因此对特殊规格纤维输尿管镜的需求不大。

(二)激光

激光设备是目前纤维输尿管镜手术唯一的碎石能量来源,根据输出功率、工作腔数量、提供最高频率等可分为大功率和小功率钬激光。由于儿童手术耐受性和代偿能力差,腔内碎石手术要求时间尽量短;大部分儿童结石由于形成时间短,容易粉末化,不要求单次脉冲

下能量很高,因此大功率钬激光采用高频率低能量的模式适合儿童结石碎石需要。

(三) 耗材

恰当使用辅助材料是纤维输尿管镜碎石手术成功的关键。儿童器官发育不完善,结构纤细而脆弱,辅助材料选择不当或重复使用导致的粗暴操作极易导致组织损伤。导丝是纤维输尿管镜手术最重要的辅助材料,男性婴幼儿由于尿道过于狭窄(8~10F),无法容纳儿童纤维输尿管镜引导鞘(11F),只能通过导丝引导直接进镜碎石。0.035英寸加硬杆泥鳅导丝就成为儿童尤其是婴幼儿纤维输尿管镜手术辅助进镜的唯一选择,其柔软而光滑的先端不至于损伤儿童菲薄的输尿管壁,适当硬度和弹性的导丝杆部对软镜有良好的支撑。

几乎所有成人纤维输尿管镜碎石手术都需要软镜引导鞘引导内镜并提供灌注液与结石碎屑排出的通道。目前也有用于儿童纤维输尿管镜手术的FUS鞘(COOK),其规格为腔内9.5F/外部11F,长度28cm。但由于儿童尤其是男性婴幼儿尿道的周径小于扩张良好的输尿管周径,因此软镜引导鞘无法在低龄男性儿童患者中使用,按北京友谊医院泌尿外科单中心经验,大部分学龄以前的患儿只能通过裸镜上镜的方式进行碎石。在可以使用9.5F/11F儿童软镜鞘的情况下只有Olympus P6纤维输尿管镜能够在进镜同时提供足够的灌注液引流空间。

取石网篮也是儿童纤维输尿管镜手术中常用工具,为保持足够的液体灌注,网篮必须足够精细。建议手术中选择1.7F以及1.5F网篮,NGE取石网篮(COOK)用于肾内结石的抓取,NTSE取石网篮(COOK)用于输尿管内结石的抓取。不建议使用2.0F以及2.2F网篮,儿童肾内空间十分狭小,过大网篮一方面阻碍灌注液循环,另一方面其张开后网篮直径、长度过大、无法在狭小的肾内伸展,难以圈入结石,而且严重阻碍软镜视野,造成操作不便。

儿童纤维输尿管镜碎石手术后支架必须严格按照儿童身长、输尿管估算长度加以选择,切忌使用统一规格过长的输尿管支架对不同年龄儿童进行支撑引流,否则有导致输尿管支架头端缠绕打结的风险。儿童输尿管长度(cm)可以以身高+10公式进行估算,支架必须以每2cm为一长度间隔进行准备。

七、儿童纤维输尿管镜术前检查和准备

(一) 术前检查

实验室检查:除其他手术前常规实验室检查外,尿常规和尿培养在决定软镜手术是否可行中具有十分重要的意义。根据北京友谊医院泌尿外科单中心统计,儿童尿石症患者中约64%合并感染。低龄患儿由于尿道限制,无法使用软镜引导鞘而直接进镜碎石,更易造成术中高压。因此术前明确泌尿系是否存在感染和感染程度,以及病原体种类就显得十分重要。建议术前一周开始留检上述项目,最好在留置双J管后及时留取尿常规尿培养,并加测药敏。结石导致的输尿管完全梗阻患儿在输尿管再通前往往尿常规、培养表现正常。一旦留置双J管后随梗阻近端尿液排出,尿白细胞会明显增高,培养也可能出现阳性。尿常规在手术前应连续检测2~3d,术晨应留检尿常规。尿常规结果中除关注尿白细胞计数以外应注意尿亚硝酸盐结果,亚硝酸盐阳性意味着集合系统内有大肠埃希菌感染,这种细菌是导致感染性休克的主要细菌。如尿亚硝酸盐阳性同时尿培养为大肠埃希菌阳性,应在充分抗感染治疗,待两者转阴后才能进行纤维输尿管镜碎石手术。

影像学检查:与软镜相关的影像学检查包括B型超声检查和X线检查(KUB,IVP以及CT)。其中B超、KUB和平扫泌尿系CT是软镜手术前必须进行的影像学检查,是软镜手

术前患者评价的重要项目。虽然平片下大部分儿童上尿路结石显影模糊,甚至是阴性结石,但 KUB 依然是判断结石的位置、大小、数量的最简单有效检查项目(图 1-6-1)。对于儿童泌尿系 CT 检查,建议采用低剂量 CT 扫描,可以明确结石情况,对于判断结石位置、大小和数量最为精确,CT 结石重建对于铸型结石治疗计划的制定有重要的价值;CTU 可以明确下盏盏颈和输尿管夹角,进而判断软镜进入下盏的难度,CT 能够同时判断并发症的种类和程度等,对手术具有重要的指导意义(图 1-6-2)。B 超因其无创、操作方便、无须使用造影剂因而可以反复施行,适用于儿童结石的普查和排石后的长期观察。因伪影和脂肪组织的干扰,对于结石粉末化后的患儿如未经过充分排石即复查 B 超常有各种假阳性结果出现,应慎重采纳。静脉肾盂造影可以提供集合系统整体形态信息,确定结石的分布情况还能间接提供分肾功能信息。但 IVP 相当于将立体的肾脏结构投影于平面之上,因此只能确定盏与盏之间的上下夹角,不能明确不同盏盏颈之间的背腹侧夹角,导致一些看似容易进入的下组肾盏因存在很大的背腹侧夹角,在实际软镜手术中出现进镜困难的情况。上述放射检查尤其是使用造影剂的放射检查,应尽量减少在低龄患儿中的使用次数,但首次纤维输尿管镜手术前平扫 CT 以及 KUB 是必须完成的(图 1-6-3)。

(二)输尿管预扩张

由于未经扩张的儿童输尿管内径普遍小于成人,且管壁薄弱,因此儿童纤维输尿管镜碎石手术前必须预置双 J 管,进行预扩张。尤其对于婴幼儿患者,由于尿道限制无法置入软镜引导鞘,只能裸镜进镜碎石,输尿管内径决定术中灌注液回流至膀胱通畅程度,预扩张就显得更为重要。输尿管支架长度必须依照患儿估测输尿管长度选择(图 1-6-4),例如 2 岁幼儿输尿管长度(cm)约为 10+2(年龄)=12,支架应选择 12cm 长度,切忌使用超长支架,以免导致支架穿出肾脏或支架上段缠绕打结(图 1-6-5)。支架外径以 4.7F 规格为宜,部分 1 岁以内患儿由于输尿管过细,应首先留置 3F/10cm 支架,待第一步扩张完成后换用 4.7F 支架进行第二步扩张(图 1-6-6)。全部患儿输尿管扩张时间应大于 2 周。

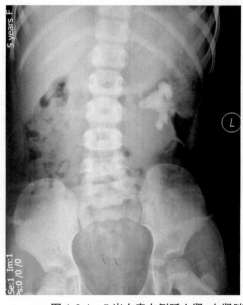
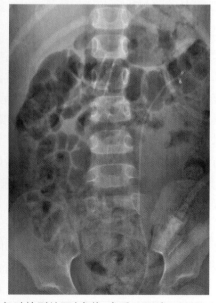

图 1-6-1　5 岁女童左侧孤立肾,左肾胱氨酸铸型结石(术前,术后,KUB)

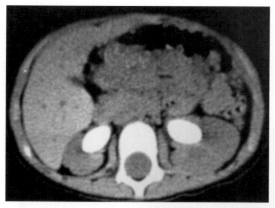
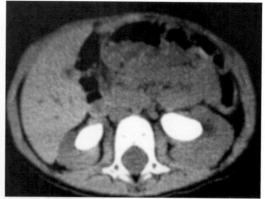
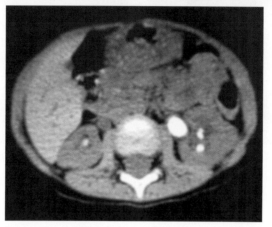

图 1-6-2　3 岁男童双肾胱氨酸铸型结石（CT 平扫）

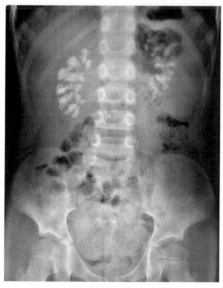

图 1-6-3　6 岁男童原发性高草酸尿症
（KUB）

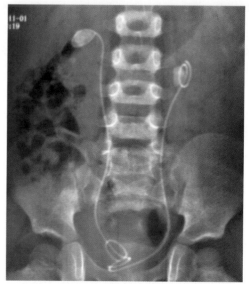

图 1-6-4　长度适当的双侧输尿管支架
（3 岁男童）

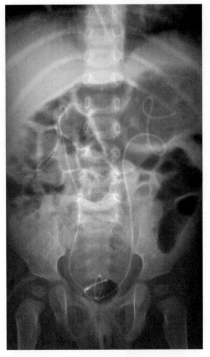

图 1-6-5 支架过长导致近端缠绕
(1 岁女婴)

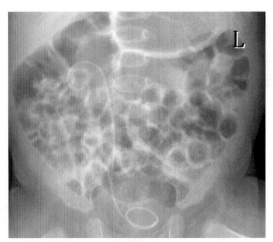

图 1-6-6 3F/10cm 支架预扩张(3 个月女婴)

(三) 抗感染治疗

儿童上尿路结石术前合并感染率高;儿童软镜术中引流差,压力高;儿童肾脏发育不完善,结构薄弱,灌注液容易逆行进入静脉窦。上述原因要求儿童纤维输尿管镜碎石手术前必须做好抗感染准备,建议术前 2d 开始静脉足量应用抗生素治疗感染,手术开始前 0.5h 静脉应用抗生素一次,以达到体内足量的血药浓度。儿童器官未发育成熟,因此禁用氨基糖苷类、喹诺酮类抗生素。磷霉素、青霉素、头孢菌素、碳氢霉烯类抗生素可以安全应用,但必须按照千克体重进行个体化应用。

儿童常用抗生素以及剂量:磷霉素 200mg/(kg·d),以 5% 葡萄糖或葡萄糖氯化钠溶解,分 3 次使用;头孢曲松 20~80 mg/(kg·d);亚胺培南 / 西司他丁 30~80mg/(kg·d);美罗培南 15~20mg/(kg·d),q8h;万古霉素 10 mg/kg,q6h,每次给药时间至少 60min 以上。

八、儿童纤维输尿管镜手术麻醉

儿童年龄越小,在解剖、生理、药理等各方面与成人的差别越大,麻醉器械、麻醉方法、麻醉药物的选择和剂量、麻醉期间的监测和观察、输液输血的掌控等都有别于成人,因此,小儿麻醉更需要精心细致。

根据泌尿系结石手术的特点,绝大多数患儿的麻醉均需要采用不同方式的全身麻醉,大部分患儿可能需要 2~3 次、甚至更多次的手术麻醉。小儿麻醉前应做好充足的准备工作:①术前必须访视病人,了解病情及既往病史,过敏史,手术史,家族史;身体状况(身高、体重、精神面貌等);适当的沟通和情感交流以取得患儿信任,避免入室后的过度哭闹;有条件的情况下预先留置静脉通路,既可以在禁食水时间不确定时先行补液,又可以缩短麻醉诱导时间(静脉通路很宝贵,应加以保护)。②根据手术方式制定麻醉方案(气管内插管或喉罩或单纯静脉全麻)。③备好麻醉机、监护设施、麻醉器械、保温设施等。④根据患儿的不同年龄选择麻醉药物并稀释至相应的浓度。

鉴于气管内插管能够保证呼吸道通畅,便于呼吸管理,随时调整麻醉方式(配合手术操作暂停呼吸或手控呼吸)及麻醉深度,危重患儿术后呼吸支持等,因此小儿麻醉中以气管内插管全麻最为常用,尤以特殊体位(俯卧位、侧卧位)手术中首选。

婴幼儿时期鼻腔狭窄易被分泌物或黏膜水肿所阻塞,故应尽可能避免患儿入室后剧烈哭闹。婴幼儿新陈代谢率高,氧耗量高,面罩诱导前应常规吸氧,但给清醒患儿面罩吸氧时易诱发或加重哭闹,可先行静脉注射小量丙泊酚,待其入睡后及时吸氧同时辅助通气。婴幼儿口腔口底浅,吞咽功能不健全,贲门括约肌发育不成熟,胃成水平位,易扩张,使得其在麻醉诱导辅助通气期间,易发生胃膨胀导致反流误吸,麻醉医师的操作手法很关键,可将患儿头偏向一侧,轻提下颏,按照其自主呼吸的节奏手捏呼吸球囊,并提前准备好吸引装置。

婴幼儿的呼吸系统特点导致其易发生呼吸道梗阻、肺不张、喉痉挛、支气管痉挛等,应密切观察,及时发现,尽早干预;气管内插管全麻的患儿必须选择大小合适的优质导管,严格把握插管深度,尤其在固定导管时勿使导管滑入过深,听诊双肺呼吸音对称及有无异常呼吸音;气管内插管和拔管的刺激都很大,均需要恰当的麻醉深度;插管操作要轻柔,尽量一次成功;拔管前务必吸净气道内和口腔内分泌物,导管拔出后可使患儿侧卧轻拍其背部促进咳嗽,有助于肺复张及分泌物排出,减少术后肺部并发症;进行气管内插管全麻之前可预防性应用激素。

近年来,随着喉罩技术的不断完善和发展,在严格掌握喉罩的适应证和禁忌证的情况下,短小的结石手术亦可采用。但在婴幼儿中使用喉罩易发生位置不正及漏气并因此引起一系列问题,故应慎重使用,一旦发生移位要及时更换气管内插管,并尽可能解除由此引起的急性胃膨胀,避免换管和拔管过程中发生反流误吸。

结石手术前的预插管及术后支架管拔除,由于手术时间短、刺激小,亦可采用单纯静脉全麻,但仍需给予恰当的镇痛并复合镇静,全程密切观察呼吸系统情况(胸廓腹部起伏、呼吸频率、面部口唇颜色),保持呼吸道通畅。由于婴儿呼吸系统发育不完善,易发生呼吸肌疲劳,应辅助呼吸并避免增加胃内压。

婴幼儿由于新陈代谢旺盛且交感神经占优势,而心搏出量有限,故只有通过增加心率来提高心排血量以满足身体组织需要的血液供给。若术中发生心率减慢(低于各年龄段应有的正常下限),须及时查找原因,注意有无缺氧、迷走神经反射、麻醉过深等,并及时对症处理。

婴幼儿体温调节机制发育不健全,以及结石手术的特点,故围手术期体温变化较大,应根据手术时间的长短进行体温监测并预先做好保温准备:提前调整手术间环境温度至24~26℃、灌注液及输注液体预加温至37℃、无菌单采用隔绝措施以防被浸湿,注意保温毯及暖风机的使用,并密切关注术中灌注液的温度变化及用量。6个月以上小儿手术期间亦应关注过度保温导致的体温升高。

纤维输尿管镜微创技术的应用,大大增加了手术的安全性,降低了出血的风险,因此术中补液相对简单,只需补充术前禁食水导致的液体缺失量、术中生理需要量、麻醉引起血管扩张致循环血容量相对减少及体液再分布。根据术中情况选择晶体或胶体液,根据出血量多少决定是否输血。手术临近结束时应静脉给予呋塞米(0.5mg/kg),有利于结石及毒素排出。

手术后患儿应常规送麻醉恢复室,转送途中注意呼吸道管理,可将患儿头转向一侧,亦可侧卧头后仰;秋冬季节转送途中尤其注意保温。

九、儿童纤维输尿管镜手术进镜前准备

(一)婴幼儿截石位

儿童纤维输尿管镜碎石手术同样需要采用截石位,由于低龄儿童下肢很短,因此无法按成人截石位摆放。基本呈分腿仰卧位,双下肢伸直向两侧分开(图 1-6-7、图 1-6-8)。同时需将截石位腿架外侧旋转 180° 指向手术床,以便患儿双下肢伸直放置(图 1-6-9)。

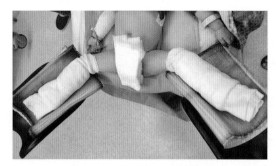

图 1-6-7 婴幼儿分腿仰卧位

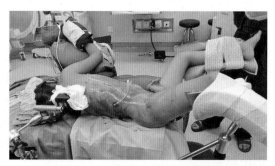

图 1-6-8 儿童 45° 斜侧分腿仰卧位

(二)体温保护

体温保护是确保儿童腔镜手术术中安全的重要环节。低龄患儿体重较小、体壁薄、总循环容量小,因此体表裸露与大面积消毒均易导致热量流失;儿童体温调节中枢发育不健全,体温容易受外界环境影响出现过高或过低体温;儿童体重低,体温缓冲能力差,大量持续灌注液循环极易迅速带走热量,导致低体温。体温过低导致患儿心率过缓,儿童血压依赖心率维持,过缓的心率进而导致顽固低血压,继而出现严重代谢紊乱,直至威胁患儿生命。

患儿术中体温保护需注意以下几方面:第一,室内环境温度应维持在 25℃以上;第二,使用儿童专用温毯将手术床温度维持于 36~37℃(图 1-6-10);第三,灌注液可能浸湿布巾的位置需提前覆盖防水塑料布(图 1-6-11);第四,不同于成人会阴消毒,满足手术边界距离需要的婴幼儿会阴消毒会导致患儿 1/3~1/2 体表面积接触液体,使大量热量散失,因此所有接触患儿体表液体均需提前恒温至 37℃,包括消毒用碘伏、外用生理盐水等;第五,灌注用生理盐水必须提前恒温至

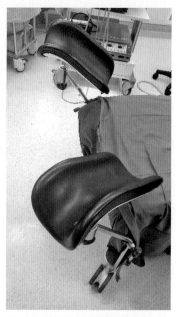

图 1-6-9 反向放置的截石位腿架,腿架应尽量接触床面

37℃,禁止使用 3 000ml 包装生理盐水进行灌注,建议使用 500ml 包装生理盐水,以便术中随时掌握总灌注用使用量。

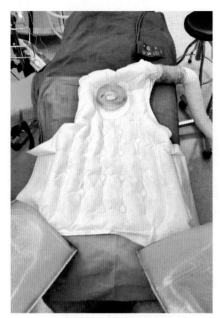

图 1-6-10 儿童专用手术温毯

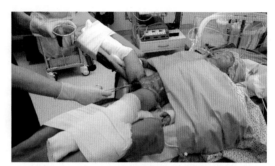

图 1-6-11 患儿消毒前覆盖所有非手术野并以防水布覆盖可能渗漏灌注液的部位

建议儿童纤维输尿管镜碎石手术全过程使用儿童用手术监护仪,并实时监测患儿体温以随时发现低体温或体温过高。一旦体温降低应停止灌洗,减少体表蒸发,及时采取复温措施。

(三)建立软镜通道和灌注液引流

成人纤维输尿管镜手术经软镜输送鞘置镜已成为常规,但由于尿道内径过小,推送软镜输送鞘在低龄男性患儿中是无法完成的。3 岁以内男性儿童尿道内径仅为 8~10F,而目前最细软镜镜身为 7.5-7.9F,为确保软镜通过并留有足够引流空间,儿童用软镜输送鞘外径最小规格为 11F(FUS,Cook),无法在不损伤尿道的情况下将输送鞘顺利推入输尿管。而经过 4.7F 支架预扩张的儿童输尿管内径可以达到 8~10F,且低龄儿童输尿管长度仅为 10~15cm,因此针对 3 岁以内的婴幼儿软镜手术只能在无输送鞘条件下经泥鳅导丝引导直接进镜。这样第一可以避免尿道损伤,第二,顺应性良好的儿童输尿管在软镜与输尿管间隙提供足够空间引流灌注液与结石碎屑。术前留置输尿管支架预扩张输尿管成为确保手术成功与提高手术安全性的重要步骤。学龄女童尿道和预扩张后的输尿管已经能够容纳 12F 软镜输送鞘,但输尿管长度仍仅为(年龄 +10)cm,普通成人软镜输送鞘最小长度规格 35cm,远长于女童尿道外口至肾盂输尿管连接部总长,导致操作不便以及输送鞘易脱出,可以选择 12F 剥皮鞘(Cook)替代软镜输送鞘(FUS,Cook),在长度适合的同时提供最大引流空间。

低龄患儿灌注液无法经软镜输送鞘引流至体外,全部灌注液经输尿管软镜间隙进入膀胱,而儿童膀胱容积极小,例如 1 岁患儿膀胱容积仅为(1 岁 +1)×30ml=60ml,短时大量生理盐水进入膀胱且无法经尿道排出将引起集合系统压力过高,导致灌注液外渗,甚至出现腹水、胸腔积液、肺水肿、膀胱破裂、肾破裂等严重并发症。因此在严格控制儿童手术灌注液使用量同时必须有有效的灌注液引流途径。低龄患儿尿道内径 8~10F,仅容纤维输尿管镜镜身通过,膀胱引流只能通过耻骨上膀胱穿刺,建立临时液体流出通道。对于婴幼儿手术在所有留置管道中以 14G 套管针最适合作为临时引流通道(图 1-6-12),年龄稍大或肥胖低龄男性患儿可以留置单腔锁骨下管。耻骨上穿刺在硬镜输尿管镜检查之前进行,以输尿管硬镜监视直视下穿刺,以减少肠管副损伤。在每次更换内镜时一定注意检视临时膀胱造瘘管位置和管腔通畅度,避免因膀胱造瘘管堵塞出现膀胱高压。对于学龄期男童,即便可以留置儿童软镜输送鞘,由于膀胱容积小,也应该穿刺膀胱建立临时引流,避免高压以及灌注液外渗(图 1-6-13)。对于较大女童,可将 14G 套管平行于纤维输尿管镜镜身或输送鞘置入尿道以引流膀胱(图 1-6-14)。

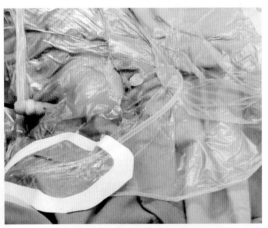

图 1-6-12　低龄男性患儿,直接进镜,以 14G 套管针穿刺膀胱建立临时引流通道

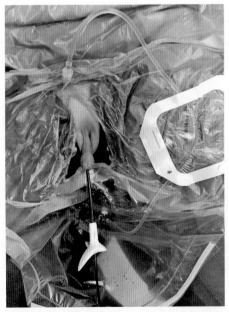

图 1-6-13　8 岁男童经尿道置入 11F 软镜输送鞘建立通道,同时以 14G 套管针穿刺膀胱建立临时引流通道

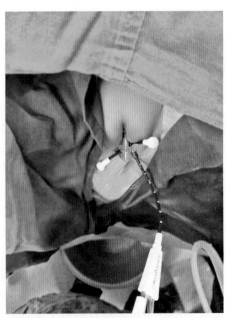

图 1-6-14　学龄女童纤维输尿管镜碎石手术,以 12F 剥皮鞘替代软镜输送鞘引导置镜,平行剥皮鞘留置 14G 套管引导膀胱内灌注液

（四）钬激光条件的设置

儿童纤维输尿管镜碎石手术要求手术时间尽量短，灌注液使用尽量少，因此对钬激光碎石效率要求高。除胱氨酸结石与原发性高草酸尿症患儿所形成的一水草酸钙结石外，大部分儿童结石形成时间短，成分以二水草酸钙和尿酸铵为多，因此质脆、容易粉碎。钬激光单次脉冲能量要求不高，因机型不同，一般选择 0.6~0.8J。为缩短碎石时间，脉冲频率应尽量快，以迅速将结石粉末化，因此频率设定为 20~50Hz。对于较硬的一水草酸钙结石或较韧的胱氨酸结石单次脉冲能量可调节至 0.8~1.0J。因儿童肾盂、肾盏黏膜娇嫩、薄弱，集合系统空间狭小，肾皮质厚度薄于成人，能量不应过高，以免造成不必要的肾脏损伤。

十、儿童纤维输尿管镜手术操作

（一）输尿管硬镜操作

同成人纤维输尿管镜碎石手术，硬镜操作是软镜进镜前必需的步骤。通常选择标准输尿管镜（8/9.8F）进行儿童膀胱镜操作，拔除输尿管支架。进行硬输尿管镜输尿管探查前必须建立良好的膀胱引流。建议以 4.5/6.5F 细输尿管硬镜进行输尿管全长探查，去除输尿管内结石、明确输尿管条件、判断软镜能否顺利通过全长输尿管，同时准确测量输尿管长度，以备留置软镜引导鞘时确定进鞘深度。软镜结束后需要以输尿管硬镜判断支架位置是否正确。

（二）纤维输尿管镜引导鞘的使用

儿童随年龄变化尿道内径差异显著，而经过充分预扩张的输尿管内径均大于儿童软镜引导鞘外径（11F，FUS，COOK），因此低龄男童的尿道就成为留置引导鞘的唯一障碍。根据我们的经验，男性婴幼儿尿道内径一般为 8~10F，无法留置任何规格的引导鞘。为保护男婴尿道，不建议在此类患儿术中置入纤维输尿管镜引导鞘。对于学龄儿童可以尝试放置 9.5/11F 引导鞘（FUS，COOK），10 岁以上患儿如尿道与身高条件许可可以留置 12/14F 引导鞘（FUS，COOK）。儿童身高随年龄变化较大，输尿管长度各异，经过预扩张的输尿管顺应性良好，因此切忌凭主观感觉推送纤维输尿管镜引导鞘，在置鞘前务必经硬输尿管镜准确测量输尿管长度，或在 C 臂监视下留置引导鞘，以免刺伤肾上盏。

（三）软镜进镜和灌注

如前所述，对于低龄男性患儿通常采用经泥鳅导丝引导直接进镜碎石，因此全部软镜碎石过程要求尽量迅速，在引流良好的情况下总灌注液使用量应控制在 1 000ml 每例患儿以内。表 1-6-2 提供了我们 216 次儿童纤维输尿管镜碎石手术灌注液和手术时间数据，按我们的经验，平均手术时间小于 30min 且平均灌注液用量小于 1 000ml 对于大部分儿童患者是安全的。如手术灌注时间大于 30min 且灌注液使用量大于 1 000ml 时结石仍未清空，应联合麻醉科确定患儿一般情况是否平稳，观察灌注液引流是否通畅。如条件不许可，尽快终止手术，待二期继续处理残留结石或改行小通道经皮肾镜碎石手术。无论何种纤维输尿管镜，进镜过程中尽量停止灌注生理盐水以节约灌注液使用量，进入肾盂后，可以采用助手推水方式或助手控制泵管，在无操作或视野清晰时停止给水。儿童软镜手术术者应始终牢记控制总灌注液使用量的原则。通常经预扩张后的儿童输尿管推送纤维输尿管镜阻力不大，需要尽量轻柔。儿童输尿管全长仅为（年龄 +10）cm，必须推送有度，切忌依据成人经验无限度推送，避免软镜划伤上盏。假如因输尿管均匀狭窄软镜无法通过或通过困难，建议终止手术，更换 6F 支架进一步预扩张输尿管。

表 1-6-2 北京友谊医院泌尿外科 216 次儿童纤维输尿管镜碎石手术手术时间和灌注液使用量统计

总手术次数		216 次 /260 侧
手术时间	最短	10min
	最长	180min
	平均	37min
冲洗液灌注量	最小	50ml
	最大	12 000ml
	平均	942ml

（四）纤维输尿管镜手术应用解剖

儿童集合系统大体结构与成人相似,但因其未发育成熟,因此也有差异。低龄儿童集合系统未完全发育,周围组织力量薄弱,肾周脂肪组织含量低。如合并积水往往肾盂首先被扩张,盏颈短、肾盏浅,盏内结石结构简单,结石主体集中分布于肾盂,因此利于软镜碎石。但是婴幼儿肾脏长轴短,仅为 5~6cm,集合系统狭小,成人纤维输尿管镜先端弯曲半径是依据成人肾盂肾盏容积设计的,在未积水的婴幼儿肾盂肾盏往往无法完成 270° 弯曲以及到达下盏,因此对于无积水的下盏结石常规输尿管镜往往无法完成碎石手术。此时需要借助超微通道经皮肾镜手术技术,如 POLY 4.8F 可视穿刺经皮肾镜,作为低龄儿童软镜的补救方案。

Sampaio 根据肾上极、肾下极、肾中部三个区域引流情况,将成人肾脏集合系统分为两种类型:A 类(占 62%):由肾上极、肾下极两个大的引流系统进行引流,中部肾脏引流依赖上组肾盏和下组肾盏居中的部分小盏完成。B 类(占 38%):除上下极肾盏外,还有独立的中部肾盏进行引流。根据我们的临床经验,儿童各组盏分布情况与成人近似,可以由下列模拟图 1-6-15~ 图 1-6-17 加以概括。

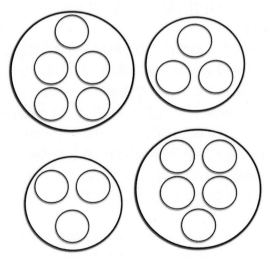

图 1-6-15 仅存在肾上极、肾下极两个大的引流系统,
中组肾盏开口于上盏(左),中组肾盏开口于下盏(右)

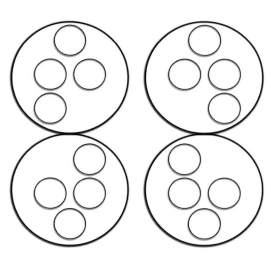

图 1-6-16　仅存在肾上极、肾下极两个大的引流
系统，中组肾盏分别开口于上盏、下盏

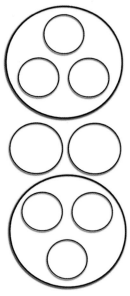

图 1-6-17　独立分布的
上、中、下组盏

（五）各组肾脏结构特点以及辨识

在最初进行软镜操作时，术者往往忽略了软镜无法同轴运动并且其本身具有可随意弯曲的特性，因而在软镜视野中分出上下左右的方位关系是没有意义的，很多情况下患者腹侧并不位于视野 12 点位置，同样背侧也不在 6 点位置，而是可能处于视野中任何方向。在软镜操作中我们更应该依赖于上、中、下组肾盏固有的结构以及术者操控软镜先端的力量判断各组肾盏位置。按照我们的经验软镜进入肾盂后未加调整即可进入的肾盏一般为上盏，典型的上盏结构是三组以上小盏共同经由一条相对细长的盏颈开口于肾盂。从肾盂观察，上盏盏颈直径一般与中盏相差不多，进入盏颈后会有很大的空间。确定上盏后稍微弯曲软镜先端，可能会在以上盏为圆心的任意一角度看到中盏盏颈，中盏盏颈和上盏盏颈外观近似，但进入中盏盏颈后空间不会扩大，如同进入"高尔夫球洞"一般，每一个中盏盏颈一般对应一个肾乳头。不同于上盏仅有单一盏颈开口于肾盂，中盏 2 个盏颈，独立开口于肾盂。因此当镜下见到成对、独立开口，圆柱形肾盏时，无论软镜先端以多大角度弯曲，均可以确认它们是中盏。两个中盏连线与上盏、下盏连线大致呈"十"字型。在确认上、中盏后，以中盏为起点，向远离上盏方向弯曲软镜先端即可找到下盏盏颈。一般下盏盏颈远宽于上盏，下盏盏颈内同样有三个以上小盏。至少应找到 8~10 个甚至以上小盏才能认为全部探查了集合系统。相比确定上、中、下盏，在肾内确定方向相对容易，肾内有一组最好的标志物：气泡和结石，两者相对即可判断此时的背侧、腹侧组肾盏。气泡一定位于腹侧，游离结石一定位于背侧。儿童肾脏处于发育中，盏颈一般短且宽，尤其婴幼儿肾盏，可能仅仅为浅圆乳头结构而无明确盏颈。

建议在开展儿童肾结石纤维输尿管镜碎石手术前，手术团队应尽量在成人患者中熟悉软镜的操作以及软镜视野下成人肾脏解剖结构。不建议在儿童患者中初学纤维输尿管镜手术操作和肾内解剖结构辨析！

（六）退镜、退鞘和留置输尿管支架

纤维输尿管镜碎石手术结束操作步骤基本与成人手术相同。儿童纤维输尿管镜输送鞘内径较小，无法同时容纳导丝和软镜镜身，儿童软镜手术结束一般经过纤维输尿管镜器械通道留置导丝，必须镜下确定导丝进入肾盂肾盏。儿童输尿管支架长度选择必须严格依据身高、年龄确定，可由公式"（年龄 +10）cm"推断输尿管长度以选择适合规格的输尿管支架。如需开展儿童上尿路结石手术，输尿管支架需按照 10~20cm 每间隔 2cm 一个规格充分准备，以适合不同年龄患儿需要，切忌仅一个长度规格使用于所有患儿！

十一、儿童纤维输尿管镜手术并发症的预防和处理

如未加细致准备、术中仅按成人纤维输尿管镜手术标准操作，儿童软镜手术并发症发生率和程度远较成人软镜手术高。除成人软镜常见并发症以外，由于儿童发育和解剖特点差异，也有其特殊并发症。如严格按照儿童生理特点悉加注意，儿童纤维输尿管镜碎石手术与经皮肾镜、腹腔镜等手术技术相比则具有并发症发生率低、住院周期短的特点。

（一）感染

术前全面的检查和仔细的评估、术前抗感染治疗、充分的输尿管预扩张、术中严格控制手术时间和总灌注液使用量、术中通畅的引流、术后合理的抗感染治疗、术后留置导尿充分引流膀胱等步骤是降低感染发生率和感染严重程度的重要保障。不同于成人，低龄患儿血压的维持主要依赖心率而非外周血管张力，按照我们的经验，即便发生严重感染，也极少合并休克表现；儿童术后严重感染多表现为持续高热，如处理不当在低龄患儿会引发高热惊厥。北京友谊医院单中心统计，上尿路结石患儿术前合并泌尿系感染比例为 64.8%，远高于成人，因此术前尿培养十分重要，是指导术后抗生素选择的重要依据。如遇术后高热，必要时需根据患儿年龄与体重合理使用万古霉素，如高热仍难以控制，可以选择丙种球蛋白静脉输注。

（二）灌注液外渗、膀胱破裂和肾脏破裂

儿童膀胱和输尿管壁较薄、通透性高，术中未进行膀胱引流或引流不通畅、灌注液使用量过多或流速过快、手术时间过长等因素均会导致灌注液外渗，如膀胱未引流且灌注液使用量过大，部分低龄患儿会出现膀胱破裂甚至肾脏破裂（图 1-6-18）。对于此类并发症，关键规避环节在于术前预防，避免发生。轻度灌注液外渗可以严密观察、并静脉使用抗生素，待外渗液体自行吸收。

（三）输尿管损伤

儿童输尿管损伤少见，一旦损伤导致不可逆性狭窄，后果严重。由于放置输尿管支架、推送软镜引导鞘引起的冷损伤，在确实留置输尿管支架并维持支撑 1~2 个月后一般不会出现不可逆的输尿管狭窄。严重输尿管狭窄的出现一般是继发于输尿管腔内长时间钬激光碎石且无有效的灌注液循环降温导致的长段输尿管烫伤（图 1-6-19）。因此软镜碎石术中尽量将结石推送到肾盂内再行钬激光碎石，如连接部结石包裹无法移动，必须原位碎石，需保持良好的灌注液循环，同时钬激光不能长时间连续无效发射。一般采用短时触发脚踏板的模式进行碎石，保留足够的降温时间。

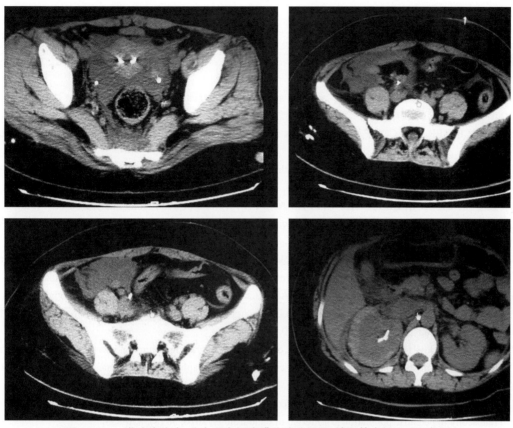

图 1-6-18　灌注液外渗,分布于右侧腹膜外膀胱周围、输尿管走行区域和肾周

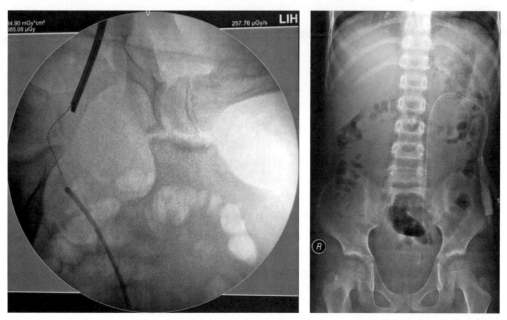

图 1-6-19　钬激光碎石导致的儿童输尿管损伤,腔内顺逆行手术显示输尿管中段闭锁,肾造瘘术后

(李　钧)

参考文献

［1］SARICA K. Pediatric urolithiasis: etiology, specific pathogenesis and medical treatment [J]. Urological research, 2006, 34 (2): 96-101.

［2］WORCESTER E M, COE F L. New insights into the pathogenesis of idiopathic hypercalciuria [C]. Seminars in nephrology, 2008, 28 (2): 120-132.

［3］MILLINER D S, MURPHY M E. Urolithiasis in pediatric patients [C]//Mayo Clinic Proceedings, 1993, 68 (3): 241-248.

［4］LEUSMANN D B, BLASCHKE R, SCHMANDT W. Results of 5035 stone analyses: a contribution to epidemiology of urinary stone disease [J]. Scandinavian journal of urology and nephrology, 1990, 24 (3): 205-210.

［5］ISHII H, GRIFFIN S, SOMANI B K. Flexible ureteroscopy and lasertripsy (FURSL) for paediatric renal calculi: results from a systematic review [J]. Journal of pediatric urology, 2014, 10 (6): 1020-1025.

［6］MOKHLESS I A, ABDELDAEIM H M, SAAD A, et al. Retrograde intrarenal surgery monotherapy versus shock wave lithotripsy for stones 10 to 20 mm in preschool children: a prospective, randomized study [J]. The Journal of urology, 2014, 191 (5S): 1496-1500.

［7］KENNISH S J, BHATNAGAR P, WAH T M, et al. Is the KUB radiograph redundant for investigating acute ureteric colic in the non-contrast enhanced computed tomography era? [J]. Clinical radiology, 2008, 63 (10): 1131-1135.

［8］GOKCE M I, TELLI O, AKINCI A, et al. Effect of prestenting on success and complication rates of ureterorenoscopy in pediatric population [J]. Journal of endourology, 2016, 30 (8): 850-855.

［9］SAAD K S M, YOUSSIF M E, HAMDY S A I N, et al. Percutaneous nephrolithotomy vs retrograde intrarenal surgery for large renal stones in pediatric patients: a randomized controlled trial [J]. The Journal of urology, 2015, 194 (6): 1716-1720.

第七章
经皮肾镜取石手术

一、概述

对大多数上尿路结石的儿童患者来说,体外碎石可以作为治疗的首选方案,而对于一些复杂的或特殊类型的肾结石,经皮肾镜取石术手术(percutaneous nephrolithotomy)是可以作为首选的治疗方法。同成人手术类似,儿童患者在接受经皮肾镜手术前需要经过充分的评估及准备。年龄并不是手术的限制因素,使用合适的手术器械及辅助治疗方式,出生仅数月的婴幼儿也可以安全地进行经皮肾镜手术。由于儿童正处于身体及器官的生长发育期,采用超声引导技术可以避免射线辐射对其的不良影响,并且对于透X线结石也可以进行良好的定位,可以作为首选的穿刺定位方式。文献报道经皮肾镜手术的一期清石率在68%~100%之间,残余结石可以采用二期手术或者联合体外碎石、输尿管镜治疗。

二、适应证和禁忌证

儿童经皮肾镜治疗的适应证与禁忌证与成人类似。

(一) 适应证

1. 鹿角形肾结石

2. 肾盂结石 >2cm

3. 肾下盏结石 >1cm

4. 输尿管软镜或体外碎石治疗失败的上尿路结石

上述结石推荐经皮肾镜作为首选的治疗方案,有时需采用多期治疗或者联合其他治疗方案。对于直径 1~2cm 的肾盂结石,有时体外碎石需多次治疗,经皮肾镜也可以作为首选的治疗方案。特殊类型的肾结石(胱氨酸、尿酸结石等)体外碎石效果较差,可以选择经皮肾镜手术,梗阻较重或长径 >1.5cm 的输尿管上段结石,因息肉包裹输尿管迂曲,输尿管镜或体外碎石治疗失败的患者可以选择经皮肾镜治疗。对于不同的结石位置、不同的结石负荷,以及患儿的年龄及肾脏大小情况可以选择不同的手术器械及不同的经皮肾镜手术方式。

(二) 禁忌证

未纠正的全身性出血性疾病,无法承受手术者,未经治疗的严重泌尿系感染或者伴有肾结核患者,总而言之,儿童手术禁忌证与成人的基本类似。

三、术前准备

由于儿童肾脏较小,血容量相应较少,对出血的耐受性也较差,减少围手术期出血对于患者预后至关重要。使用成人的手术器械有时会导致肾脏损伤引发明显出血,随着近些年技术的不断进步,越来越多的微创经皮肾镜设备及技术被应用到儿童肾结石的治疗中,经皮肾镜的手术通道有逐渐缩小的趋势,从 mini-PCNL(mPCNL)到 Ultra-mini-PCNL(UMP),Super-mini-PCNL(SMP)到 micro-PCNL,在儿童肾结石的治疗中已经成功得以使用,通道越小,其发生出血的可能性也会相应减少。

近些年我们自行研制的"针状肾镜(needle-perc)"具有目前国际上最细的肾镜操作通道,可以做到一步式穿刺并建立通道,配合钬激光进行碎石,将结石碎块化及粉末后排出,术后无须留置内引流及外引流管,大大减少了手术对肾脏的潜在损伤及出血的风险,同时无须二期麻醉取管。改善了患儿的生活质量并节约了患者的治疗成本,通过前期的临床研究具有很好的治疗效果。mPCNL UMP,SMP 更加适用于治疗直径 <2cm 的结石,利用气压弹道或钬激光将结石粉碎,利用水流压力或负压装置将结石快速清除至体外。对于年龄较大,肾脏由于积水导致体积较大,或者结石负荷较大预计手术时间较长的患儿,亦可采用标准通道联合负压清石系统快速去除结石,可以大大提高手术效率,降低手术时间,减少术后相关并发症的发生概率。对于结石负荷较小,相对简单的结石术后可以选择不留置肾造瘘管甚至输尿管支架管,以提高术后的舒适性。对于传统的经皮肾镜手术来说,需要准备如下手术器械:

1. **肾穿刺造瘘套装** 含带外鞘的穿刺针,金属导丝,筋膜扩张器,剥皮鞘。肾造瘘管及封堵帽(图 1-7-1)。

2. **套叠式金属扩张器** 拉杆天线(6F),9F,12F,15F,18F,21F,24F 扩张金属外鞘一套。

3. **肾镜及输尿管镜**

4. **碎石设备及器械** EMS 超声负压系统或双导管清石系统,钬激光,气压弹道,取石网篮,取石钳

5. **液体灌注泵**

6. **电视监视系统** 摄像系统,视频转换系统,监视器。

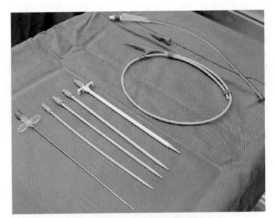

图 1-7-1 肾穿刺造瘘套装

7. **麻醉** 选择全麻对于儿童患者可以有更好的手术耐受性。

8. **体位** 俯卧位或者侧卧位,对于心肺功能不佳无法耐受俯卧位者可选择侧卧位或者斜仰卧位。

四、手术步骤

(一) 术前准备

截石位,膀胱镜下向患侧输尿管置入 5F 输尿管导管至肾盂,留置尿管并固定(图 1-7-2),

输尿管导管末端连接输液器持续灌注充盈集合系统。改俯卧位,垫高胸腹部,暴露术野(图1-7-3)。

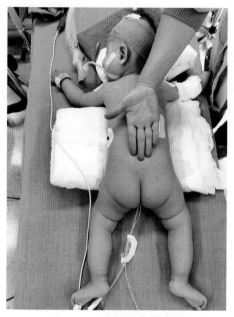

图1-7-2 留置输尿管导管

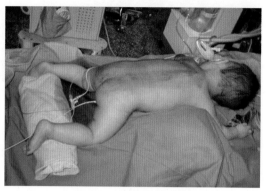

图1-7-3 俯卧位手术体位

（二）超声定位下穿刺

B超探头与肾脏长轴平行方向观察肾脏整体轮廓,观察结石的位置及其与集合系统的关系。选择腋后线与肩胛线之间的区域,从12肋下或11肋间入针。一般选择从B超的头端入针,对于结石位置偏高的患者可以选择从B超侧方入针。穿刺方向选择距离背部皮肤最近的背侧盏,穿刺针与水平面成30°角左右。儿童患者大多皮下及肾周脂肪较少,穿刺针在肾外走行的距离较短,可预先用筋膜扩张器模拟穿刺,大致观察穿刺针的走行方向,以便在实际穿刺中更好的判断穿刺针的方向。在穿刺过程中不断使用B超明确穿刺针走行的路径,防止针道偏移。当穿刺针成功进入肾盏后,拔出针芯可见尿液溢出,有些肾盂内压力较低或者积水不重的患者,可通过注射器负压抽吸明确有无尿液。

（三）通道的建立

确定位置无误后,沿穿刺针外鞘置入引导导丝,用尖刀切透皮肤及皮下组织,长度约1cm。拔除外鞘留置导丝,顺导丝用筋膜扩张器逐步扩张。通道扩张的方式大致有两种,第一种是采用"一步法",使用筋膜扩张器或套叠式金属扩张器一次性扩张通道至微通道或者标准通道,儿童肾结石形成时间较短,结石质地较松软,碎石效果良好,且结石负荷不会太大,可以使用微通道配合钬激光或者气压弹道进行手术操作。建立标准通道的方式可以采用"两步法",首先使用筋膜扩张器16F,留置剥皮鞘(peel-away),更换输尿管镜观察外鞘位置,确定无误后更换金属扩张器逐步扩张至标准通道(图1-7-4)。是否需要建立标准通道需要根据患者的实际情况决定。

（四）碎石过程

工作外鞘建立后,置入肾镜或者输尿管镜,持续生理盐水灌注冲洗视野,保持视野清晰。

观察结石位置及大致质地情况,使用碎石设备机工具将结石粉碎清除。观察其余各盏有无残石。留置输尿管支架管。留置肾造瘘管(图 1-7-5)。

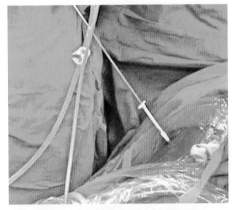

图 1-7-4 微通道经皮肾镜手术

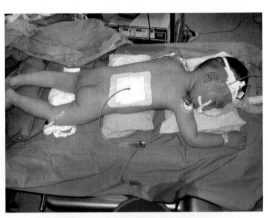

图 1-7-5 术后留置肾造瘘管

(五)针状肾镜(needle-perc)手术操作

针状肾镜是一款组合式的集穿刺针与手术操作通道于一体的操作器械。主要由两部分组成,第一部分是工作外鞘,周径 4.2F,是目前世界上最细的肾镜外鞘。第二部分是连接装置,上面配有三通可以容纳导光光纤,灌注装置及激光光纤三者同时进入。术前准备同常规肾镜手术一致,预先留置输尿管导管后取俯卧位。将导光光纤置入针状肾镜后可以直视下观察穿刺的路线。B超定位下穿刺目标肾盏,在穿刺过程中可以通过监视器实时观察穿刺针的位置。当证实穿刺针进入集合系统后也就意味着通道已经建立完成。这时可置入 200μm 钬激光光纤及灌注装置进行碎石操作(图 1-7-6)。由于针状肾镜工作通道较细,术中出血及损伤较小,术后无须留置外引流管(图 1-7-7)。内支架管可根据术中情况决定是否留置。

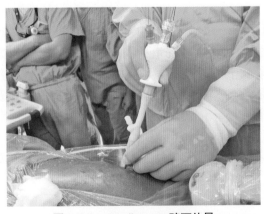

图 1-7-6 needle-perc 碎石外景

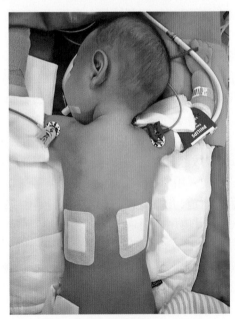

图 1-7-7 needle-perc 碎石术后

五、手术技巧

由于儿童身体结构的特殊性，如何能够更好更快地建立通道是手术得以顺利开展的关键。在手术技术方面务必要求精准、轻柔、细致、高效。

儿童体重较轻，血容量较少，对失血的耐受性较差，在建立通道的过程中需强调穿刺针的目标及方向准确性。穿刺入针点的准确与否是经皮肾镜围手术期是否会出现严重出血的关键因素。

儿童尤其是婴幼儿，皮肤、皮下组织及肾周组织菲薄，目标盏距皮肤距离较短，穿刺针走行距离短，没有足够的空间调节针的方向，这就强调进针时的方向务必准确。

扩张过程中本着"宁浅勿深"的原则，由于儿童肾脏体积较小，如果按照成人的扩张深度极易出现通道过深而损伤对侧集合系统，甚至损伤肾蒂的严重情况，因此在使用筋膜扩张器进行通道扩张的时候，需避免通道过深。

儿童的肾脏质地较脆，但顺应性较好，往往通过目标盏可探查到相邻多个肾盏。在碎石操作过程中，需注意尽量通过单一通道解决主要问题，如因角度问题无法探查结石所在盏，必要时需另建通道，放置过度探查导致肾脏实质的裂伤或肾盏颈的撕裂。

六、术后处理

对于接受经皮肾镜手术的患者需注重围手术期的管理。术前纠正内环境紊乱并给予充分的预防性抗炎治疗。婴幼儿患者尤其是 1~2 岁之内的患儿无法表达自己的感受，需依靠患儿父母才能更好地了解其意愿。对于术后出现的并发症更需要有专业的儿科医师及护理团队进行保驾护航。

经皮肾镜术后最容易出现的情况是发热、出血、疼痛等。由于患儿的特殊身体结构，外引流管往往较细，需定期查看是否有血块或尿液导致引流管梗阻的情况。婴幼儿由于抵抗力较差，术后极易出现发热，首先需排除引流不畅，针对病因给予相应的药物对症治疗。患儿对疼痛的耐受性较差，必要时可给予止痛药物治疗，防止因疼痛导致的术后不配合治疗。

术后患儿一般情况稳定后可给予复查影像学资料，观察内支架管位置及结石残留情况，如不需要再次手术治疗，可给予拔出肾造瘘管及尿管。输尿管支架管可于术后 2~4 周拔除。引流管拔除后应嘱患者及家属注意休息，勿剧烈活动，减少延迟后出血的发生。

七、并发症及其防治

儿童经皮肾镜手术后并发症最常见的报道是出血、术后发热或感染、持续性尿瘘。出血的情况一般与结石负荷、位置、手术时间、工作鞘的大小、工作鞘的数量有关，文献报道需要输血治疗的不足 10%，随着目前通道微型化，术后出现严重出血导致输血的比例也在逐渐降低。精准的穿刺及恰当的通道大小仍是预防术中及术后出血的最重要方式。B 超定位引导穿刺的方式不仅可以避免射线辐射，其彩色血流多普勒效应可以在穿刺前发现路径上可能出现的血管，利于术者进行规避，防止损伤。通道越大，出血的风险也会相应升高，尤其婴幼儿肾脏体积较小，过大的通道会加重肾脏的损伤及出血风险。较小的通道有助于降低严重出血的概率及风险。最近的研究发现，术后发热的患者一般在 15% 以内，而且大部分早期出现的发热往往与泌尿系感染无关。儿童患者自身免疫力及抵抗力较成人差，对创伤的耐受程度也较低,术后比较容易出现发热。术后保持尿液引流通畅对于儿童患者极为重要,及时、足量的抗生素预防感染也非常关键。持续性的尿瘘在我们日常工作中极为罕见,可能与泌尿系统狭窄或引流不畅有关,术中充分的引流及术后积极的抗炎治疗对于预防持续性尿瘘有一定帮助。

(李建兴 肖 博)

参考文献

［1］ DOGAN H S, TEKGUL S. Management of pediatric stone disease [J]. Current urology reports, 2007, 8 (2): 163-173.

［2］ BODAKCI M N, DAGGÜLLI M, SANCAKTUTAR A A, et al. Minipercutaneous nephrolithotomy in infants: a single-center experience in an endemic region in Turkey [J]. Urolithiasis, 2014, 42 (5): 427-433.

［3］ STRAUB M, GSCHWEND J, ZORN C. Pediatric urolithiasis: the current surgical management [J]. Pediatric nephrology, 2010, 25 (7): 1239-1244.

［4］ KAPOOR R, SOLANKI F, SINGHANIA P, et al. Safety and efficacy of percutaneous nephrolithotomy in the pediatric population [J]. Journal of endourology, 2008, 22 (4): 637-640.

［5］ ETEMADIAN M, MAGHSOUDI R, SHADPOUR P, et al. Pediatric percutaneous nephrolithotomy using adult sized instruments: our experience [J]. Urology journal, 2012, 9 (2): 465-471.

［6］ DESAI M R, KUKREJA R A, PATEL S H, et al. Percutaneous nephrolithotomy for complex pediatric renal calculus disease [J]. Journal of endourology, 2004, 18 (1): 23-27.

［7］ UNSAL A, RESORLU B, KARA C, et al. Safety and efficacy of percutaneous nephrolithotomy in infants, preschool age, and older children with different sizes of instruments [J]. Urology, 2010, 76 (1): 247-252.

［8］ KUMAR R, ANAND A, SAXENA V, et al. Safety and efficacy of PCNL for management of staghorn calculi in pediatric patients [J]. Journal of pediatric urology, 2011, 7 (3): 248-251.

［9］ TZENG B C, WANG C J, HUANG S W, et al. Doppler ultrasound-guided percutaneous nephrolithotomy: a prospective randomized study [J]. Urology, 2011, 78 (3): 535-539.

［10］ CHOI S W, KIM K S, KIM J H, et al. Totally tubeless versus standard percutaneous nephrolithotomy for renal stones: analysis of clinical outcomes and cost [J]. Journal of endourology, 2014, 28 (12): 1487-1494.

［11］ AHMAD A E, MOHAMED G, EHAB O, et al. Percutaneous nephrolithotomy in children: a preliminary report [J]. Urol Ann, 2014, 6 (3): 187-191.

［12］ 肖博, 李建兴, 胡卫国, 等. 针状肾镜治疗上尿路结石的初步应用经验 [J]. 中华泌尿外科杂志, 2019, 40 (2): 96-99.

第八章
小儿泌尿外科内镜手术并发症

第一节　与放置内镜相关的并发症

一、尿道损伤

(一) 病因

近年来随着各种腔内技术如输尿管镜、膀胱镜等技术的发展，医源性尿道损伤有所增加。常见的原因有：①手术体位不当，影响进镜方向造成尿道损伤；②膀胱镜或输尿管镜型号选择过大，勉强进入尿道操作；③尿道润滑不充分，内镜操作时引起尿道痉挛而被损伤；④入镜时视野不清，未循腔进镜，遇到阻力盲目强行推进导致尿道膜部或前列腺部撕裂、穿孔，形成假道；⑤内镜下取异物时，异物大小及方向未适当调整或未直视下缓慢退镜，导致尿道黏膜被长段划伤。

(二) 临床表现

尿道损伤最常见的症状是尿道口出血、肉眼血尿、排尿痛及尿潴留。排尿动作加重疼痛及血、尿外渗。会阴部蝴蝶形血肿、阴囊膨隆、淤血说明有血肿或及尿外渗。任何患儿有腹、盆腔或会阴创伤均应做肛诊，如有后尿道损伤，可能发现盆腔血肿或膀胱、前列腺上移。前尿道损伤时紧张而有力的阴茎筋膜限制血及尿外渗，如阴茎筋膜破裂，则血、尿外渗沿会阴浅筋膜弥散于阴茎、阴囊及会阴部；再向上可沿腹壁浅筋膜层弥散至腹壁。后尿道损伤可能发生盆腔血肿或膀胱、前列腺上移。在儿童，尿道损伤伴膀胱损伤的概率可达 20%。

(三) 诊断

内镜操作导致的尿道损伤绝大多数术中可发现。术后怀疑有尿道损伤可行膀胱尿道造影，将导尿管插至尿道外口附近，无菌条件下注入静脉造影剂。后尿道损伤、外渗造影剂在尿生殖膈之上与腹膜外膀胱破裂不易区分，如辅以膀胱穿刺造影，可见膀胱壁完整，并可能向上移位。如尿生殖膈也破裂则造影剂泛逸于会阴部。

(四) 治疗

该类损伤如果只是黏膜挫裂伤而尿道延续性存在、排尿困难者，大多可行留置导尿，配合使用抗生素，1~2 周治愈，导尿失败者行膀胱造瘘，一般在损伤后 3 个月以上行二期处理。如术中发现严重的尿道损伤，可行即刻内镜下尿道会师手术，建立尿道连续性。

二、膀胱损伤

(一) 病因

调整视野时进镜过深,导致膀胱穿孔。膀胱充盈过度,导致膀胱破裂。

(二) 临床表现

血尿为最主要的临床表现,患儿可有发热、耻骨上区压痛、下腹部瘀斑、肌紧张、肠鸣音减弱。

(三) 诊断

膀胱损伤多在术中可发现,术后怀疑有膀胱损伤可行逆行膀胱造影明确,膀胱的充分扩张有助于发现小的破裂处。盆腔内火焰样浓集是腹膜外渗出的特征性改变,腹膜内造影剂外渗可显示肠袢的轮廓。外渗的造影剂量与膀胱损伤的程度有时并不相符。

(四) 治疗

对于膀胱黏膜损伤或不复杂的腹膜外膀胱破裂,可单独使用导尿保守治疗,使用内径尽可能大的导尿管,以保证充分的引流,在伤后14d拔除尿管之前,需行膀胱造影检查,明确愈合情况。

对于腹膜内损伤应行手术修补,这类损伤自行愈合的可能性小,持续尿外渗可导致化学性腹膜炎。在探查膀胱时应注意检查双侧输尿管开口,确定有无喷尿,如损伤部位靠近或位于输尿管开口或壁内段,则应该留置输尿管支架管或行输尿管再植术。留置尿管同时应该留置膀胱周围引流管。在术后7~10d复查膀胱造影。

三、肠管损伤

内镜下治疗的肠管损伤报道少见,在经皮肾镜通道建立时的结肠损伤最常见,发生率为0.2%~0.8%。结肠穿孔的发生一般与解剖及穿刺路径有关,后位结肠,即结肠位于肾脏背侧时,俯卧位穿刺容易伤及结肠,小儿皮肾距离一般较短,入针后调整余地比较小,C臂机无法在术中显示肾周肠管,如肾脏无积水或轻度积水,增加了穿刺定位难度,结肠损伤的概率增加。相比之下,由于结肠内的气体影在超声下为强回声,使其容易被识别,因此超声定位穿刺在避免结肠损伤方面有很大优势。

结肠损伤常为腹膜外型,可采用将造瘘管依次从肾集合系统退入肠腔,最终拔出造瘘管,在处理过程中,要对肾周围及结肠旁的积液进行引流,防止形成脓腔,在治疗过程中,除抗感染治疗外,患者要禁食或少渣饮食,必要时给予患儿肠外营养支持,关注引流液性质,通常若患者情况较轻,可以通过保守治疗治愈。对于腹膜内型结肠损伤或出现无法控制的感染应早期行开腹手术进行探查,进行脓腔引流,行结肠腹壁造瘘,二期时回纳肠管。

四、输尿管撕脱伤

(一) 病因

随着输尿管镜技术和输尿管镜设备的改良,医源性输尿管损伤如输尿管穿孔或撕裂已成为罕见并发症,在青春期前儿童输尿管操作病例中的发生率低于2%。输尿管撕脱伤的发生取决于以下几个方面:①医生的技术水平:手术操作不熟练,缺乏临床经验,在视野不清的情况下盲目进镜,阻力较大时仍强行进镜或退镜。②器械相关:如选用输尿管镜型号过大,使用套石篮也可增加输尿管撕脱伤的风险。③儿童输尿管相比成人管腔较细,如合并息肉、黏膜水肿、输尿管扭曲等情况,加大了操作难度,使得输尿管撕脱等严重并发症的发生率增加。

(二)诊断

绝大多数输尿管穿孔或撕脱伤在内镜操作术中均可发现,术后患者出现腰部或输尿管走行区持续疼痛、发热、血尿,查体可有不明显的腹膜刺激征,通过排泄性尿路造影、CTU 或逆行输尿管造影可以诊断。

(三)处理

对于轻微的输尿管黏膜损伤或穿孔,可通过留置输尿管支架管 6 周进行治疗。对于术中发现的严重输尿管撕脱伤,需行开放手术一期输尿管吻合,对于长段输尿管撕脱,需行膀胱翻瓣(Boari 膀胱瓣)、回肠代输尿管或自体肾移植,并留置输尿管支架管。对于术后延迟诊断的输尿管损伤,可先尝试逆行留置输尿管支架管,等待二期处理,如留置失败可行经皮肾造瘘术,尽可能顺行留置输尿管支架管,6 周后行二期修补。

(四)输尿管损伤的预防措施

内镜术中医源性输尿管损伤重在预防,需在术前准备及手术中的各个环节加以注意。

1. 儿童患者输尿管管腔较细,如合并输尿管或肾结石,一期进镜处理较困难,预先留置输尿管支架管,可起到扩张输尿管、缓解迂曲的作用,便于二期操作。

2. 选择合适型号输尿管镜,操作时始终应保持直视操作,视野清晰,导丝引导下寻腔进镜。遇输尿管抱镜明显时,应该暂停操作,加用解痉药,适当冲洗,保留导丝的同时试行轻柔退镜。

3. 输尿管软镜操作在推入输尿管软镜鞘前先行输尿管硬镜检查,防止输尿管内结石碎块在推鞘时损伤输尿管,进鞘过程中如遇阻力较大,避免使用暴力,应更换镜鞘型号或改变手术方式。

(李建兴　肖　博　苏博兴)

参考文献

[1] 郭应禄,周利群,译.坎贝尔-沃尔什泌尿外科学[M].9 版.北京:北京大学医学出版社,2009.

[2] 赵晓昆,曹健.医源性泌尿生殖系统损伤:病因、诊断及处理[J].临床泌尿外科杂志,2017,32 (01): 1-6.

[3] 唐咸明.小儿尿道损伤的处理[J].中华小儿外科杂志,2005 (01): 57.

[4] 唐开发,邢俊平.医源性输尿管损伤:成人修复技术能否用于小儿?[J].现代泌尿外科杂志,2009,14 (04): 317.

[5] ELGAMMAL M A, SAFWAT A S, ELDERWY A, et al. Primary versus secondary ureteroscopy for pediatric ureteral stones [J]. Journal of pediatric urology, 2014, 10 (6): 1193-1198.

[6] DAĞGÜLLI M, UTANĞAÇ M M, DEDE O, et al. Micro-percutaneous nephrolithotomy in the treatment of pediatric nephrolithiasis: A single-center experience [J]. Journal of pediatric surgery, 2016, 51 (4): 626-629.

第二节 冲洗相关的并发症

一、低体温

低体温是指核心体温 <35℃。术后引起低体温的原因有很多，比如麻醉药物引起的周围血管扩张、手术时间过长、手术室温度过低、冲洗液温度过低等因素。低体温带来的危害有很多，如血小板功能下降，体内生物酶活性降低引起药物代谢延缓，寒颤导致全身耗氧量增加，若合并氧气运输障碍易引起心肌缺血或心律失常。预防低体温的主要措施有使用预热的冲洗液、患者的充分覆盖、术中使用暖风机、减少手术时间、尽量保持术区干燥等。

二、膀胱穿孔及破裂

膀胱穿孔的发生主要是内镜操作不当引起，暴力操作是主要原因。膀胱破裂主要是由于膀胱灌注液过多，膀胱内压力过大、引流不足导致，内镜下可见到充盈的膀胱突然失去张力，有时伴低沉的"砰"的响声，内镜下有时可见膀胱后壁或膀胱顶的裂口，触诊腹部较前膨隆。一般膀胱穿孔及破裂诊断不难，一般无须行膀胱造影检查，但当怀疑有腹膜内膀胱破裂可通过膀胱造影检查明确。膀胱穿孔或破裂可能引发后续出血、感染、腹膜炎甚至死亡等一系列并发症发生。

腹膜外膀胱穿孔或破裂更易发生，穿孔或较小范围破裂一旦发生通过留置导尿管引流尿液一般可以解决。腹膜内膀胱穿孔或破裂需要开放或腹腔镜探查及修补，同时需检查肠管是否有损伤，修补完成后留置尿管及腹腔引流管。

三、心律失常

术中或术后出现心律失常的原因有很多，如手术应激、液体量出入过大、药物不良反应、代谢异常等。出现心律失常后首先应对症治疗并稳定患者血流动力，积极寻找病因并消除病因。对于血流动力学不稳定的心律失常，应立即给予高级心肺生命支持（acute cardiopulmonary life support，ACLS）。一旦患者生命体征平稳，应迅速评估患者心律失常类型。

（一）房性心律失常

1. **窦性心动过速** 最常见的心律失常类型，一般评估病因并予对症治疗后均可缓解，如输血、控制感染、止痛等。

2. **房颤** 房颤在成人患者中更为常见，小儿患者相对少见，出现房颤后应首先明确是持续性还是阵发性房颤。一般而言，β受体阻滞剂对于心律控制很有效，但术后的应激状态使儿茶酚胺水平增高，β受体阻滞剂有扩张血管作用，因此要注意患者的血压变化及药物剂量调整。胺碘酮对于治疗房颤十分有效，是治疗成人持续性房颤的一线用药，但由于低血压、药源性心律失常、肝毒性等不良反应，对小儿患者不宜作为首选，β受体阻滞剂、钙离子通道阻断药及地高辛常作为房颤治疗首选。

3. **其他类型房性心动过速** 其他类型室上性心动过速如：房扑、房室结折返性心动过速、房性心动过速等很难通过药物治疗纠正，需要心内科医师配合进行进一步评估，需通过射频消融手段治疗。

（二）室性心律失常

1. 室性期前收缩　室性期前收缩不会引起死亡率增加,但频发室性期前收缩应首先排除是否有心脏结构异常,需进行经食管超声心动图等相关检查。若因体内电解质紊乱常会诱导心律失常,应予以纠正。

2. 室性心动过速与心室颤动　室速和室颤能引起明显的血流动力学不稳,因此应立即给予高级心肺生命支持(ACLS),同时给予电除颤及胺碘酮复律,请心内科会诊查明病因并予以纠正(如心肌缺血、电解质紊乱、药物不良反应等)。

（李建兴　肖　博　唐宇哲）

第三节　与内镜器械操作相关的并发症

一、出血

出血是内镜操作最常见的并发症之一,尤其在经皮肾镜手术中,儿童皮肾通道较短,肾皮质较薄,容易出现扩张过深,引起出血。少量的出血常可通过保守治疗而自行停止,严重的出血可能为致命性,需输血或介入手术处理。标准通道经皮肾镜技术在儿童患者中使用较少,微创经皮肾镜取石术(minimally invasive percutaneous nephrolithotomy,MPCNL)及输尿管软镜(retrograde intrarenal surgery,RIRS)取石术因其损伤小,恢复快,已成为治疗儿童肾结石及输尿管上段结石的有效手段,受到泌尿外科医师的欢迎。目前报道儿童PCNL出血需输血的发生约为7.5%,RIRS未见需输血的并发症报道。

儿童患者经皮肾镜出血的危险因素未见文献明确报道,我们认为于通道大小显著相关,保证肾盏穹窿部穿刺的情况下,微通道(12~16F)的出血发生率明显下降,随着纤维成像技术的发展,针状肾镜(needle-perc)的出现,在保证清石率的前提下将出血风险降到最低。

对于儿童经皮肾镜出血的预防,术前建议常规行KUB及CTU等影像学检查,了解结石在肾脏中具体部位,明确肾脏结构、肾周脏器及肾周脂肪厚度,对初学者仍要坚持"宁浅勿深"原则。扩张通道建议扩张到14~18F,对巨大鹿角状结石,可行多通道(2、3通道)取石,或联合针状肾镜,避免手术中镜体大幅度摆动而引起肾实质、肾盏撕裂出血。

二、损伤

经皮肾镜手术中的损伤主要包括周围脏器损伤、胸膜及肺损伤。周围脏器主要包括肝脏、脾脏及结肠。结肠损伤已经在前面提到。肝脾损伤发生在皮肾通道建立阶段,术前影像学检查明确肾脏与周围脏器的毗邻的关系,术中超声定位引导穿刺不仅可避免患儿X线暴露,还可减少肝脾等邻近脏器损伤的概率。

11肋上穿刺时肺及胸膜损伤发生的概率明显增加,穿刺针穿透胸膜,会造成气体及液体进入胸腔,形成气胸或胸腔积液,少量气胸或积液只需及时封闭穿刺通道,等待其自然吸收,如果胸腔积液积气过多,影响患儿呼吸及生命体征,则需放置胸腔闭式引流,加快恢复。11肋间或12肋下穿刺可以大大避免胸膜或肺损伤的可能。同时,超声引导或者在呼气末进行穿刺可降低损伤风险。

目前文献报道的儿童输尿管软镜术后输尿管狭窄发生的概率为 0~1.7%,输尿管穿孔概率为 0~5.6%,膀胱输尿管反流概率为 0~8%。输尿管软镜术后输尿管狭窄的原因主要为输尿管的热损伤或机械损伤,如穿孔、撕脱。输尿管镜钬激光碎石术中,始终保持视野清晰,结石在视野中间,避免视野不清时盲目碎石,同时注意保持水流灌注,避免局部温度过高,导致输尿管热损伤,术后输尿管狭窄。手术结束,退鞘过程中应在留置导丝的同时,软镜直视下缓慢退鞘,避免和早期发现输尿管穿孔甚至撕脱。

三、感染

泌尿系结石患儿人群总体合并泌尿系感染发生率为 34.1%~37.6%。内镜操作后感染则更为常见,以小于 38.5℃的低热更为常见,发生率为 1.4%~6.9%,肾盂肾炎的发生率约为 0.5%,而感染性休克发生率为 0.3%,死亡率高达 28.6%~34.9%。感染相关风险主要包括手术时间、冲洗压力、应用抗生素时间、是否应用免疫抑制剂、1 型糖尿病、合并尿液反流或其他尿液排空障碍的解剖异常。无论如何,充分的术前准备十分关键,因为结石合并感染十分常见,因此强烈推荐术前连续 3d 的尿培养,在经验性广谱抗生素应用的基础上根据药敏结果进行调整,小儿患者需注意的是四环素、磺胺类及氯霉素及喹诺酮类抗生素等药物由于其不良反应明显而在小儿患者中禁用。对于存在明显泌尿系感染的患者术前应给予 1 周的抗生素抗菌治疗。根据我们的经验,术中给予呋塞米 5mg(小儿根据体重进行相应调整),能有效降低肾盂内压力增高导致的肾盂静脉或肾盂淋巴反流,从而降低反流引起的菌血症及低钠血症的发生。另外重要的一点是术中冲洗液压力的控制,保持肾盂内低压是预防感染发生至关重要的因素,通过重力(高于患者平面 60cm)或内镜冲洗器(SAPS)可有效降低肾盂内压力,同时软镜操作建议常规使用软镜鞘。术中发现肾盂内积脓可留置双 J 管或造瘘管,感染控制后再行手术。感染性休克一旦发生应立即给予高级别抗菌药物,同时给予液体复苏,有条件可予升压药物治疗,并积极转入 ICU 进行后续治疗。

(李建兴 肖 博 唐宇哲)

参考文献

[1] TANEJA S S, SHAH O. Complications of urologic surgery e-book: prevention and management [M]. Elsevier Health Sciences, 2017.

[2] BHAGERIA A, NAYAK B, SETH A, et al. Paediatric percutaneous nephrolithotomy: single-centre 10-year experience [J]. Journal of pediatric urology, 2013, 9 (4): 472-475.

[3] HUANG W Y, CHEN Y F, CHEN S C, et al. Pediatric urolithiasis in Taiwan: a nationwide study, 1997-2006 [J]. Urology, 2012, 79 (6): 1355-1359.

[4] MAHMOOD Z, ZAFAR S A. Review of paediatric patients with urolithiasis, in view of development of urinary tract infection [J]. JPMA. The Journal of the Pakistan Medical Association, 2008, 58 (11): 653-656.

[5] GHAZALEH L A A, SHUNAIGAT A N, BUDAIR Z. Retrograde intrarenal lithotripsy for small renal stones in prepubertal children [J]. Saudi Journal of Kidney Diseases and Transplantation, 2011, 22 (3): 492-6.

[6] CAO Y, YI Z W, ZHANG H, et al. Etiology and outcomes of acute kidney injury in Chinese children: a prospective multicentre investigation [J]. BMC urology, 2013, 13 (1): 1-8.

[7] CHEN Y, DENG T, DUAN X, et al. Percutaneous nephrolithotomy versus retrograde intrarenal surgery

for pediatric patients with upper urinary stones: a systematic review and meta-analysis [J]. Urolithiasis, 2019, 47 (2): 189-199.

［8］王翔, 郭剑明, 汤梁峰, 等. 微创经皮肾镜取石术治疗小儿肾结石及并发症处理 [J]. 微创泌尿外科杂志, 2013, 2 (1): 58-60.

［9］LONG C J, SRINIVASAN A K. Percutaneous Nephrolithotomy and Ureteroscopy in Children:: Evolutions [J]. Urologic Clinics, 2015, 42 (1): 1-17.

［10］LEE L C, VIOLETTE P D, TAILLY T, et al. A comparison of outcomes after percutaneous nephrolithotomy in children and adults: A matched cohort study [J]. Journal of pediatric urology, 2015, 11 (5): 250. e1-250. e6.

第二部分

小儿泌尿外科腹腔镜手术

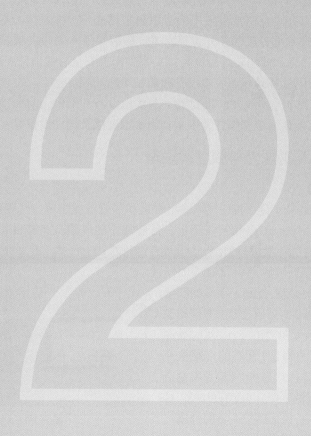

第一章
小儿泌尿外科腹腔镜的设备和器械

从 1981 年 Steven Gans 访问我国并赠送一台腹腔镜开始,我国小儿腹腔镜技术逐步开展,特别是近几年中,在小儿泌尿外科中的应用越来越成熟。随着技术不断的改进和完善,小儿泌尿外科腔镜技术部分已经领先世界水平。腹腔镜手术对设备器械的依赖程度较高,医生对腔镜设备的熟悉和使用熟练程度直接关系到能否安全有效地开展腹腔镜手术。随着腹腔镜手术的深入开展,各种新的腔镜设备和器械不断涌现。

本章主要介绍了小儿泌尿外科腹腔镜手术常用设备和器械,包括气腹设备、光学系统、冲洗及吸引设备、电外科系统和腹腔镜手术常用手术器械及辅助设备等。

一、常用小儿泌尿外科腹腔镜设备

(一)气腹设备

气腹设备由气腹机、CO_2 钢瓶、气体输出管道和穿刺器械组成。气腹机可以调控气腹压(儿童腹压一般在 6~10mmHg)和气体流量。目前常用的气腹机能够自动调节腹内压力,可快速注气,对 CO_2 的消耗量进行监测,且设置有钢瓶内 CO_2 压力不足或腹内压超过预置范围的声光报警和故障报警装置,手术者能及时发现有无气腹异常情况出现,提高了手术的安全性。新的气腹机(图 2-1-1)可实现:①自动循环滤除烟雾,保证手术视野清晰;②实时监测气腹压保证气腹压力恒定;③有的气腹机充气设备具有一个气体加热系统,可避免在制造气腹过程中患者体温的下降。④配有过滤器,杜绝烟雾排放到手术室,保证医护人员的健康。

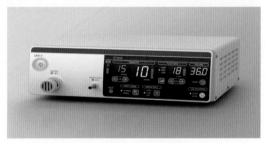

图 2-1-1 气腹机

(二)独立电源台车

独立电源台车(图 2-1-2、图 2-1-3)把显示器、气腹机、摄像系统、光源系统、电刀等统一到一台车上,推动便利,便于术者随时改变位置和观察指标,也有利于节约空间。

(三)光学系统

光学系统如同术者的眼睛,将手术野的情景清晰地显示于监视器上,便于操作。光学系统包括腹腔镜镜体、冷光源及导光束和摄像系统。

1. 腹腔镜镜体 小儿腹腔镜有硬性镜(图 2-1-4)和前端可弯曲四方镜(图 2-1-5),目前的腹腔镜多采用柱状镜体,具有导光性好、图像无扭曲,平面图像,超广角,亮度均匀、景深长和立体感强等特点。直径 5~10mm，工作长度 31cm，视野角度有 0°、30°、45°。直径 5mm 的 30° 镜是小儿泌尿外科常用的腹腔镜，其优点在于可改变术野，减少盲区，可从不同的角度观察同一结构，有利于医生形成立体印象，还可减少腹腔镜与器械之间的相互干扰。

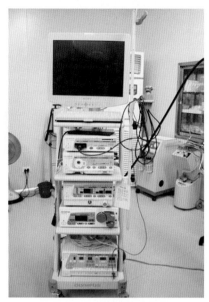

图 2-1-2　独立电源台车

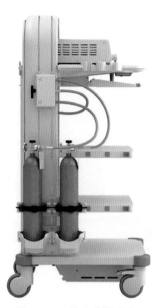

图 2-1-3　独立电源台车

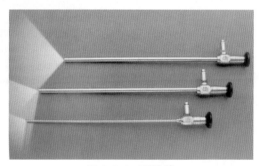

图 2-1-4　硬性镜

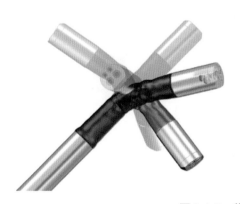

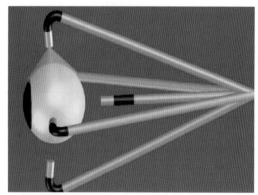

图 2-1-5　前端可弯曲四方镜

2. 冷光源及导光束 冷光源(图 2-1-6)是腹腔镜外科手术提供照明,目前常用的冷光源氙气灯,氙气灯光源为 300W 全自动光源,与 LED 科技结合,自动调节腹腔镜亮度,并可降低噪声,是目前常用的最亮、最可靠的光源,灯泡使用寿命可达 3 000h。该类光源经济耐用且高效环保。光导束(图 2-1-7)是由一束可弯曲的光导纤维组成,具有高质量的光传送功能,由具有全反射特性光导纤维组成。

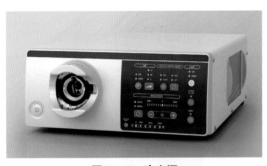

图 2-1-6 冷光源

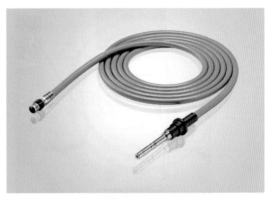

图 2-1-7 导光束

3. 摄像系统 腹腔镜摄像(图 2-1-8)系统从标清发展到高清、超高清、4K 摄像系统,通过高清三晶片摄像头和高清显示器,输出高清图像,提高分辨率,为术者带来更清晰的手术视野。

3D 腹腔镜目前只有直径 10mm,小儿泌尿外科应用较少,但随着设备的改进将来也会广泛应用。

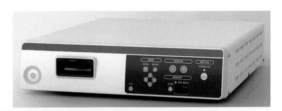

图 2-1-8 摄像系统

(四) 冲洗及吸引系统

冲洗及吸引(图 2-1-9、图 2-1-10)可以保持清晰的手术视野。冲洗和吸引两者是结合在一起的系统,通过置在操作手柄上阀门调节,另外可以调节吸引负压的大小。冲洗吸引系统还可帮助术者显露手术野,进行钝性分离。

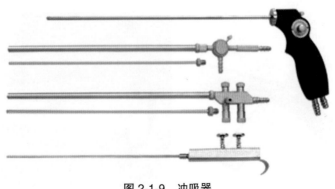

图 2-1-9 冲吸器

（五）电外科系统

腹腔镜手术中的切割及止血是离不开电外科的。随着电外科设备的发展，手术中的出血越来越少，所以我们必须熟练掌握这项技术。

1. **电刀及电凝系统** 目前腹腔镜一般使用高频电刀（图 2-1-11），不刺激肌肉及神经，不引起心室颤动，对组织切开的效果好。切割部分有单纯切割和混合切割，电凝部分有单极和双极电凝两种功能。单极电凝所能闭合的血管以直径小于 3mm 为宜，有些双极电凝能闭合直径 7mm 及以下的血管。

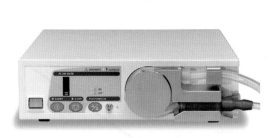

图 2-1-10 冲洗系统

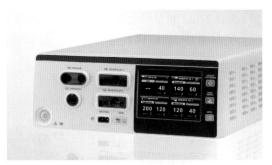

图 2-1-11 高频电刀

2. **超声刀** 超声刀（图 2-1-12）的工作原理是：

（1）快速凝血：刀头以 55 500Hz 振动，与组织蛋白接触，蛋白氢键断裂和蛋白结构重组后，蛋白凝固闭合小管腔；蛋白受振动产生二级热量，可深度凝固闭合较大的管腔。

（2）可安全用于重要组织的处理，自动分离组织层面，避免损伤脏器。

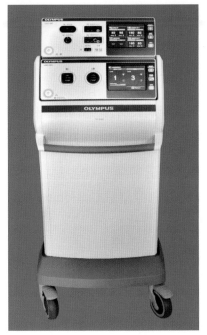

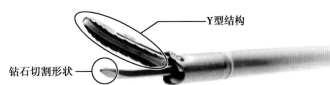

图 2-1-12 超声刀

（3）无传导性组织损伤及较小的侧向热损伤；较易打开网膜层面，减少结扎止血的操作时间。

（4）较少术后引流，加快愈合。

（5）可在重要脏器血管附近进行操作，能安全切割凝闭血管和淋巴管。

（6）防止焦痂脱落造成术后出血，手术视野清晰，可在狭小空间和术野深部进行精细操作。

最新的超声刀能达到 7mm 的血管凝闭能力和 1mm 范围的侧向热损伤，而且在一台主机上整合了超声刀和双极器械的功能。

（六）能量平台

目前能量平台（图 2-1-13）有 OLYMPUS 超声双极电外科能量系统、KLS 能量助推系统和 Force Triad 能量平台系统 Ligasure（图 2-1-14）、超声刀、单极、双极等的基础上最新研发的综合能量系统，能够有效地闭合直径为 1~7mm 的血管（动脉或静脉）。

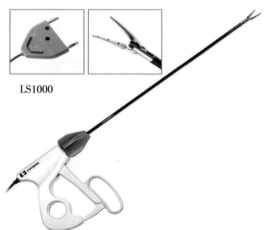

LS1000

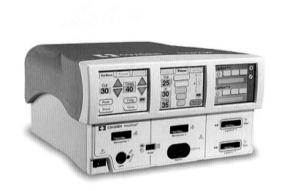

图 2-1-13　能量平台

图 2-1-14　Ligasure

二、腹腔镜手术常用器械

（一）气腹针（Veress 针）

气腹针（图 2-1-15）直径 2mm，长 70~150mm。针鞘前面为锋利斜面，针芯前端圆钝、中空、有侧孔，可以通过针芯注水、注气或抽吸；其尾端装有弹簧，一旦针鞘斜面穿破腹膜，此芯即先于针尖进入腹腔，以避免损伤腹腔脏器。

（二）穿刺套管（trocar）

小儿腹腔镜穿刺套管包括一个外鞘和穿刺锥，标准的穿刺套管直径 3~5mm，长度 5~15cm。有一次性使用塑料套装（图 2-1-16）和可重复使用金属两种。

（三）操作器械

1. 小儿泌尿外科腹腔镜手术中，器械直径一般为 3mm 或 5mm，长度一般为 36cm，大多可作 360° 旋转，方便使用。常用器械有抓钳、分离钳、无创钳、剪刀、持针器、电凝钩（图 2-1-17）等。

2. **血管夹与施夹器**　血管夹由不同材料制成，常用的有金属夹、可吸收夹和 Hem-o-Lok 夹（图 2-1-18），分小、中、大、加大四种型号，通过施夹器对血管及其他组织进行结扎。

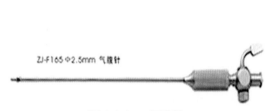

图 2-1-15 气腹针

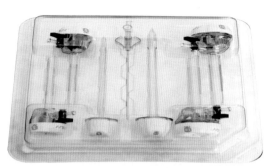

图 2-1-16 穿刺套装

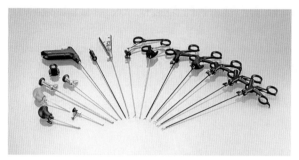

图 2-1-17 微创器件

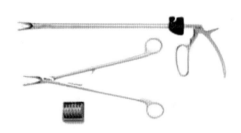

图 2-1-18 Hem-o-Lok 夹

小儿泌尿外科常用 Hem-o-Lok 夹,其由不可吸收的多聚合物材料制成,具血管界面防滑设计,防止滑动,远端带有锁扣样结构,夹闭牢靠,不易脱落;另外其组织相容性好,可透射线,无影像学干扰。

3. **直线切割器** 直线切割器(图 2-1-19)的钉仓一般为白色、蓝色及绿色,其钉子高度分别为 2.5mm、3.5mm 和 4.1mm,当钉子被击发后其缝合组织后的高度分别为 1.0mm、1.5mm 和 2.0mm,其中 2.5mm 钉仓适合于钉合血管及较薄的组织,4.1mm 钉仓适合于钉合较厚的组织,手术中应依组织厚度不同而选用不同的钉仓。使用前必须检查直线切割器有无故障,一旦发生故障,应立即停止操作,予以及时更换后再使用。

4. **特殊缝线** 腹腔镜手术所用的大多为与开放手术相似的可吸收缝线(图 2-1-20)、慕丝缝线。术中空间狭小,可以用缝线与腹壁悬吊,增加空间,减少建立操作通道。

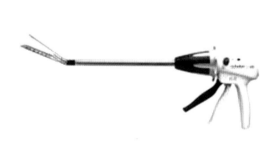

图 2-1-19 直线切割器

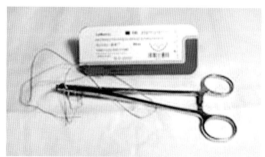

图 2-1-20 可吸收线

(赵永祥)

参考文献

［1］张金哲.张金哲小儿腹部外科学 [M].杭州：浙江科学技术出版社，2008.

［2］张旭.泌尿外科腹腔镜与机器人手术学 [M].北京：人民卫生出版社，2015.

［3］张骞.泌尿外科腹腔镜手术 [M].北京：人民卫生出版社，2016.

［4］李龙.小儿腹腔镜手术图解 [M].上海：第二军医大学出版社，2005.

［5］AMARAL JF. Electrosurgery and ultrasound for cutting and coagulating tissue in minimally invasive surgery//Zuckder KA. Surgical Laparoscopy. 2nd ed. Philadelphia: Lipincott Williams, 2001: 47-75.

［6］KOURAMBAS J, PREMINGER GM. Advances in camera, video, and imaging technologies in laparoscopy [J]. Urolclin North Am, 2001, 28: 5-14.

［7］KUMAR U, ALBALA DM. Newer techniques in intracorporeal tissue approximation: suturing, tiss adhesives and microclips [J]. Urolclin North Am, 2001, 28: 15-21.

第二章

小儿泌尿腹腔镜基本操作

第一节　小儿泌尿腹腔镜手术入路的建立

小儿泌尿外科腹腔镜手术入路与成人一样,也分为经腹腔途径和经腹膜后途径两种。由于对泌尿系统的解剖熟悉,成人泌尿外科多习惯于后者,早期小儿泌尿外科医生也以后者居多,但近年来随着腔镜技术的普及,越来越多的微创外科医生开展小儿泌尿腔镜手术,经腹腔入路逐步成为主流。

经腹腔途径入路对于小儿普外科医生而言,操作入路熟悉,空间大、视野大,操作相对容易;经腹膜后途径入路空间相对狭小,对非专业泌尿外科医生来讲入路不熟、方向感差,技术要求高,但因不进入腹腔,对腹腔脏器干扰较小,术后恢复快并能避免粘连性肠梗阻,一旦掌握,还是具备相当优势的。所以,具体入路选择应根据手术部位、病变大小、性质和术者的经验来决定。

一、经腹腔途径入路的建立

经腹腔途径最常用的是三孔法和单孔法。前者是多个孔道独立分开,多以脐部为观察孔,两个操作孔与之呈三角或菱形关系;后者又分为单孔单通道、经脐多切口多通道、经脐单切口多通道、经脐 Triport 多通道等手术方式。

取平卧位,必要时可以垫高患侧。

第一个 trocar 的建立分为开放式(Hasson 式)置入和封闭式(Veres 式)置入。开放式置入在直视下切开筋膜和腹膜,不容易损伤肠管等,尤其对有腹部手术史或肠管胀气的患儿相对安全;封闭式置入是先以 Veres 气腹针刺入腹腔建立气腹,再刺入 trocar,所以切口可以稍小于 trocar 直径,不容易漏气而且术后切口更美观,对于肥胖患儿由于皮下脂肪较厚,脐部开放切口暴露困难,该方法具备一定优势,但由于建立通道时不能直视,误伤肠管等机会增大,需谨慎选择。另外一个类似的方法是只切开皮肤,提起腹壁,直接刺入 trocar,但要求术者经验丰富,且基本排除腹腔内粘连及肠管胀气可能。

脐窝接近腹部的中心,是天生的瘢痕而且相对薄弱、下陷隐蔽,是天然的第一通道首选位置。多选择脐窝下缘弧形切口,也可选择上缘,在新生儿,由于脐静脉、脐尿管等粗大、尚未闭合,可以选择脐左缘或右缘切口以免损伤之。开放式置入需要提起各层组织切开,避免损伤肠管;封闭式置入更应对称提起腹壁,必要时可用纱布辅助防止腹壁发滑,肥胖的大孩子可以用巾钳提起腹壁。

建立观察孔后,在腹部充气、建立空间后,在直视下刺入其他 trocar。仍需要提起腹壁,对于三棱锥样或锥形头端 trocar,要结合旋转的力量,三分刺七分旋;对于针式或带有可回缩刀片的(已经逐渐淘汰),可直接刺入腹腔,退出 trocar 芯,再旋转进入 trocar 套筒。

小技巧:trocar 刺破肌层一般会有突破感,一旦刺入腹膜外,就可在腹腔镜直视下改变方向,朝向安全、空间大的方向并保持观察 trocar 头端的前方,刺破腹膜。如果腹壁较紧,CO_2气压已经达到预设值而腹部空间仍不足,需提醒麻醉师是否应用足量肌松药或是否该续用。如果 trocar 刺入非常困难,需要检查皮肤切口是否太小太紧。刺入脐部时,要与腹壁垂直,如果向下刺入腹膜外,形成腹膜外气肿不仅影响空间,也可因距离病变太近而影响视野。

在手术过程中,气腹的预设气压推荐的范围:

新生儿:<1 岁,6~8mmHg;

儿童:1~12 岁,8~10mmHg;

青少年:12~15 岁,<15mmHg。

术中需要注意流速控制,检测 CO_2 分压,避免酸中毒。

二、经后腹腔途径入路的建立

腹膜后并无先天的空间,后腹腔入路腔镜手术首先需要建立一个人工空间,往往借助于充满空气或水的手套在腹膜外建立空间。因空气充满弹性,而水压更稳定,更倾向于用水。

根据情况可以选择俯卧位、侧卧位甚至仰卧位。取俯卧位时,在下胸部和骨盆置软垫可使肋脊角充分伸展,再将患儿靠近手术床边缘固定,利于手术器械的操作。

首个通道一般选择髂嵴与第 12 肋间的骶棘肌中部外侧缘。根据手术需要做 5mm 或 10mm 的切口,分离至腰背筋膜深层,进入肾周间隙。如果计划取出较大肿瘤等包块,也可做稍大切口,手指进入肾周间隙四周钝性分离。将手套腕部结扎,选一手指插入导尿管或硅胶引流管并扎紧(避免过紧影响水的注入)。将手套掌部置入肾周间隙,逐渐注水 150~200ml,边注水边轻柔均匀按压腰背部使之均匀扩张,达到满意空间后维持张力 3~5min 压迫止血。缓慢放掉水,取出手套,置入 trocar,并缝合固定防止漏气。注入 CO_2 达 10~12mmHg 建立人工气腹,直视下置入操作孔 trocar(注意点同上)。

其他体位的解剖标志相同,但通道位置可根据具体有所调整。总之,呈三角关系或菱形关系便于操作。

第二节 小儿泌尿外科腹腔镜手术操作技术

目前,腹腔镜手术技术已日臻成熟,大部分小儿泌尿系统的手术均可经腔镜完成。同传统手术一样,完美的手术效果需要扎实的基本功训练作为支撑,如分离技术、腔内夹闭技术、腔内止血技术、腔内缝合打结技术等,需要熟练掌握、严格要求、努力提高这些技能。

一、分离技术

目的是将要切除的病变与要保留的正常组织分开。分为冷分离和热分离,常用的有:①钝性分离;②锐性分离;③电凝分离;④超声刀分离;⑤微波分离等。上述分离方式有时可混用,比如镜下剪刀可以接电边电凝边锐性剪开一些含有小血管的膜状组织。

1. **钝性分离** 包括钝性剥离、分离钳分离、纱布球等剥离子剥离、吸引器刮吸分离等。对于被膜或轻微的粘连、脂肪组织等血管分布少的组织,可以先进行钝性撕脱,有了间隙后再用分离钳缓慢分离。对于疏松的结缔组织,可以用纱布球或腔镜下专用分离棒剥离。渗血多的部位,或者在肾蒂或肾门等血管密集的地方,可以用刮吸法(吸引器边吸引边剥离),能够保持视野清晰而且相对安全,注意吸引负压不要过大、吸引时间不要太长,以免气腹压力猛然下降、操作空间骤然变小。有些小的血管,先用钝头的电凝钩刺破血管后方的结缔组织,再用专用的直角钳分离往往更方便。

2. **锐性分离** 往往用剪刀,对于较柔弱的组织,用组织剪剪开;对于坚硬结实的组织可用钩剪。剪断血管时最好先剪开部分血管壁,确认无出血后再完全剪断,以免万一结扎不牢造成大出血。既可钝性分离也可以锐性分离,既可以单纯剪断组织也可先电凝组织再剪开,或者边凝边剪。用电剪刀功能时要注意后退镜头,大视野下确认剪刀的金属部分只作用于病变部位,避免电传导烫伤操作路径中的健康组织。

3. **电凝分离** 最常用,有单极电凝和双极电凝,前者放电方向性差、热损伤范围大,后者定向放电,周围热损伤小。以钩状电凝器最常用,也可用铲状、勺状电凝器或接电的分离钳、分离剪等分离。根据患儿大小、组织性状、炎症轻重等,电凝钩的能量输出要调至适中,熟练掌握电凝和电切的特点。对于无血管区,可以边凝边推进,对于小血管丰富的被膜等,可以勾拉电凝,止血效果更确切。对于局部创面渗血,大功率单极电凝也可起到很好的止血效果。分离组织后要保持适当张力、增大安全距离再启动电凝,大血管表面等间隙很小的部位,可以左右稍加分离后再勾起组织以增大安全距离。时刻注意电传导和热损伤,必要时可以应用"点射法"电凝,即勾起或夹住组织后,多次短促的放电电凝,控制热损伤的范围。一般情况下,因可造成周围组织隐蔽的热损伤,不建议长时间大范围电凝。渗血越少、视野越干净、夹持组织越少、越精准,往往电凝效果也越有效,热损伤也越小。

4. **超声刀分离** 超声刀也是常用的分离设备,它既可钝性分离,也可凝切、止血。对于3mm以下的非中心血管,超声刀慢凝一般是安全的,如结合打结、结扎夹等,安全会更有保障。与电钩相比,超声刀无电流通过人体、烟雾少、焦痂少、热损伤少,可以综合分离、施夹、剪切等动作,免去反复进出trocar更换器械的时间。超声刀的使用技巧很多,可以推、拉、挑、分离、凝、切等,但始终要牢记工作面要尽量朝向术者,在直视下凝切,避免损伤血管等重要组织。使用刀头前2/3夹持组织,保持轻微张力、小步快跑式的凝切,往往比满口夹满较厚组织凝切要来得轻松便捷。

5. **微波分离** 除了过去应用的针式微波针,现在已经开发出铲式镜下专用微波刀头。微波可以直接凝固肿瘤细胞,对于顽固性渗血具有非常独到的止血效果,也可凝固小于3mm的血管。注意保持术野干净,微波凝血时要间断性注水冲走渗血,尤其在肾动脉等周围,更应频繁大量注水带走热量,以免动脉内膜受损形成术后血栓、闭塞。微波刀对筋膜、被膜类组织切割作用不明显,往往需要借助于电钩等;但对于肾实质等组织,微波刀也可达到较好的凝切效果。将微波刀刀头侧面紧贴病变组织并施加压力,边分离边凝,效果会更好。微波刀的热损伤较大,需要谨慎注意。

二、腔内夹闭技术

体内血管、组织等常需要夹闭技术来达到止血、防渗漏等目的。常用的有缝线结扎、缝扎、钛夹、结扎夹、生物夹夹闭、Ligasure 凝闭、Endo-GIA 钉合、Endo-loop 等。

1. **缝线结扎、缝扎** 根据具体情况,选择合适大小的针和粗细合适的不可吸收线或可吸收线来结扎或缝扎血管、组织。结扎线过粗不容易打紧,过细则张力不够。缝扎最牢靠,但需要占用两只手,而且耗时费力。缝扎时需要注意针的粗细、大小,过粗容易遗留针眼儿造成渗血,太大则难以在有限的空间内自由调整。缝线要有合适的张力和摩擦力,第一个结最重要,要始终警惕不能松脱,滑线需要先绕 2~3 个圈来打第一个结并留有足够长的残端防滑脱。

2. **钛夹** 其优点是可以不必周圈完整分离血管周围组织即可直接夹闭,但由于比较锐利,在体内可以游走,目前已少用。但由于物美价廉,可以用于病变端需要取出体外组织的夹闭,或者在瘤床夹闭多个钛夹为术后放疗做指示。

3. **结扎夹** 即 Hem-o-lok 夹,常用结扎夹有 5mm、10mm、12mm 等不同长度型号,可以夹闭不同直径的管道或组织。它带有锁扣设计,一旦扣合,不易松开。注意夹闭前要充分游离被夹闭组织周圈,如果锁扣闭合处残存组织过厚,则不容易夹紧或无法夹闭。在近心端保留侧,根据管道粗细、压力等夹闭 1~3 个结扎夹,远心端切除侧,只需夹闭一个,或不夹闭只用剪刀剪除、超声刀或 Ligasure 切除,注意能量设备要离结扎夹一定安全距离,以免烫伤结扎夹而松脱。施夹过程中要注意器械匹配、操作稳准,不宜幅度过大而撕裂血管。在较小的组织间隙,可以用丝线悬吊上提血管等组织,易于结扎夹穿过组织下方而且可以增加张力和安全距离。要注意夹闭的角度,如角度过偏,结扎夹容易变形,不易夹闭。万一误夹重要管道或夹闭的位置不对,可以用专用的松夹器来松夹。如无松夹器,可以用超声刀破坏结扎夹反折部,但要注意不要误伤血管。注意夹闭的小血管应尽量避免电凝远端,以免引起近端的血管电传导导致灼伤、断裂、出血。

4. **生物可吸收夹** 要点与结扎夹基本相同,但由于"U"型设计而无环形锁扣,不需要完全游离夹闭组织的周圈组织,在视野、角度受限的情况下更方便实用。

5. **结扎束血管闭合系统(Ligasure)凝闭** 理论上来讲,可以凝闭、切割 7mm 以下的血管,但为了安全起见,往往配合缝线结扎或结扎夹等夹闭更为稳妥。Ligasure 束具有以下优点:①可凝固直径小于 7mm 以下的血管,并在凝固部位形成牢固的透明凝固带;②具有反馈功能及智能控制热量的作用,止血效果确切,且周围热扩散范围小;③极少产生粘连和焦痂;④止血速度快,减少锐性分离导致接触性出血,烟雾少,手术视野清晰,缩短手术时间,减少了并发症的发生。

6. **Endo-GIA 钉合** 对于粗大的管道或组织,Endo-GIA 钉合是个省时省力的方法,优点是快捷、牢靠,缺点是费用较高。各种型号直径、钉高、钉排数、钉仓长度等均不同,而且钉仓有不可变角度和可变角度两种。根据管道的粗细、操作空间的大小和角度等因素,可以灵活选择。钉合前一定要确认夹闭完全、无误夹重要组织再激发。准备用 Endo-GIA 的部位,尽量不用或少用结扎夹,因为在狭小的空间内,结扎夹很容易进入 Endo-GIA 的两个叶片之间,造成闭合困难,甚至撕裂本已夹闭的血管引起大出血。

7. **Endo-loop** 镜下圈套器的作用是将预先打好的渔人结套住管道或组织然后收紧。这样相当于单手打结,可以节省一只手出来,而且圈套线往往不像结扎夹那样占用空间、影响视野和下一步分离操作。在重要的保留侧,也可连扎两道。

三、腔内止血技术

主要有压迫、夹闭、结扎/缝扎、电凝(单双极)、超声刀、Ligasure、微波刀、氩气、等离子、止血纱布、生物胶等手段,必要时中转开放止血。预计可能会有不可控制的大出血,最好先分离出近端血管,预置阻断带以备不时之需。对于轻微渗血,纱布压迫止血是个既传统又好用的方法,需要保持耐心,必要时可压迫 10min,肾上腺素盐水纱布有时效果会更好。压迫的同时,可以用吸引器间断性吸走纱布上的渗血渗液,保持纱布干燥。在移开纱布时,动作要缓慢轻柔,边移开边观察有无继续渗血。对于明显的管道,可以夹闭止血。如果能腾出手来打结,结扎/缝扎也是牢靠、经济的选择,而且线结柔软、不占用空间,不像结扎夹那样占空间大而且容易被该部位反复的分离操作蹭掉而引起出血。小的出血点,可以单极电凝凝闭;无明显确切部位的可以用电分离钳夹起组织,双极电凝止血,注意避免热传导范围过大引起副损伤。超声刀既可凝闭细血管,也可在小的渗血面上止血。Ligasure 必须夹闭组织或管道来止血。微波刀对顽固性渗血和小血管出血均有良好的止血效果,但需要注意保持术野干净,避免积血过多而迅速形成焦痂,同时要不断冲水避免热损伤。氩气等离子电凝止血深度有限,凝血速度快、一致性好,不产生烟雾和难闻气体,但在腹腔镜手术,短时间内大量氩气进入腹腔可以引起腹压急剧增高,影响呼吸循环,临床少用。对于缓慢而不明显的渗血渗液,可以用止血纱布覆盖或均匀涂抹生物胶止血。

四、腔内缝合打结技术

腔内缝合和打结技术比较难掌握,但它是开展各种高难腔镜手术的必备技能。在普通 2D 腹腔镜,术者要经过大量训练方能掌握;3D 腹腔镜可以模拟 3D 效果,对初学者掌握时间缩短;在腹腔镜机器人,因为是真正的 3D 效果,所以掌握起来最快。但后两者价格昂贵、镜头较粗大,在小儿的应用还受限制。

1. **进针**　小儿腹壁较薄弱,有些粗大的针线可以经腹壁无血管区直接缝入或缝出腹腔。对于较小的针,可以直接经 trocar 进入腹腔,比如 5-0 的吸收线缝针可以直接进入 5mm 的 trocar。进针、出针均要在直视下进行,针持夹针或夹线要牢靠,随时注意力度反馈,不能进出速度过快,防止断针断线或针卡在 trocar、腹壁。必要时可以在体外将针轻柔掰直,减小弧度和宽径。

2. **悬吊牵引**　经腹壁做合适角度和张力的悬吊牵引会大大方便缝合,加快缝合速度和可靠度。可以单方向,也可多方向牵引,总之要暴露清楚、角度、张力合适。

3. **缝线**　根据需要选择不同型号的可吸收线或不可吸收线,镜下缝合多选择圆针。缝线长度要适中,过长影响视野和操作,过短则需要频繁更换针线,浪费而且耗时。倒刺线的应用,可以明显缩短缝合时间,但要提前规划好缝合方案,因为缝过去就不容易倒回来了,而且要注意双头倒刺线的中部是没有倒刺的,不容易收紧。

4. **缝合方法**　与传统手术一样,有间断缝合法、连续缝合法、褥式缝合法等多种缝合法。根据组织的厚薄选择合适的边距和针距,针脚要均匀。缝合时操作要稳定,避免撕裂组织,更要注意避免反复暴力夹持组织,从而影响组织血运,进而影响愈合。在两侧张力不同、长度不同的吻合口,不容易掌握均匀对位吻合。可以先缝合两端各一针,再采用均分法逐步对位缝合。一般部位要求针持与针垂直夹持,垂直进针;特殊部位要选择相应特殊的夹持方法和缝合角度,比如横行夹针和横行缝合。缝合时双手要配合默契,右手进针,左手要配合推挡组织和夹针等动作。注意不能绕线,尤其在连续缝合时,绕线后往往不容易收紧缝线,从而造成打结松脱。在缝合肾组织等张力较高的组织时,除可应用倒刺线外,也可间断应用结扎夹夹住收紧的普通缝线防止滑脱。

　　5. **打结**　打结可以在体内打结,也可在体外打结以推结器推入腹腔收紧。不论怎么打结,都必须保证打紧。第一个结最重要,可以绕 2~3 圈避免松脱,并在后续打结过程中持续注意第一个结有无松脱,稍有怀疑,就需要重新打。打结时要注意拉线方向,要打正结,如果线扭转、反向,不容易打紧而且线容易断;拉线方向维持 180° 或超过 180° 更容易收紧;注意抓钳和针持的角度尽量与线平行,避免角度过大而引起切割断线;在重要血管、组织附近,要注意打结的力度和弹性,避免暴力打结,万一线断后器械戳伤周围组织。打结时夹持的线长度要适中,双手要配合好,整体移动、如影如随,不要相互分离、僵持,配合器械的轻微旋转,要么线绕器械,要么器械绕线,要轻松自然。弯分离钳头端夹线,弧度冲向术者,放松线的张力,更容易实现绕结。在单部位手术,由于操作器械和镜头距离近,操作角度小,"筷子效应"明显,绕结时可以适度后退镜头,推紧时再前进镜头,避免器械与镜头打架。有时可腹壁内外结合打结,线尾留在体外,体内绕线,或将线顺时针或逆时针旋转呈圈儿,针持穿过线圈夹住线尾打结,这种方法可以实现单手打结,且由于体外拉力大,更容易收紧线结。

(武玉睿)

第三章
小儿腹腔镜肾上腺手术

第一节 肾上腺解剖及疾病概述

一、肾上腺解剖

肾上腺(adrenal gland)是人体重要的内分泌器官,由于位于两侧肾脏的上方,故名肾上腺。肾上腺左右各一,左侧呈半月形,右侧呈三角形,表面呈金黄色,颜色深于周围脂肪组织,宽 2~3cm,长 4~6cm,每个腺体重量约 5g,无论男女其重量范围均为 2~6g。肾上腺位于肾脏上方,相当于 11~12 肋骨水平,右侧略高于左侧,被肾周筋膜和肾周脂肪组织包裹,每个腺体通过一层薄薄的结缔组织与同侧肾上极分开。双侧肾上腺向肾内侧倾斜,底部与肾门血管紧邻,分为肾面、腹面及背面。肾面即肾上腺底部,呈凹陷状,右侧肾上腺肾面与肾上极重叠贴合,靠近肾血管,左侧肾面靠近肾上极内侧。腹面亦有一凹陷,称肾上腺门,肾上腺静脉自此穿出。背面与横膈相贴。(图 2-3-1、图 2-3-2)

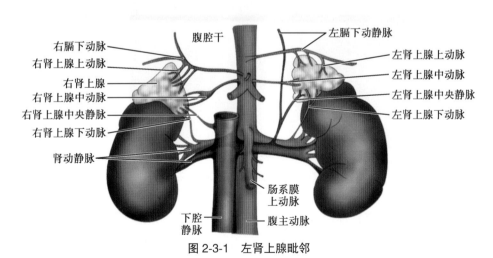

图 2-3-1 左肾上腺毗邻

肾上腺由皮质和髓质两部分组成,皮质约占肾上腺重量的 90%,髓质则被皮质所包绕(图 2-3-3)。皮质和髓质在胚胎发生、结构与功能上均不相同,实际上是两种相互独立的内分泌腺。肾上腺皮质来自体腔上皮(中胚层),其组织学上从外向内分别为球状带、束状带和网状带三个带。球状带紧靠被膜,约占皮质厚度的 15%,主要分泌盐皮质激素,如醛固酮,调节电解质和水盐代谢。束状带约占皮质厚度 78%，主要分泌糖皮质激素，如可的松和氢化可的松，调节糖、脂肪和蛋白质的代谢。网状带约占皮质厚度的 7%，紧靠髓质，主要分泌雄激素，但分泌量较少，在生理情况下意义不大。肾上腺髓质位于肾上腺的中央部，周围为皮质包绕，主要分泌肾上腺素和去甲肾上腺素。肾上腺素主要作用于心肌，使心跳加快、加强，去甲肾上腺素主要使小动脉平滑肌收缩，升高血压。

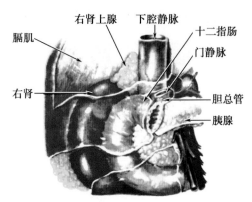

图 2-3-2　右肾上腺毗邻

肾上腺血液供应(图 2-3-4)极其丰富，每侧有三支动脉供应：肾上腺上动脉是膈下动脉分支，肾上腺中动脉是腹主动脉的直接分支，肾上腺下动脉是肾动脉的分支。个体间的动脉有差异，常分成多支小动脉进入肾上腺，一般肾上腺前方无血管分布。肾上腺的静脉回流不和动脉伴行，肾上腺皮质不存在静脉回流，肾上腺髓质的毛细血管汇成小静脉，最后汇入中央静脉，穿出皮质，即为肾上腺静脉。肾上腺静脉左右各异，左侧自肾上腺底部汇总进入左肾静脉，其进入肾静脉部位与精索内静脉口相对应，经常存在一个分支，向上及中线走行进入膈下静脉。右侧肾上腺静脉起自尖部，进入下腔静脉后侧，此静脉短而脆弱。这些血管的出入部位形成肾上腺门，肾上腺门以外的部位并无血管出入。

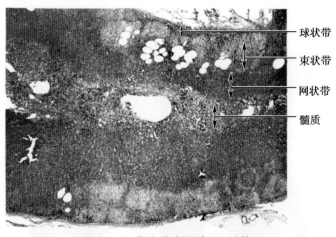

图 2-3-3　肾上腺皮髓质组织结构

肾上腺髓质主要受交感神经支配。来自 $T_{10} \sim L_1$ 脊神经元的交感神经节前纤维，通过腹腔神经丛，随肾上腺小动脉进入肾上腺髓质，以突触的形式终止于嗜铬细胞的周围。少许副交感神经通过相同的途径进入肾上腺髓质。

肾上腺的淋巴系统仅存在于被膜、皮质内小梁及大静脉内的结缔组织内，肾上腺淋巴管直接伴同肾的淋巴管回流入主动脉旁淋巴结。

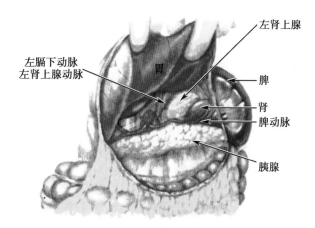

左肾上腺

左膈下动脉
左肾上腺动脉

胃

脾

肾

脾动脉

胰腺

图 2-3-4 肾上腺血供

二、肾上腺外科疾病概述

成人肾上腺外科疾病主要包括肾上腺皮质疾病,肾上腺髓质疾病。肾上腺皮质疾病主要包括库欣综合征,醛固酮增多症,分泌性激素的肾上腺肿瘤,慢性原发性肾上腺皮质功能低下症(Adison病),先天性肾上腺皮质增生症,肾上腺意外瘤或无功能肾上腺结节;肾上腺髓质疾病主要包括嗜铬细胞瘤和肾上腺髓质细胞增生症。

儿童最常见的肾上腺外科疾病主要包括皮质醇腺瘤、醛固酮腺瘤、肾上腺皮质癌、嗜铬细胞瘤和神经母细胞瘤。

皮质醇腺瘤分泌过量皮质醇,表现为库欣综合征(Cushing syndrome),又称皮质醇增多综合征。皮质醇增多综合征的病因20%是肾上腺皮质腺瘤,70%~75%由皮质增生引起,5%为肾上腺皮质腺癌,少数为异位ACTH综合征和医源性皮质醇增多综合征。过多的皮质醇使体内各方面代谢发生紊乱,主要包括:①脂肪分布失常,导致"满月脸""水牛背",胸腹部脂肪增厚与瘦细四肢不相称,呈现向心性肥胖;②蛋白质分解加快,合成减少,致使皮肤变薄,有紫纹,皮下毛细血管脆性增加,容易出现紫斑,肌肉萎缩。因骨骼中蛋白质减少,可出现骨质疏松,引起腰椎即肋骨病理性骨折;③由于糖代谢紊乱,引起糖耐量减退,空腹血糖升高;④肾脏对钠离子的重吸收增加,钾离子的排泄增加而引起高血压、低血钾、碱中毒;⑤抑制生长激素的分泌及其作用,儿童生长缓慢,青春期延迟,抵抗力低下,易发生感染。

醛固酮腺瘤会分泌过量醛固酮,从而引起高血压、低血钾、肌无力、烦渴、多尿为表现的临床综合征,被称为Conn综合征,即原发性醛固酮增多症,其特征性临床表现为高血压、低血钾、碱中毒,病因78%为肾上腺腺瘤,20%为皮质增生,2%为肾上腺腺癌。

肾上腺皮质癌发生率较低,往往直径超过6cm,诊断皮质癌须见包膜或血管浸润,或已有转移。儿童肾上腺皮质癌可分为功能性和非功能性,前者约占80%,后者约占20%。功能性皮质癌又可分为:①皮质醇腺癌:较多见,约占50%,临床表现为皮质醇症;②醛固酮腺癌:甚为少见,占2%左右,临床表现同原发性醛固酮增多症,但低血钾更明显;③性激素腺癌:约占30%,主要大量分泌雌雄激素;④混合型腺癌:就诊时常已很大,表现为腹痛、软弱、消瘦、贫血、发热等,有时在季肋部可触及肿块。

嗜铬细胞瘤在儿童罕见,主要发生于6~14岁的青少年,男女比2:1,多为良性肿瘤,可为多发性或双侧性,大约10%的该肿瘤是恶性的,恶性肿瘤可发生转移。嗜铬细胞分泌过多的儿茶酚胺,高血压是嗜铬细胞瘤的主要体征。

神经母细胞瘤是儿童中最常见的颅外实体瘤,占所有儿童肿瘤的8%~10%,50%发生于2岁之前,而75%在四岁前确诊。神经母细胞瘤的临床表现变化很大,大多数患儿有腹痛或可触及的包块,但有些患儿仅表现为转移症状,包括骨或关节疼痛和眼眶瘀斑。胸部损伤可能导致咳嗽或呼吸困难症状。肿瘤直接侵犯至椎管内可能由于压迫引起神经缺失症状。

(陈光杰)

第二节　小儿后腹腔镜肾上腺手术

一、概述

1992年,Guar应用球囊扩张术成功建立了腹膜后手术途径,这种方式不经过肠道,操作空间位于后腹膜,具有损伤小,恢复快的优点,更适于泌尿外科医生手术。我国大部分医疗中心采用经腹膜后途径。

二、适应证和禁忌证

(一)适应证

功能性肾上腺肿瘤:皮质醇腺瘤、醛固酮腺瘤、双侧肾上腺增生症、嗜铬细胞瘤;良性症状性肾上腺囊肿或髓样瘤;无症状或影像学提示的局限在肾上腺的恶性小瘤。

(二)相对禁忌证

肿瘤大于6cm;没有肾上腺静脉或腔静脉累及的局限性肾上腺皮质癌;过度肥胖症;恶性嗜铬细胞瘤;男性化肾上腺瘤(70%~80%此类肿瘤是功能性肾上腺皮质癌);严重的腹腔粘连;肾盂肾炎病史或反复性肾盂肾炎。

(三)绝对禁忌证

肾上腺肿物切除后局部复发;累及邻近器官或累及肾动静脉、腔静脉的侵袭性皮质癌;严重的心肺功能疾病。

三、术前准备

常规外科手术术前准备包括:①实验室及影像学检查、内分泌评估及呼吸循环系统功能评估;②胃肠道准备:术前禁食禁饮,术前晚清洁灌肠;③术前留置导尿,术中便于监测尿量,避免术后尿潴留(儿童多采用麻醉后留置导尿);④预防性抗生素使用,手术时气管插管麻醉、留置导尿及术后引流管都有增加切口感染的概率,可以术中及术后使用抗生素预防感染;⑤术前交叉配血,尤其是瘤体巨大或嗜铬细胞瘤手术。

纠正代谢紊乱:肾上腺疾病多存在内分泌异常,必须术前充分评估,保障顺利平稳度过手术。①皮质醇增多症术前准备:由于肾上腺术前后皮质醇由分泌过多转为分泌不足,如果不及时补充糖皮质激素会造成肾上腺危象。因此术前一天补充皮质醇,然后逐渐减少用量。多数用药2~3个月,个别需用药6~8个月。②原发性醛固酮增多症术前准备:注意心、肾、脑和血管系统的评估。就诊高血压、低血钾,应用保钾利尿剂如螺内酯和补钾药物提高体液中钾含量,就诊低钾性碱中毒。肾功能不全者应减量防止高血钾。血压控制不佳可联合用药。③嗜铬细胞瘤术前准备:为避免术中血压剧烈波动,术前需严格控制血压至正常水平至少一周以上才能进行手术。α受体阻滞剂常作为控制嗜铬细胞瘤引起血压增高的一线用药,其中最有效的是酚苄明,酚苄明是一种长效不可逆的α受体阻滞剂,可抑制因儿茶酚胺刺激引起的强烈血管收缩。单一使用β受体阻滞剂的风险极大,它会引起α受体兴奋从而造成严重高血压发作,甚至危及生命,故不推荐单独使用。尽管大部分患儿有高血压,仍需适当补液,因为长期的血管收缩,体内有效血容量不足约基线下15%,术中切除肿瘤或增生腺体后可引起血压急剧下降,因此术前2d扩容、稳定血压能有效降低手术风险。根据患儿体重,最终扩至晶体、胶体各800~1 000ml/m²。

充分准备指标如下:①血压稳定120mmHg/80mmHg,心率小于90次/min;②无阵发性血压升高、心悸、多汗等现象;③体重呈增加趋势,血细胞比容小于45%;④四肢末梢发凉感消失或有温暖感,甲床红润等表明微循环灌注良好。

四、手术步骤

左右侧手术方法基本相同,笔者以右侧为例进行展示,常规采用完全健侧卧位,腰部垫高,充分延伸肋弓和髂嵴之间的距离(图2-3-5~图2-3-7)。

(一)建立操作孔(图2-3-8)

腋中线髂嵴上方2cm切口1.5~2cm,长钳钝性分离进入腹膜后间隙,用示指伸入间隙,扪及腰大肌后将周围组织尽量推向腹侧,将自制扩张球囊(6号乳胶手套的中指套在肛管或12F导尿管上,用四线扎紧手套),放入腹膜后腔,充气100~150ml,具体根据患儿大小决定,成人可达600~800ml,维持球囊扩张状态3~5min后排气拔除。然后在食指引导下穿刺操作孔鞘,分别位于腋前线、腋后线12肋下,退出食指,置入腹腔镜鞘,并固定,充气,气腹压力维持在8~11mmHg。

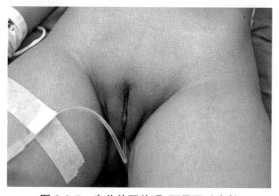

图2-3-5 患儿外阴外观,可见阴毛生长

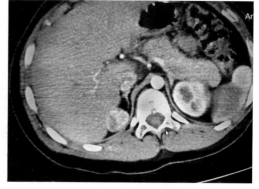

图2-3-6 术前CT

(二)显露肾上腺

清理腹膜后脂肪,显露肾周筋膜,并打开筋膜,上至膈下,下至髂窝。选择肾脏内上方肾周脂肪囊与前层肾周筋膜间无血管间隙作为第一个分离层面,向内侧深面分离,直至显露肾

上腺或瘤体前表面位置。选择肾脏外上方肾周脂肪囊与后层肾周筋膜间隙作为第二个分离层面，向内分离至肾上极内侧。去除多余脂肪，显露肾脏上极。沿肾上极实质表面与肾上腺底部脂肪囊之间作为第三个分离层面，提起肾上腺周围脂肪，保持一定张力，锐性结合钝性分离肾上腺与肾脏之间组织。

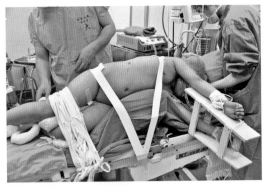

图 2-3-7　手术体位（完全健侧卧位）

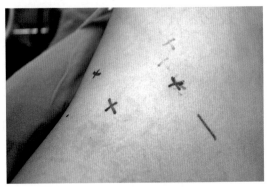

图 2-3-8　trocar 位置

（三）处理血管

肾上腺下方有较多肾上腺动脉分支，钳夹肾上腺周围组织提起肾上腺，钝性、锐性结合游离肾上腺动脉分支，必要时 Hem-o-lok 夹闭后离断，暴露中央静脉，Hem-o-lok 夹闭离断中央静脉。右侧肾上腺静脉相对较短，并且比右肾上极更靠近内侧，所以后腹膜路径手术相对困难，需将右肾向内侧及下方推开，沿下腔静脉向头侧方向寻找右肾上腺中心静脉。

（四）切开肾上腺上极与膈下尚存的连接组织，完全游离肾上腺或肿瘤

取合适切口取出肾上腺或瘤体（图 2-3-9）。根据需要决定是否留置引流管。

五、手术技巧

腹膜后腔的制备尽可能大，易于手术操作。准确辨认后腹膜泛着、腰大肌、膈肌等重要解剖标志，切开肾周筋膜时，切口尽可能要高并且足够大。

解剖性后腹腔镜肾上腺切除术的技术要点包括：①有序地在三个相对无血管层面内分离肾上腺；②在手术的最初时间内快速找到肾上腺，从而为后续的分离提高更好的解剖定位。

正确地进入三个解剖分离层面的关键是要辨认一些重要的解剖标志。如在肾周脂肪

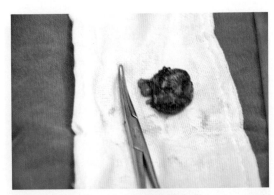

图 2-3-9　术后肿瘤大体

囊和肾周筋膜之间的潜在间隙内填充着稀疏的白色网状组织，而且分布着少量垂直排列的白色间隔组织，其内常含有细小血管。这些白色网状组织是引导进入潜在间隙的重要标志。

进入无血管解剖屏幕时，为保持术野清晰和安全，建议结合使用钝性和锐性分离的方法。用超声刀能有效处理位于潜在分离层面内的小血管以及肾上腺的小血管，有利于减少

出血和保持术野清洁。

术中对肾上腺动脉条带区的处理时机的选择比较重要。该条带犹如一个天然牵引器可提肾上腺,在处理完肾上腺静脉后再离断该条带比较合适。

充分利用肾上腺及肾脏周围的潜在解剖间隙,在相对无血管层面内进行分离,解剖层次清楚,术中出血少,术野清晰。这不仅有利于术中对肾上腺病变部位及范围作出更准确的判断,为选择肾上腺的切除方式即全切或次全切除提供重要依据,从而提高手术效果;同时也显著减少了邻近器官的副损伤。如果采用其他分离途径,不显露肾上腺全貌而直接仅仅切除肿瘤,就失去了术中对病变进行判断的机会,从而有可能影响术后效果。

对肾周脂肪比较薄的患者,在进入第一个分离层面后很容易找到肾上腺。第二个分离层面不用游离,接下来直接沿肾上极实质表面作为第二个分离屏幕进行分离,向上直到肾上腺的外侧面。

肾上腺组织质地脆,易破裂。术中尽量避免直接钳夹肾上腺组织或瘤体,以免肾上腺组织破裂出血或瘤体破裂造成肿瘤细胞种植。分离时可抓起肾上腺周围脂肪,动作要轻柔。

肾上腺中心静脉清晰暴露后,用钛夹或 Hem-o-lok 夹闭后离断。右侧肾上腺中心静脉短,分离时要特别小心。

在嗜铬细胞瘤探查及切除肿瘤时,应根据病情、肿瘤大小、部位及周围血管的关系和术者的经验合理选择开放性或腹腔镜手术。充分暴露肿瘤及周围脏器,减少术中损伤和手术所致的各种并发症,是复杂嗜铬细胞瘤选择手术径路的关键。手术过程中,减少各种操作对肿瘤的刺激,避免产生大量儿茶酚胺而导致高血压危象的发生,是手术安全的重要保障。术中挤压导致儿茶酚胺大量快速进入循环,引起血压急剧上升,因此,需与麻醉师充分沟通与交流手术的进展步骤,保证足够的麻醉深度,应用硝普钠和酚妥拉明进行控制性降压,必要时手术暂停,避免血压急剧升高导致心脑血管意外发生。肿瘤血管结扎后血中儿茶酚胺浓度骤减,全身血管床扩张,有效循环血量迅速减少引起血压骤降,部分患儿血压会下降至90mmHg 以下。此时应降低麻醉深度,停用所有降压药,快速补充有效循环血量,必要时应用多巴胺或去甲肾上腺素、肾上腺素升压治疗,维持循环功能稳定。

六、术后处理

需密切观察术后生命体征变化,引流管引流量 24h 少于 10ml 可以拔除,一般留置24~48h。导尿管建议早期拔除。

儿茶酚胺增多症患者术后仍有急性低血压的危险,尤其在体位变化后持续监测血压。一旦发生及时补液,必要时药物维持血压稳定。同时注意监测血糖,及时发现低血糖情况,避免造成危害。

原发性醛固酮增多症患者,需重点关注观察血压和电解质变化。一侧腺瘤切除后,电解质的失衡能迅速得到纠正,但血压变化可能出现以下情况:①术后血压很快降至或稳定在正常范围;②血压下降至正常后又回升,应用降压药物有效;③电解质紊乱很快纠正,但血压无明显下降,需加用降压药物调控。术后醛固酮增多的症状未能缓解,需服用螺内酯控制电解质紊乱。

库欣综合征患者,术后可能出现急性肾上腺功能不全,需严格按照计划补充皮质激素,定期复查电解质和血糖。若发现肾上腺危象应及时加大皮质激素的用量,并实施其他急救措施。皮质醇增多症患者其组织愈合能力较差,易出现伤口感染,导致切口愈合不良,应及时观察处理,并防止肺部膨胀不全和肺部感染。

七、并发症及其防治

(一)神经、肌肉损伤

后腹腔镜肾上腺采用侧卧位,长时间过伸位可造成腰部肌肉或坐骨神经牵拉损伤,术后出血腰痛、下肢麻木、疼痛及运动障碍;上肢长时间过伸可造成尺神经损伤进而术后出现尺神经支配区域麻木、疼痛或运动障碍。皮下神经损伤引起的持续性伤口疼痛。

(二)出血

出血是最常见的并发症,多因损伤肾上腺中心静脉、下腔静脉及其分支等原因造成,出血后视野一片模糊,切忌在出血处盲目钳夹,否则可能造成进一步的创伤性出血。应吸引器将出血吸净,暴露清晰出血点夹紧,然后电凝或上钛夹。多数出血都能制止或自动凝固,除非伤及大血管,一般出血量不多,无须输血。

(三)腹膜破裂

腹膜破裂是经腹膜后入路特有的并发症,主要与置管针误穿腹膜或术中解剖标志辨认不清误伤有关。此时需避免冲洗术野,仔细辨认各器官避免误伤腹腔内脏器。腹膜破裂通常不需要处理,若CO_2过多进入腹腔会导致腹膜后空间受压过小,增加手术难度。可增加一个通道协助牵引暴露以完成手术,或扩大腹膜破口,相当于中转成经腹入路手术。预防腹膜破损的措施包括术中要清楚了解腹膜的解剖位置,切开Gerota筋膜时应更靠近腰大肌;腋前线腹腔镜套管穿刺时应先推开腹膜折返线,以避免损伤腹膜。

(四)胰腺损伤

腹膜后入路时,经验不足者可能误将胰尾作为肾上腺肿瘤切除而损伤。未良好暴露腰大肌前缘和肾上腺背侧,而过于沿腹膜侧分离是重要原因,需要引起重视。

(五)CO_2气腹相关并发症

发生率在2%~3.5%,气腹时间超过4h,发生率高。主要包括皮下气肿、高碳酸血症、气胸等。预防措施有:①把握手术适应证,术前和麻醉师沟通,评估计肺功能情况。②术中气腹压力维持在8~11mmHg,由技术娴熟者完成手术,缩短手术时间。③术中监测气道压和血气结果,必要时终止气腹或手术。

(六)伤口感染

常见原因是异物残留,包括自制气囊的手套碎片、术野内的小缝线头、小纱布块碎片等,另一感染原因是引流不畅,如引流经腋后线的套管头引出,患者平卧位有可能屈曲或压迫引流管,造成引流不畅致伤口积液、感染。

(七)肿瘤种植

在恶性肿瘤的手术中并不少见,主要与恶性肿瘤的包膜薄而脆,术中多次反复钳夹肿瘤或进出穿刺孔有关。另外,研究发现CO_2气腹会增加肿瘤种植转移的机会。

(八)其他并发症

包括有肠梗阻,肺部感染、腹腔感染、迟发性血肿,未发觉的肠道损伤,均较少见。

（陈光杰）

第三节　小儿经腹腹腔镜肾上腺手术

一、概述

1992 年 Gagner 首先报道腹腔镜肾上腺肿瘤切除术,之后腹腔镜技术在肾上腺外科疾病中得到广泛应用,腹腔镜入路肾上腺切除具有手术操作空间大,解剖标志清晰,损伤小,恢复快,住院时间短等优点。

二、适应证和禁忌证

同小儿后腹腔镜肾上腺手术。

三、术前准备

同小儿后腹腔镜肾上腺手术。

四、手术步骤

笔者以左侧为例进行介绍,见图 2-3-10、图 2-3-11。

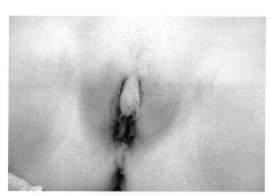

图 2-3-10　患儿外阴:阴蒂肥大、阴毛生长

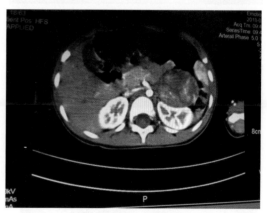

图 2-3-11　术前 CT

(一) 左侧手术

1. **穿刺建立操作孔**　脐缘行 1.0~1.5cm 切口,提起腹直肌,气腹针穿刺进入腹腔 / 直视下建立气腹,10mm trocar 穿刺进入腹腔,气腹压力维持在 8~12mmHg,然后以此孔为中心(顶点)并对称于肾上腺点之连线做等腰三角形(略小于 90°),穿刺建立操作孔。

2. **显露肾上腺**　探查有无腹腔明显粘连影响手术,如有需先分离。仔细辨认脾脏、肝左叶、结肠脾曲及降结肠等器官。电凝钩在降结肠外侧旁沟切开侧腹膜,打开脾肾韧带,将降结肠向内侧游离,向脾外侧及上方游离腹膜,注意勿损伤脾血管及胰尾,显露左肾上极内侧面的肾筋膜,切开肾上极内侧的肾筋膜和脂肪囊,暴露金黄色的左肾上腺,向下游离可以暴露左肾蒂。也可以先仔细辨别找到左肾静脉,沿肾静脉上方找到肾上腺中央静脉,上方即为左肾上腺（图 2-3-12）。

3. **处理血管**　超声刀或电凝钩处理来自膈下动脉的小分支,同法处理来自主动脉的小分支和肾上腺动脉（图 2-3-13）,必要时 Hem-o-lok 钳闭。仔细辨别左肾上腺下缘和左肾静脉,游离暴露出肾上腺中央静脉（图 2-3-14）,肾 Hem-o-lok 钳闭后离断。若左肾上腺下缘存在来自左肾动静脉的小血管,可以用超声刀或电凝钩处理以减少出血。超声刀完整切除肿块。

4. 取合适切口取出肾上腺肿块,根据需要决定是否留置引流管（图 2-3-15）。

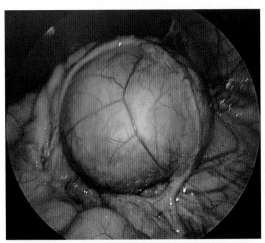

图 2-3-12　左侧肾上腺肿块术中观

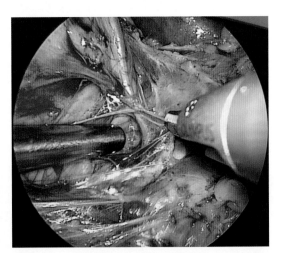

图 2-3-13　肾上腺动脉

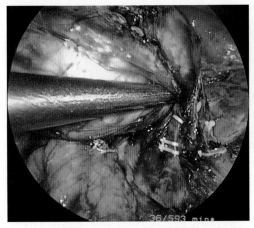

图 2-3-14　肾上腺中央静脉

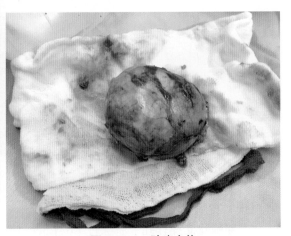

图 2-3-15　肿瘤大体

（二）右侧手术

1. **穿刺建立操作孔**　同左侧手术,必要时取第四孔辅助。

2. **显露肾上腺**　探查有无腹腔明显粘连影响手术,如有需先分离。右结肠旁沟切开侧腹膜,将升结肠向内侧游离显露右肾筋膜。切开肝脏的三角韧带,将肝右叶向上挑起,暴露肝脏面,向内侧推开十二指肠降部,显露下腔静脉,打开肾筋膜和脂肪囊,暴露肾门,沿下腔静脉向上游离显露右肾上腺中心静脉,在外脂肪囊中找到右侧肾上腺。

3. **处理血管** 用钳将右肾上腺推向上外方,使右肾上腺前内侧远离下腔静脉。右侧肾上腺中心静脉汇入下腔静脉,仔细辨别出右侧肾上腺中心静脉后,在肾上腺端和下腔静脉端分别用 Hem-o-lok 钳闭并离断。右侧肾上腺中心静脉较左侧短,暴露时需轻柔,避免血管撕裂引起出血。然后使用超声刀或电凝钩沿右膈脚筋膜表面向肾上腺内侧缘游离,分别处理来自膈下动脉的分支和向下处理肾上腺中动脉和肾上腺下动脉,并注意勿损伤肾蒂。游离内侧缘后提起肾上腺表面的肾周脂肪,处理来自肾包膜和周围脂肪的小血管。肾上腺外侧缘基本无血管,游离后即可将整个肾上腺切除。

4. 取合适切口取出肾上腺,根据需要决定是否留置引流管。

五、手术技巧

肾上腺组织很脆,易撕裂而导致出血,术中尽量避免钳夹肾上腺组织。肾上腺前、后、外侧面为相对无血管区,但其内侧缘及上下极血管较多,分离时尽量使用超声刀或电凝钩,可以减少出血、缩短手术时间。

左肾上腺切除时,脾脏会遮挡视野,需要向内侧翻转暴露肾上腺,脾脏上面有腹膜,分离时注意避免损伤膈肌及胸膜。胰腺尾部毗邻左侧肾上腺,且胰尾部上缘有脾动、静脉通过,应注意避免钳夹胰腺组织,同时注意避免损伤脾脏血管,否则容易造成难以控制的大出血。分离胰腺时多采用吸引器钝性分离,将胰腺推向内侧。游离肾上腺前先清楚暴露左肾门,尤其是避免损伤左肾静脉。左上腺中心静脉较右侧长,处理时建议使用钛夹或 Hem-o-lok。

右侧肾上腺切除时,根据解剖标志准确寻找肾上腺,降低手术时间。右侧入路解剖标志"肾上腺三角"(肝脏下缘、腔静脉外侧、肾脏上极)。右肾上腺中心静脉处理较左侧难,是手术关键所在。此血管很短,且直接注入下腔静脉右后壁,分离时易撕裂出血。术中先清晰暴露下腔静脉,再沿其外缘向后上游离暴露右肾上腺中心静脉,此法是避免损伤的有效方法。术中分离时务必轻柔,避免血管撕裂出血,若存在出血,视野不清时切勿盲目钳夹或乱用电凝止血,以免损伤下腔静脉。若术中无法在此静脉远离下腔静脉端上 Hem-o-lok 可改用丝线结扎或直接超声刀离断近肾上腺端。如果处理肾上腺中心静脉困难,可先行分离肾上腺其他部位,待肾上腺完全游离后处理右肾上腺中心静脉。

术中牵开暴露肝脏、脾脏、胰腺及肾脏等实质性脏器时避免使用锐性尖头器械,可使用钝头器械钳夹纱布,减少脏器损伤概率。如有损伤可采用止血纱布或止血明胶海绵压迫止血。若无效可采用缝合修补,脾脏损伤一般需行脾脏且切除。

六、术后处理

同小儿后腹腔镜肾上腺手术。

七、并发症及其防治

(一)神经、肌肉损伤

腹腔镜肾上腺手术多需抬高腰桥,长时间过伸位可造成腰部肌肉或坐骨神经牵拉损伤,术后出血腰痛、下肢麻木、疼痛及运动障碍;上肢长时间过伸可造成尺神经损伤进而术后出现尺神经支配区域麻木、疼痛或运动障碍。

（二）实质脏器的损伤

腹腔镜手术中可以发生肝脏、脾脏、胰腺、肾脏和膈肌的损伤，主要见于暴露时误伤，术中应手势轻柔。如术中发现膈肌损伤应注意有无气胸及纵隔气肿。膈肌破损可以腹腔镜下修补或中转开放修补。胰腺损伤应改行开放手术处理。肾脏损伤可视其损伤程度，先行腹腔镜下修补，出血多视野不清或腹腔镜下处理困难可直接中转开放手术。

（三）血管损伤

①下腔静脉损伤：下腔静脉损伤是肾上腺手术中最严重的并发症，可以在穿刺气腹针或第一个 trocar 时发生，右侧肾上腺手术时多见，因此穿刺成功后马上进镜探查，如发现腹腔内严重出血应马上开腹止血。此外，在处理右侧肾上腺中心静脉时，由于解剖的特点容易撕裂出血。此时视野不清切勿盲目使用电凝钩或超声刀止血，很容易损伤下腔静脉。如发生损伤，应先用纱布压迫止血，若能清晰确认出血点，术者腹腔镜技术娴熟可镜下缝合，否则应迅速中转开腹手术，修补下腔静脉。②脾血管损伤：左侧肾上腺手术中，翻开胰尾暴露左肾上腺很重要，此时容易损伤胰腺上缘后方的脾血管。脾血管损伤后出血汹涌，此时应一边腹腔镜下试行钳夹出血点或压迫止血，一边做好开腹手术准备，证实为脾血管损伤后直接行脾脏切除术。③肾血管损伤：左侧肾上腺下极有时靠近肾门血管，应避免损伤。如发生损伤，若术者腹腔镜技术娴熟可镜下缝合，否则应迅速中转开腹手术，修补肾静脉。

（四）器官损伤

①胰腺损伤：胰腺被膜及胰腺腺体组织较脆弱，术中不宜钳夹牵拉。如发现损伤除修补外还应放置多孔引流管，术后禁食，监测血、尿淀粉酶，并使用抑制胰腺分泌的药物。②胃肠道损伤：在游离结肠及十二指肠时用力钳夹或撕扯，可造成胃肠破裂，亦可发生穿刺气腹针或术中电凝钩或超声刀误伤。一旦发生胃肠道损伤，应按照胃肠道外科手术原则及时处理。对于小的、表浅烧灼伤可以密切观察保守治疗。如损伤严重可视情况进行修补或造瘘术。③肝脏损伤：在处理右侧肾上腺时需推开肝右叶，在暴露过程中容易损伤肝脏造成出血。如损伤小可用止血材料止血或使用纱布压迫止血，若创面较大或撕裂较深可镜下缝合止血，必要时开腹止血。

（五）CO_2 气腹相关并发症

参考小儿后腹腔镜肾上腺手术。

（六）其他并发症

肺部感染、切口感染、腹腔感染等。

（陈光杰）

参考文献

［1］吴阶平. 吴阶平泌尿外科学 [M]. 济南：山东科学技术出版社，2004.

［2］郭应禄，周利群，译. 坎贝尔 - 沃尔什泌尿外科学 [M]. 9 版. 北京：北京大学医学出版社，2009.

［3］那彦群，郭振华，实用泌尿外科学 [M]. 北京：人民卫生出版社，2009.

［4］ALAN J. Campbell-Walsh Urology [M]. 11th ed. Philadelphia: Elsevier Saunders, 2016.

［5］沈周俊. 现代肾上腺外科诊疗学 [M]. 上海：上海交通大学出版社，2015.

［6］张旭.解剖性后腹腔镜解剖性肾上腺切除术的手术方法和技巧 [J].临床泌尿外科杂志.2007, 22 (8): 561-564.

［7］张大宏.经腹腔入路泌尿外科腹腔镜手术操作技巧 [M].北京：人民卫生出版社, 2012.

［8］钟海军, 毕允力, 陆良生, 等.腹腔镜手术治疗儿童肾上腺区巨大肿瘤 [J].临床外科杂志.2015, 11: 813-815.

［9］PACAK K, EISENHOFER G, ALHMAN H, et al. Pheochromocytoma: recommendations for clinical practice from the first international symposium [J]. Nat Clin Pract Endocrinol Metab, 2007, 3 (2): 92-102.

［10］CORAN AG, ADZICK NS, KRUMMEL TM, et al. Pediatric surgery [M]. 7th ed. Philadephia: Elsevier Saunders, 2012.

［11］GAGNER M, LAEMIX A, BOLTE E. Laparoscopic adrenalectomy in Cushing's syndrome and pheoehromocytoma [J]. N Ensl J Med, 1992, 327 (14): 1003.

［12］SENOL E, RAHSAN O, AYTEN C B, et al. Adrenal masses in children: Imaging,, surgical, treatment and outcome [J]. Asian Journal of Surgery, 2020, 43: 207-212.

［13］ZAFER D, EMRE D, YESIM E, et al. Laparoscopic adrenalectomy in children: A 25-case series and review of the literature. Journal of Pediatric Sugery, 2018, 53: 1800-1805.

［14］邱剑光.腹腔镜肾上腺手术应用解剖与手术入路 [J].中华腔镜泌尿外科杂志 (电子版), 2009, 3 (2): 162-167.

［15］刘俊宏, 赵海, 林涛, 等.儿童嗜铬细胞瘤的诊断与治疗 (附 6 例分析及文献复习)[J].重庆医科大学学报, 2014, 39 (8): 1069-1072.

［16］刘文旭, 郑克立, 谢家伦.儿童嗜铬细胞瘤 6 例 [J].中华小儿外科杂志, 2000, 21 (4): 232-234.

［17］张旭.泌尿外科腹腔镜与机器人手术学 [M].2 版.北京：人民卫生出版社, 2015.

［18］王保军, 吴准, 张旭, 等.解剖性后腹腔镜下肾上腺切除术的阶段性培训方法 [J].中华泌尿外科杂志, 2009, 30 (5): 293-296.

［19］张旭, 何华, 陈忠, 等.腹膜后腹腔镜手术治疗原发性醛固酮增多症 130 例 [J].中华外科杂志, 2004, 42 (18): 1093-1095.

［20］张旭, 郎斌, 欧阳金芝, 等.后腹腔镜下肾上腺嗜铬细胞瘤切除术 56 例体会 [J].中华泌尿外科杂志, 2007, 28 (3): 149-152.

［21］HELOYRY Y, MUTHUCUMARU M, PANABOKKE G, et al. Minimally invasive adrenalectomy in children [J]. Journal of pediatric surgery, 2012, 47 (2): 415-421.

［22］TASKIN H E, SIPERSTEIN A, MERCAN S, et al. Laparoscopic posterior retroperitoneal adrenalectomy [J]. Journal of surgical oncology, 2012, 106 (5): 619-621.

［23］GAUJOUX S, BERTHERAT J, DOUSSET B, et al. Laparoscopic adrenalectomy for adrenocortical carcinoma: a medico-surgical perspective [J]. Annales d'endocrinologie, 2012, 73 (5): 441-447.

［24］RANE A, CINDOLO L, SCHIPS L, et al. Laparoendoscopic single site (LESS) adrenalectomy: technique and outcomes [J]. World Journal of urology, 2012, 30 (5): 597-604.

［25］SUZUKI H. Laparoscopic adrenalectomy for adrenal carcinoma and metastases [J]. Current opinion in urology, 2006, 16 (2): 47-53.

［26］PAMPALONI F, VALERI A, MATTEI R, et al. Experience with laparoscopic adrenalectomy in children [J]. Chirurgia italiana, 2006, 58 (1): 45-54.

第四章
小儿腹腔镜肾脏手术

第一节　肾脏解剖

泌尿系统由肾、输尿管、膀胱和尿道组成,主要功能是排出机体新陈代谢中产生的废物如尿酸、尿素、多余的无机盐和水分等,保持机体内环境平衡和稳定。当肾功能障碍时,代谢产物蓄积在体液中,改变内环境的理化性质,影响新陈代谢的正常进行,严重时可出现尿毒症,危及生命。

一、肾脏的位置和毗邻

(一) 位置

肾为成对的实质性器官,形似蚕豆,左右各一,位于脊柱两侧,腹膜后间隙内,紧贴腹后壁上部,前面被腹膜覆盖,为腹膜外位器官。由于肝右叶的存在,右肾比左肾略低 1~2cm(约半个椎体),左肾上端平第 12 胸椎上缘,下端平第 3 腰椎上缘;右肾上端平第 12 胸椎下缘,下端平第 3 腰椎下缘。左侧第 12 肋斜过左肾后面的中部,右侧第 12 肋斜过右肾后面的上部。肾门约平第 1 腰椎水平,距正中线约 5cm,肾的位置有个体差异,女性低于男性,儿童低于成人,新生儿肾几乎达到髂嵴。临床上常将竖脊肌外侧缘与第 12 肋的夹角处称肾区。

(二) 毗邻

肾的上方隔疏松结缔组织与肾上腺相邻。两肾的内下方为肾盂和输尿管。左肾的内侧为腹主动脉,右肾的内侧为下腔静脉,右肾切除术时,需注意保护下腔静脉,以免损伤造成难以控制的大出血。

肾后面上 1/3 借膈与肋膈隐窝相邻,肾手术时应注意此位置关系,以免损伤胸膜,造成气胸。肾后面下 2/3,自内向外为腰大肌及其前方的生殖股神经,腰方肌及其前方的髂腹下神经和髂腹股沟神经,以及腹横肌。肾前面邻近的器官左右不同:右肾内侧缘邻十二指肠降部,外侧邻肝右叶和结肠右曲,左肾从上向下与胃、胰和空肠相接触,外侧缘与脾和结肠左曲相邻。由于这种复杂的位置关系,当肾有疾患时,可向邻近器官转移或蔓延,在临床上有重要意义,同时,右肾手术时注意防止损伤十二指肠降部,左肾切除术时,注意勿伤及胰体和胰尾。

二、肾脏血管

肾动脉和肾段

肾内缘中部凹陷处称为肾门,有肾血管、肾盂以及神经和淋巴管等出入。由肾门的深入肾实质所围成的腔隙称肾窦,被肾血管、肾盂、肾大盏、肾小盏、神经、淋巴和脂肪等占据。肾蒂由出入肾门的肾血管、肾盂、神经和淋巴管等结构组成,而肾蒂内的主要结构排列规律是:由前向后为肾静脉、肾动脉和肾盂,由上向下为肾动脉、肾静脉和肾盂。

肾动脉多平对第1~2腰椎间盘高度,在肠系膜上动脉起点稍下方起自腹主动脉侧壁,起始部的外径平均约为0.77cm。右肾动脉较左侧长和高,行经下腔静脉、右肾静脉、胰头和十二指肠降部的后方;左肾动脉行经左肾静脉、胰体和脾静脉的后方,其前方有肠系膜上静脉跨过。

肾动脉在肾门附近分为前、后两干,前干又分出上段、上前段、下前段及下段动脉;后干走行在肾盂后方,在肾窦内延续为后段动脉。每条段动脉都有相对独立的供血范围,但有时段动脉之间有共干情况。前干的上段动脉分布于肾上端的前、后部,上前段动脉分布肾前面的中、上部及肾后面的外侧部,这两条段动脉多为共干。下前段动脉供应肾前面的中、下部及肾后面的外侧部,下段动脉供应肾下端的前、后部。下前段与下段动脉也可共干。后段动脉供给肾后面的中间部分,相当于上段动脉和下段动脉在肾后面分布范围之间的区域。每一条段动脉分布的肾实质范围,称肾段,故肾段可分成上段、上前段、下前段、下段和后段5个部分。肾段动脉之间常缺少吻合,当某段动脉出现血流受阻时,该动脉分布范围的肾段就可发生缺血性坏死。肾段的划分为肾的区域性病变的定位及肾段或肾部分外科手术定位提供解剖学基础。

肾动脉行程和数量的变异较为常见。若肾动脉经肾静脉高度以下腹主动脉发出,经肾静脉后面上行,继而绕至其前方进入肾门则可压迫肾静脉,使肾静脉血流受阻和静脉高压,在直立时压迫情况尤为明显,这可能是直立性高血压病的病因之一。只有一条单一的肾动脉仅占70%。通常将不经肾门而在肾上、下端或肾门前、后方入肾的动脉,称为肾副动脉或肾迷走动脉,实际上多数为起始和行程有变异的肾段动脉,其来源可起自肾动脉、腹主动脉或肠系膜上动脉。经肾上、下端入肾的动脉,分别称上极动脉或下极动脉。上极动脉可视为上段动脉,出现率可达28.7%;下极动脉可视为下段动脉,较上极动脉少见,因多经输尿管前方,进入肾下端,故可压迫输尿管致肾积水。右侧下极动脉若起于腹主动脉时,多跨过下腔静脉前方,其与下腔静脉后方的肾动脉形成下腔静脉周围动脉环。在施行肾切除术时,如采用集束结扎肾血管蒂时,将形成一个嵌闭环,可压迫下腔静脉,造成下腔静脉回流障碍。

三、肾筋膜和肾周间隙

肾被膜由外向内有肾筋膜、脂肪囊和肾纤维囊3层被膜。

肾筋膜又称Gerota筋膜,分为前后两层。前层为肾前筋膜,覆盖肾、肾上腺及其血管的前面,并越过腹主动脉和下腔静脉前面与对侧的肾筋膜前层相续,肾后筋膜覆于肾及肾上腺的后面,并与腰大肌及腰方肌筋膜粘连,向内附于椎体与椎间盘。肾前、后筋膜在肾上腺上端和肾的外侧缘相互愈合,向上与膈下筋膜延续,向外侧与腹横筋膜连接。在肾的下方,肾前筋膜逐渐变薄,消融在髂窝的腹膜外筋膜中;肾后筋膜向下至髂嵴与髂筋膜附着。由于肾前、后筋膜在肾下方并不融合,呈开放状,向下与直肠后隙相通。临床可经骶前径路行腹膜后注气造影。

脂肪囊位于肾筋膜深面,为囊状脂肪组织层,又称肾床。成人该囊层可厚达2cm,尤以肾的后面和边缘更为丰富,可经肾门延至肾窦内,充填于窦内各结构之间的空隙中,对肾有一定保护与支持作用。临床用肾囊封闭术,将药物注入囊内后,通过改变体位,药物可沿肾前筋膜扩散到腹主动脉周围的腹腔神经丛,以达到阻滞该丛的目的。由于该层为脂肪组织,易透X射线,在X线片上可见肾的轮廓,对肾疾病的诊断有帮助。

纤维囊又称肾纤维膜,是肾的固有被膜,由致密结缔组织和弹力纤维构成,薄而坚韧。正常时,纤维膜易从肾表面剥离,但在某些病理情况下,则因与肾实质粘连而难以剥离。在肾破裂或行肾部分切除术时,要缝合此膜。

肾筋膜发出许多结缔组织纤维束,穿过脂肪囊与纤维囊相连,对肾有一定的固定作用。由于肾筋膜的下端完全开放,当腹壁肌减弱,肾周围脂肪减少,或有内脏下垂时,肾移动性可增大,向下形成肾下垂或称游走肾。如果发生肾积脓或有肾周围炎时,脓液可沿肾筋膜向下蔓延。

（关　勇　吴　勇）

第二节　小儿腹腔镜肾囊肿去顶术

一、概述

单纯性肾囊肿又称为孤立性肾囊肿,是肾囊性疾病中最多见、症状最轻微的一种。发病率高达人群的50%,但儿童少见发病率0.1%~0.45%。小儿单纯性肾囊肿的诊断并不困难,通常因腹痛、血尿或其他腹部疾病而发现,B超检查可确诊,配合腹部CT检查,诊断的准确率可达到100%。

小儿单纯性肾囊肿发展缓慢,可以定期随访和复查,特别是对于囊肿直径小于4cm或临床症状轻微的患儿。但对于反复出现血尿、腹痛等症状的肾囊肿,囊肿直径大于4cm者,或怀疑存在泌尿系畸形的患儿,应考虑手术治疗。腹腔镜肾囊肿去顶术于1992年首次报道,近年来腹腔镜肾囊肿去顶减压术已经成为常规手术。

二、经腹腔内腹腔镜肾囊肿去顶术

在腹腔器官及腹膜没有较为严重的炎症和粘连时,沿肾脏前方的标志性器官分离腹膜及腹膜返折,加之影像学中邻近器官的位置比较,容易找到肾脏及囊肿。其优点:建立手术腔隙省时安全,分离肾脏时邻近脏器的解剖位置固定、清晰,手术视野开阔,解剖入路有次序、层次分明,处理肾脏上极或下极囊肿一般无须暴露全肾脏。

（一）适应证

囊肿较大>4cm,或出现症状患者;注射硬化剂失败或术前判断注射硬化剂易复发的患者;囊肿位于肾脏腹侧、前内侧、肾上极及后方肾实质较厚,后腹腔镜手术困难。

（二）禁忌证

无绝对禁忌证。但对良性囊肿病人患有严重出血倾向者,可为相对禁忌证。腹腔粘连难以形成气腹、严重感染等为相对禁忌证。

（三）术前准备

1. 术前肾盂造影及 CT 确定囊肿部位及其解剖关系。

2. 孤肾囊肿合并癌症时,尚需做好肾部分切除或根治性肾切除术的准备。

3. 合并感染时使用抗菌药物治疗

（四）手术步骤

1. 仰卧位取患侧经腹直肌长约 2.0cm 纵行切口,逐层切开皮肤、皮下、腹直肌前鞘,钝性分离肌层并切开腹直肌后鞘。

2. 打开腹膜进入腹腔,直视下放置 10mm trocar,缝合收紧切口,注入 CO_2 气压维持在 8mmHg,建立气腹,置入腹腔镜。

3. 直视下于腋前线与患侧下肋缘、髂棘水平交界处分别置 5mm 及 10mm trocar,置入操作器械。

4. 倾斜手术台使患儿成对侧 45° 斜卧位,探查见患肾囊肿,将中上 1/3 结肠推向左前方,超声刀切开结肠旁侧腹膜,沿肾上极前侧分离肾周脂肪囊,充分显露肾囊肿。

5. 于囊壁最薄弱处用电钩切除囊壁去顶,吸出清亮囊液,切缘电凝止血,经髂前水平 trocar 穿刺孔放置患肾周引流管。

（五）注意事项

1. 小儿腹壁菲薄,建立腹腔气腹时,最好采用逐层切开进腹的方式,避免盲穿时造成肠管或其他腹腔器官损伤。

2. 术中采用健侧斜卧位,必要时停留胃管,以减少胃肠腔胀气阻挡术野,方便囊肿的游离。

3. 游离囊肿时操作要轻柔,尽量保持囊壁完整,便于将囊肿完全显露。

4. 术中在防止损伤肾组织,造成大出血的同时,应尽量去除囊壁,以防囊肿复发。

5. 术中如怀疑囊腔与肾盂肾盏相通时,可经去顶囊腔注入稀释亚甲蓝溶液,观察尿管颜色,判断是否相通,以免术后漏尿。

6. 囊壁边缘可电凝止血,但囊底部不宜电灼或分离,否则可能损伤集合系统而导致漏尿。

（六）术后处理

术后 6h 后可少量饮水,逐步过渡,第 2d 正常饮食,但饮食量为常规饮食的 60%~70%;根据情况放置引流管,引流管在 24h 拔除;皮内缝合或生物胶粘皮,无须拆线

（七）并发症

腹膜前充气,皮下气肿大,肠损伤,大血管损伤,腹壁血管损伤,膀胱损伤,套管针部疝等。

（八）防治

1. 小儿腹壁菲薄,建立腹腔气腹时,最好采用逐层切开进腹的方式,避免盲穿时造成肠管或其他腹腔器官损伤。

2. 置入气腹针动作轻柔,避免肠损伤,及血管损伤,膀胱损伤。

3. 术前健康教育,心理疏导。

4. 术前准备:术区备皮,术前 12h 禁食,4~6h 禁水,术前留置导尿管,保证充足睡眠。

5. 监测有无切口感染及上呼吸道感染。

6. 术后 6~8h,取半卧位,肛门排气后无恶心、呕吐,可给予半流质饮食,密切观察切口及引流管情况。

三、经腹腔后腹腔镜肾囊肿去顶术

后腹腔镜手术,以往认为适用于后腹膜空间接近于成人的年长儿,对腹腔脏器影响较小,术后肠梗阻发生率低,CO_2 的吸收少,患儿恢复快。但是随着腔镜技术的发展,年龄因素对手术的影响已经越来越小。

经腹膜后途径能很快直接进入手术野,不需放置胃管,视野清晰,操作简便,且无须打开后腹膜,对腹腔脏器的干扰小,对呼吸和循环的影响也较小,可减少并发症的发生。术中在开窗的囊肿中填入脂肪,对于术后囊肿的愈合及减少囊肿的复发有一定的作用。另外,经后腹膜途径手术,即使出现肾周漏尿或引流不畅,囊内液或尿漏也不易进入腹腔,只要改善引流,引流量会逐渐减少,不致引起积液及感染。

(一)禁忌证

无绝对禁忌证,不除外肿瘤性病变,严重感染或肾周严重粘连,多囊肾肾功能严重障碍。

(二)术前准备

1. 术前方式,询问病史,观察患者皮肤体型情况。

2. 影像学及实验室检查明确患者病情及解剖情况。

(三)手术步骤

1. 患儿均采用气管插管全身麻醉,取患侧卧位,垫高腰部。

2. 常规消毒铺无菌巾单,取患侧腋中线髂嵴上约 2cm 皮肤横切口,分离肌层,将水囊置于腹膜后,注水约 150ml 5min 后放水拔除。

3. 置 10mm trocar,时缝合切口,充 CO_2 气体,建立腹膜后操作空间,气腹机流量 3.0L/min,压力 14~16mmHg。

4. 在腹腔镜监视下建立两侧工作通道,操作钳分离腹膜后腔隙,显露肾脏。

5. 结合术前 B 超及增强 CT 结果找到外观呈蓝紫色的囊肿,分离囊肿与周围组织间的粘连后,先用穿刺器抽出部分囊肿液送检,然后注入稀释的碘伏溶液破坏囊肿黏膜面。

6. 使用生理盐水冲洗囊肿并吸出其内液体,超声刀切除部分囊壁,并自切口处取出。

7. 探查囊肿内壁无异常,充分止血,留置腹膜后引流管,缝合切口。

(四)注意事项

1. 术中保持良好的体位和固定,术中监护,术后整理。

2. 根据 B 超、CT 或 MR 检查结果,在肾囊肿处分离肾周脂肪组织,且沿肾脏表面游离。将脂肪组织游离后可避免因脂肪组织移动干扰手术野。

3. 游离肾囊肿表面时操作轻柔,循序渐进,避免肾囊肿破裂。

4. 切除囊壁时应距离肾实质约 0.5cm,防止难以控制的肾实质出血。

5. 不要电凝烧灼囊底部以免损伤集合系统导致漏尿。

(五)术后处理

患者术后 1d 开始正常饮食,并于术后 2d 将创腔引流管拔除。皮内缝合,生物胶粘皮,无须拆线。

（六）并发症及防治

腹膜损伤、出血、残腔留存、囊肿复发以及皮下气肿等。皮下气肿在临床上较为少见，术后囊肿复发主要是肾囊肿开窗后重新闭合及囊肿壁的上皮细胞仍会分泌囊液的原因，出血则是因为手术切除囊壁与肾实质距离过近或止血时不彻底。因此注意术前充分准备，术中精细操作，止血彻底是防止并发症的关键。

（关　勇　王　欣）

第三节　小儿腹腔镜重复肾切除术

一、概述

肾及输尿管重复畸形（duplication of kidney and ureter）是一种常见的肾脏输尿管畸形。依据输尿管情况分为完全性重复畸形及不完全性重复畸形。文献报道重复肾人群发病率约0.8%。女性发病率约是男性 2 倍。左右侧发病率无明显分别，有相当部分重复肾为双侧罹患。重复肾畸形可以合并输尿管膨出、输尿管异位开口、膀胱输尿管反流以及肾盂输尿管连接部梗阻等其他情况。

重复肾可无临床症状，也可以有反复泌尿系感染等症状出现。过去对于重复肾的处理多选择手术切除。目前临床上对重复肾的处理依据不同表现而呈现高度的个性化。但对于功能差或者有反复感染的重复肾临床上多选择手术切除重复肾。对于重复肾输尿管切除手术，过去临床实践多采用腰切口经腹膜外实施。但经腰切口手术存在输尿管切除不完全、重复肾血管显露不清、出血较多等问题。

自 1993 年 Jordan 等首次报道腹腔镜半肾输尿管切除（laparoscopic heminephrectomy in children）治疗重复肾以来，小儿腹腔镜下重复肾切除术以其疼痛轻、创伤小、恢复快、美容效果好等优点而被广泛应用。

二、手术适应证和禁忌证

（一）手术适应证

1. 已经被临床应用认可的适应证

（1）有梗阻症状、发育不良或者功能不良的重复肾。

（2）有反复泌尿系感染。

2. 可作为临床探索性手术适应证

（1）合并集合系统或输尿管结石的重复肾。

（2）合并输尿管异位开口的重复肾。

（3）上肾输尿管高级别反流。

（二）禁忌证

1. 心、肝、肺等脏器功能异常。

2. 患者营养状况差、不能耐受麻醉手术。

3. 不能耐受气腹。

4. 泌尿系感染。

5. 凝血功能异常。

三、手术前准备

1. 术前对患儿全身状况进行全面评估，了解心、肺、肝、肾等重要脏器功能情况，明确有无合并其他脏器相关畸形及手术禁忌证。

2. 常规影像学检查。肾脏超声和磁共振泌尿系水成像（MRU）或者 CTU 了解重复肾及输尿管情况；排泄性膀胱尿道造影排除膀胱输尿管反流情况；肾动态显像（ECT）评估双肾分肾功能（有条件可以患侧上下极肾分别评价）。IVP 检查对判定重复肾检查有意义，但由于重复肾功能常较差而显影不好，IVP 检查上可能仅仅表现患侧单一肾盂且位置偏低。所以，对于临床考虑重复肾但 IVP 结果阴性者要注意仔细判读。

3. 纠正贫血、低蛋白血症和水电解质酸碱代谢失衡，改善患儿营养状态。

4. 术前尿常规感染者需行尿培养以及药敏试验，并使用敏感抗生素。

5. 术前 1d 进食无渣流质饮食，术前晚及手术当天回流洗肠。术前留置胃肠减压管、导尿管、肛管。手术日术前半小时预防性应用抗生素。

6. 所有腹腔镜重复肾切除术前都需做好中转开腹准备，术前向患者及家属说明中转开腹的可能性。

四、手术步骤

（一）麻醉和体位

1. **体位**　气管内插管全麻。经腹手术者患儿取健侧卧位，患侧垫高 45°~60°，胶布或绷带固定，尽可能靠近手术床边缘。经后腹腔手术者患儿采用完全健侧卧位（图 2-4-1），升高腰桥。受力部位用棉垫衬垫，温毯必要时采用暖风机保温。CO_2 气腹压力建议维持在 8~10mmHg，应避免较大幅度的气腹压变化。

2. **trocar 位置**　脐孔放置 5mm trocar 置入 30° 镜头，于患侧锁骨中线与距脐中上、下 2cm 横线交叉处各置入一 5mm（或 3mm）trocar（具体位置可因术者个人习惯及术中具体情况做调整，或增加操作通道数量）（图 2-4-2）。有经验者可采用经脐多通道腹腔镜或经脐单孔腹腔镜手术。

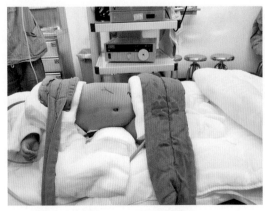

图 2-4-1　手术的体位

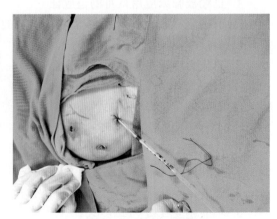

图 2-4-2　trocar 位置

3. **手术站位**　术者站位于患者健侧,扶镜手及助手站亦位于术者同侧(图 2-4-3)。

（二）手术方式

1. **传统腹腔镜手术**　腹部放置 3 个 trocar 完成手术,应用广泛,各年龄段患者均可以采用。

2. **后腹腔镜重复肾输尿管切除术**　经后腹腔建立腔隙后手术,成人及大于 1 岁患儿可以顺利开展。年幼儿后腹腔空间相对较小,操作受限,对于熟练者也可以采用。

3. **经脐单孔腹腔镜手术或经脐单部位三通道腹腔镜手术**　这两种术式手术难度较大,应注意选择合适病例。

4. **机器人重复肾切除手术**　成人病例有条件可开展,儿童特别是幼儿患者受制于机械臂需要空间,开展需谨慎选择。

（三）手术途径

根据肾脏周边解剖结构特点,采用经结肠旁途径或经肠系膜途径。右侧手术采用结肠旁途径,左侧手术,依据肾上极的位置决定,若上肾积水严重,扩张的肾盂推挤肾上极部分超出左侧降结肠,可采用肠系膜途径,反之则行结肠旁途径。

（四）手术的基本原则

1. **手术基本步骤**

（1）腹腔镜下确认诊断:超声刀(或电钩)切开结肠外侧腹膜,将结肠推向内侧(结肠旁途径)。或打开结肠系膜无血管区(左侧肠系膜途径)。游离并暴露肾下极,找出双输尿管确认重复肾诊断并区分输尿管与所引流肾盂对应关系(图 2-4-4)。

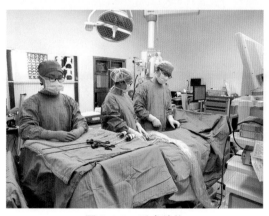

图 2-4-3　手术站位

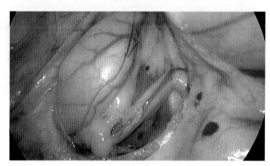

图 2-4-4　确认双输尿管

（2）小儿经腹腹腔镜重复肾切除操作:显露肾下极找出双输尿管后,辨别上半肾输尿管,注意保护下半肾引流输尿管顺行分离上半肾输尿管至盆底后离断。将输尿管近端逆行拖至肾蒂,自血管蒂下方拖出。以肾盂分界线大致判断预切线。寻找可能存在的上半肾异位滋养血管,结扎离断。循肾动、静脉寻找上半肾分支,以肾盂分界线判断,直至分离显露可判断的最次级分支血管,分别结扎。观察上下肾缺血分界线,确认无误后离断各支结扎血管。沿缺血线偏上肾 0.5~1cm 左右剪开肾纤维膜。提起上位肾盂,自肾门处开始超声刀离断肾实质,保持集合系统完整。检查无活动出血后缝合残肾创面。自脐部鞘管取出标本。切除创面处留置血浆引流管一条自腹直肌鞘管引出固定后完成手术。(图 2-4-5)

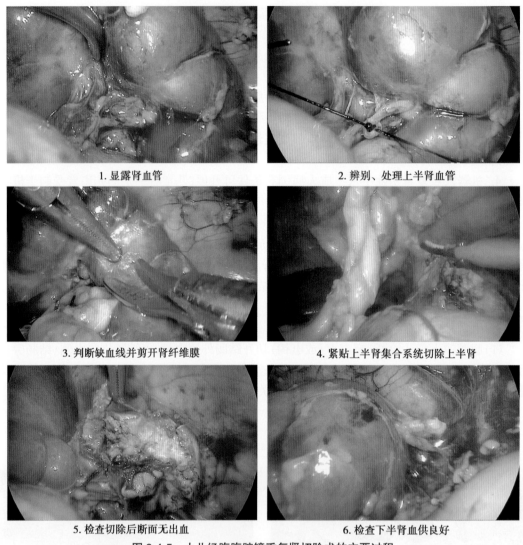

1. 显露肾血管

2. 辨别、处理上半肾血管

3. 判断缺血线并剪开肾纤维膜

4. 紧贴上半肾集合系统切除上半肾

5. 检查切除后断面无出血

6. 检查下半肾血供良好

图 2-4-5　小儿经腹腹腔镜重复肾切除术的主要过程

2. 手术操作原则

（1）注意保护下位肾血管：重复肾血管解剖变异，处理血管时应注意辨别分支血管，注意区分保护归属下位肾的血管。

（2）保护下位肾引流输尿管：重复肾引流之输尿管多迂曲扩张，腹腔镜下易于辨识。但在走行方向上上下肾与输尿管关系紧密，分离时应注意紧贴需切除的上位肾输尿管，避免损伤下位肾输尿管。如果是不完全性重复畸形，在离断上下输尿管交界处时应注意保持下位输尿管管径宽度合适，可以向下位输尿管内留置双 J 管，术后二期拔除。

（3）尽量切除重复输尿管：输尿管残端综合征是重复肾切除术后最常见的并发症，该并发症最直接的原因就是手术中间保留了过多输尿管残端。相比传统开放重复肾切除手术，腹腔镜下重复肾切除手术有条件切除重复输尿管至盆底水平以下。切除输尿管残端时应注意切勿损伤输精管、直肠等毗邻结构。

（4）精细处理集合系统：精细处理集合系统有两方面的意思，其一是尽量剔除上半肾集合系统,以免残留集合系统产生尿液,术后形成尿性囊肿;其二是避免损伤下位肾的集合系统而形成尿瘘。如果术中不小心损伤下肾集合系统,应该及时缝合修补,并留置下肾内双J管,保持充分引流。

3. **中转手术原则** 腹腔镜手术过程中,出现以下情况应该及时中转开腹:

(1)术中发现肾盂与周围组织粘连严重,解剖结构不清楚,腹腔镜下分离与切除困难。

(2)术中出血,腹腔镜下不能有效控制。

(3)术中出现意外损伤,腹腔镜下难以确切修复者。

五、手术技巧

1. **切除线判断** 对于发育不良和萎缩型的上半肾,依据上半肾缺血的色差线和周围纤维结缔组织即可判断交界部。对于积水型的上半肾,采取打开上半肾集合系统的方法判断界限。

2. **充分利用内部悬吊等辅助手段** 腔镜下半肾切除特别是经脐单孔或者经脐单部位手术,显露肾上极比较困难,术中可充分合理利用缝合牵引线、悬吊等手段降低手术操作难度。

3. **肾残端处理** 由于肾实质质地较脆,缝合时容易拉豁,半肾切除后肾残端缝合腔镜下操作比较困难,所以建议切除上肾时预先多保留1cm左右肾纤维膜,便于缝合。另外,可以使用免打结缝合线,减少打结操作,降低手术难度。

六、术后处理

1. 术毕麻醉清醒后回病房监护,密切观察生命体征、尿量及腹腔引流情况,确保腹腔引流管通畅,根据腹腔引流量及超声复查情况适时拔除腹腔引流管。

2. 术后维持水、电解质平衡,加强支持治疗,肠道通气后逐渐恢复进食,适当多饮水,保证足够尿量。

3. 常规门诊随访,如出现输尿管残端综合征需对症治疗。

七、并发症及其防治

腹腔镜重复肾切除术并发症包括腹腔镜手术特有并发症和重复肾切除术相关并发症。

(一)腹腔镜手术特有并发症

腹腔镜特有并发症同腹腔镜肾盂成形手术腹腔镜术后特有并发症。

(二)重复肾切除手术相关并发症

1. **输尿管残端综合征**(the distal ureteric stump,DUS) 是指手术残留的远端输尿管引发的泌尿系感染、下腹部疼痛、血尿等临床症状。国外报道发生率达0.8%~1%,国内李宁等报告发生率约2.2%。腔镜下重复肾切除手术相比传统开放手术能够切除大部分上半肾引流输尿管而残留更短的输尿管残端,DUS发生率要远低于传统开放手术。由于重复肾输尿管开口位置比较复杂,完全切除输尿管有可能损伤正常输尿管、膀胱颈及尿道括约肌等结构。是否有必要为了避免DUS这种比较少见的并发症而对所有的重复肾切除手术进行输尿管全长切除手术尚存争议。DUS发生后,早期对症治疗,积极控制泌尿系感染,部分患者会缓解。对于反复出现症状的患者,可以考虑手术干预。手术方式多为输尿管残端切除手术,也有学者报道对于输尿管残端反流引起的感染病人可以考虑内镜下注射Teflon等药物治疗。

2. **肾上极尿囊肿** 重复肾切除术后肾残肾上极出现尿囊肿有两种可能,其一是术中残留的上肾组织过多,残留组织持续产生尿液;其二是术中损伤下肾集合系统未能及时发现做有效修补。两种情况可以通过逆行置管肾盂造影检查鉴别。对于上肾残留组织过多导致的尿性囊肿,短期观察后无缓解者需要积极手术处理。对于损伤下肾集合系统导致的尿性囊肿,可以考虑留置囊肿外引流,同时留置下肾内双 J 管,部分患者可以闭合。对于采用保守治疗无效的患者只能手术修补。

3. **肾周感染** 因尿液渗漏或肾周出血积聚在肾周未能及时引流至体外,若积液持续存在,可能会引起感染,患儿可有间断发热,腰部胀痛等不适。如症状不明显可予以保守观察治疗,如症状持续存在或反复发热难以控制可予以肾周穿刺,视情况决定是否留置肾周引流管和肾周冲洗。若感染重,粘连严重,还应在腹腔镜下清扫粘连的筋膜组织,并使用甲硝唑溶液冲洗肾周,术后可留置肾周引流管。

4. **下肾萎缩** 是重复肾切除术后相对少见的并发症,通常是由于术中损伤下半肾血管或者误扎下肾血管导致,也可能术中长时间牵拉或者阻断下肾血管蒂导致。处理肾血管时应仔细应对,避免出现误扎或者损伤下肾血管。如术中损伤应沉着应对,找出出血点,并向血管两侧充分游离,用肾蒂血管钳阻断后用 6-0 可吸收线缝合,必要时需及时中转开放手术止血。

5. **乳糜瘘** 乳糜瘘是重复肾切除术后少见的并发症,产生原因是手术中损伤了淋巴管。有报告认为乳糜瘘多发生于左侧半肾切除术后,这可能与淋巴管分布有一定关系。乳糜瘘主要表现为引流液呈乳糜样,通过引流液乳糜试验可以确诊。乳糜瘘的治疗以保守治疗为主,也有通过手术治疗治愈的报道,但乳糜瘘点寻找困难。重复肾切除手术应精细操作,尽可能避免乳糜瘘发生,一旦发生,保守治疗期间需要保持引流通畅,预防感染,必要时减少饮食摄入以减少乳糜产生。

6. **肾周血肿** 肾周血肿是重复肾切除术中止血不充分造成的,应当在手术过程中严密止血以期尽量避免。如果术后出现肾周血肿,需严密检测患者一般状况及出血进展情况。如存在活动性出血,需要再次手术止血。如果血肿局限,可以保守观察血肿变化,等血肿机化吸收。部分血肿较大、吸收困难或者血肿继发感染者,需要经皮穿刺留置引流管充分引流。

(唐耘熳)

参考文献

[1] NATION EF. Duplication of the kidney and ureter: a statistical study of 230 new cases [J]. J Urol. 1944, 51: 456.

[2] 黄澄如, 孙宁, 张潍平. 实用小儿泌尿外科学 [M]. 北京: 人民卫生出版社, 2006.

[3] JORDAN GH, WINSLOW BH. Laparoendoscopic upper pole partial nephrectomy with ureterectomy [J]. J Urol, 1993, 150: 940-943.

[4] 张旭. 泌尿外科腹腔镜与机器人手术学 [M]. 北京: 人民卫生出版社, 2015.

[5] 张殷, 张贤生, 潮敏, 等. 经脐单孔腹腔镜下重复肾半肾切除术与传统开放手术治疗儿童重复肾输尿管畸形的对比分析 [J]. 中华泌尿外科杂志, 2016, 37 (3): 184-189.

[6] 覃道锐, 唐耘熳, 毛宇, 等. 腹腔镜下半肾及输尿管切除治疗小儿重复肾 [J]. 中华腔镜泌尿外科杂志 (电子版), 2018, 12 (01): 39-42.

[7] 潮敏, 蔡盈, 曹永胜, 等. 小儿重复肾畸形的临床分析 [J]. 安徽医学, 2012, 33 (3): 277-279.

[8] SCHLUSSEL RN, RETIK AB. Ectopic ureter, ureterocele, and other anomalies of the ureter//Campbell MF, Walsh PC. Campbell's Urology. Philadelphia: Saunders, 2002: 2007-2052.

［9］李佳宁，傅宏亮，王辉，等. 85 例儿童肾重复畸形核素肾动态显像 [J]. 中华核医学与分子影像杂志，2010, 30 (2): 134-135.

［10］张丽霞，王晓明，陈金燕，等. 99Tcm-DTPA 肾动态显像评价儿童重复肾功能 [J]. 中华核医学与分子影像杂志，2013, 33 (3): 188-191.

［11］王常林，赵国贵，王宪刚，等. 对肾重复畸形的 B 超、IVP、SPECT 三种检查方法的评价 [J]. 中国医科大学学报，1992 (6): 442-444.

［12］ABEDINZADEH M, NOURALIZADEH A, RADFAR MH, et al. Transperitoneal laparoscopic heminephrectomy in duplex kidneys: a one centre experience [J]. Ger Med Sci, 2012, 10: Doc05.

［13］DINGEMANN C, PETERSEN C, KUEBLER J F, et al. Laparoscopic transperitoneal heminephrectomy for duplex kidney in infants and children: a comparative study.[J]. Journal of Laparoendoscopic & Advanced Surgical Techniques, 2013, 23 (10): 889.

［14］周晓光，周辉霞，马立飞，等. 经脐单孔腹腔镜和传统后腹腔镜重复肾半肾切除术治疗小儿重复肾输尿管畸形的病例配对研究 [J]. 微创泌尿外科杂志，2013, 2 (5).

［15］周辉霞，孙宁，马立飞，等. 腹腔镜下重复肾半肾切除术手术路径探讨 [J]. 临床小儿外科杂志，2011, 10 (1): 24-27.

［16］CASTELLAN M, GOSALBEZ R, CARMACK A J, et al. Transperitoneal and retroperitoneal laparoscopic heminephrectomy—what approach for which patient？[J]. Journal of Urology, 2006, 176 (1): 2636-2639.

［17］王常林，王宪刚，赵国贵. 小儿肾重复畸形的病理解剖改变及其临床意义 [J]. 中华泌尿外科杂志，2000, 21 (3): 144-146.

［18］GAO Z, WU J, LIN C, et al. Transperitoneal laparoscopic heminephrectomy in duplex kidney: our initial experience.[J]. Urology, 2011, 77 (1): 231-236.

［19］ANDROULAKAKIS P A, STEPHANIDIS A, ANTONIOU A, et al. Outcome of the distal ureteric stump after (hemi) nephrectomy and subtotal ureterectomy for reflux or obstruction.[J]. Bju International, 2001, 88 (6): 586.

［20］李宁，黄澄如，孙宁，等. 儿童重复肾上半肾切除术后输尿管残端综合征的诊治分析 [J]. 广西医科大学学报，2015, 32 (3): 456-457.

［21］GUNDETI M S, RANSLEY P G, DUFFY P G, et al. Renal outcome following heminephrectomy for duplex kidney [J]. Journal of Urology, 2005, 173 (5): 1743-1744.

［22］EHRLICH RM, KOYLE MA, SHANBERG AM, et al. A new technique of exclusion of the remaining refluxing ureteral stump in cases of ectopic ureteral implantation. J Urology, 1998, 94: 329-331.

［23］CASALE P, GRADY R W, LEE R S, et al. Symptomatic refluxing distal ureteral stumps after nephroureterectomy and heminephroureterectomy. what should we do？[J]. Journal of Urology, 2005, 173 (1): 204-206.

［24］YOU D, BANG J K, SHIM M, et al. Analysis of the late outcome of laparoscopic heminephrectomy in children with duplex kidneys [J]. Bju International, 2010, 106 (2): 250.

［25］万岳明，唐正严，陈智勇，等. 后腹腔镜下重复肾上位半肾切除术后乳糜漏的临床分析 [J]. 中南大学学报 (医学版)，2012, 37 (4): 405-407.

［26］RAHMAN N, COPPI P D, CURRY J, et al. Persistent ascites can be effectively treated by peritoneovenous shunts [J]. Journal of Pediatric Surgery, 2011, 46 (2): 315-319.

第四节　小儿腹腔镜单纯性肾切除术

一、概述

自 Clayman 于 1991 年成功完成首例腹腔镜肾脏切除术以来，腹腔镜肾切除术在全世界范围得到广泛开展。与开放手术相比,腹腔镜肾切除术除了创伤较小且对患者肺功能影响较小,减轻了患者对手术应激反应,因而腹腔镜肾切除术被认为是目前肾切除的标准手术方式。

二、适应证和禁忌证

(一) 手术适应证

腹腔镜肾切除或肾输尿管切除术的手术适应证如下:

1. 先天性无功能或者功能低下的肾发育不良。
2. 失去功能的肾盂输尿管连接处梗阻。
3. 无功能的或者伴有系统性高血压的多囊性肾发育不良。
4. 反流性肾病。
5. 导致顽固性蛋白丢失的先天性肾病综合征。
6. 准备接受肾移植的局灶性节段性肾小球硬化症。
7. 小的发育异常的肾脏合并输尿管异位开口。

(二) 禁忌证

1. 心、肝、肺等脏器功能异常。
2. 患者营养状况差、不能耐受麻醉手术。
3. 不能耐受气腹。

(三) 相对禁忌证

1. 有腹部手术病史者,由于可导致腹腔粘连及局部解剖不清,不宜选择经腹途径。
2. 既往有过肾脏手术史,如肾部分切除、肾脏切开取石,列为相对禁忌,更不宜选择腹膜后途径。
3. 比较肥胖,近期患有严重感染的患者,如黄色肉芽肿性肾盂肾炎,即使是经验丰富的泌尿外科腹腔镜医师,也要尽量避免对其实施腹腔镜肾切除术。

三、手术前准备

1. 术前对患儿全身状况进行全面评估,了解心、肺、肝、肾等重要脏器功能情况,明确有无合并其他脏器相关畸形及手术禁忌证。
2. 检查血尿常规及肝肾功能等常规实验室检查,了解血肌酐、血红蛋白水平;常规影像学检查包括肾脏 B 超、泌尿系 CT 及静脉肾盂造影(IVU)了解患肾分泌排泄功能;利尿性肾动态显像(ECT)评估双肾分肾功能;排泄性尿道膀胱造影(VCUG)了解有无反流。
3. 纠正贫血、低蛋白血症和水电解质酸碱代谢失衡,改善患儿营养状态。
4. 术前尿常规感染者需行尿培养以及药敏试验,并使用敏感抗生素。
5. 术前 1d 进食无渣流质饮食,术前晚及手术当天回流洗肠。所有儿童应该在离开病房前或者在实施麻醉前单次静脉应用抗生素。
6. 所有腹腔镜肾切除术术前都需做好中转开腹准备,术前向患者及家属说明中转开腹的可能性。
7. 对于多囊性肾发育不良的患儿,必须注意囊肿的大小和数量,以决定是否采用囊肿抽吸代替切除术。

四、手术步骤

(一) 麻醉和体位

1. **体位**　气管插管,静吸复合麻醉,常规监测呼气末 CO_2 浓度。患儿取健侧卧位 (图 2-4-6),患侧垫高 45°~60°,胶布或绷带固定,尽可能靠近手术床边缘。受力部位用棉垫、衬垫、温毯,必要时采用暖风机保温。CO_2 气腹压力建议维持在 8~10mmHg,新生儿建议在 6~8mmHg(1mmHg = 0.133kPa),流量控制在 3.0L/min 左右,应避免较大幅度的气腹压变化。

2. **trocar 位置**　脐缘下放置 5mm trocar 放入 30° 镜头,于患侧锁骨中线平肋缘下、髂嵴上缘各置入一 5mm(或 3mm)trocar(具体位置可因术者个人习惯及术中具体情况做调整,或增加操作通道数量)(图 2-4-7、图 2-4-8)。有经验者可采用经脐多通道腹腔镜或经脐单孔腹腔镜手术。

3. **手术站位**　术者站位于患者健侧,扶镜手及助手站亦位于术者同侧。(图 2-4-9)。

(二) 手术方式

1. **传统腹腔镜手术**　腹部放置 3~4 个 trocar 完成手术,应用广泛。

2. **经脐单部位三通道腹腔镜手术**　健侧脐周置入 5mm trocar 放入镜头,脐上下缘置入 3mm 或 5mm trocar 作为操作孔。

3. **经脐单孔腹腔镜手术**　脐部 2~2.5cm 长切口,置入单孔 Triport 装置,手术难度较大。

(三) 手术入路

1. **经腹腔入路**　具有手术视野宽广、解剖标志明显等优点,但对腹腔有一定的干扰,有发生肠损伤、肠麻痹和腹膜炎的可能;除此之外,曾有腹腔手术史、外伤史或粘连时,不适宜采用经腹腔入路。

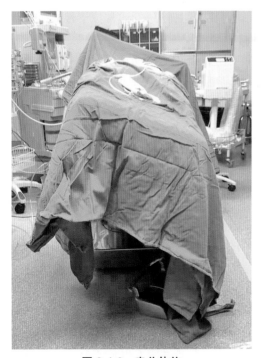

图 2-4-6　患儿体位

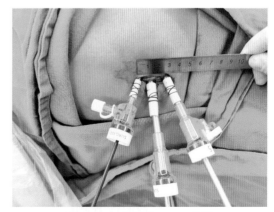

图 2-4-7　多通道 trocar 位置

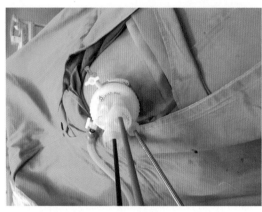

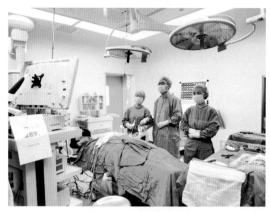

图 2-4-8 单孔腹腔镜 trocar 位置　　　　　　　　图 2-4-9 手术站位

2. **经后腹腔入路** 可直接、迅速进入手术视野,分离组织少、损伤轻,对腹腔脏器干扰少,避免对腹腔内容物对手术视野的干扰,同时引流物只局限于后腹腔,避免腹腔污染,但操作空间狭小、腹膜后腔脂肪多、缺乏清晰的解剖标志,对初学者有一定的难度。

(四)手术基本步骤

1. **经腹腔途径腹腔镜单纯肾切除术**

(1)游离结肠:左肾切除时,先用电钩或超声刀从髂血管水平开始沿 Toldt 线切开降结肠外侧腹膜至脾脏上缘,切断膈结肠、脾结肠及脾肾韧带,使脾脏和胰腺及结肠一起移向内侧。右肾切除术时,腹膜切开应向头部方向切至结肠肝曲水平,包括右侧三角韧带、右前方的冠状韧带及肝横结肠韧带,向内方提起结肠显露肾结肠间结缔组织并切断之,完全游离结肠和部分十二指肠。

(2)游离输尿管和肾脏:结肠充分移开后,即可看到腰大肌,输尿管通常位于腰大肌内侧缘与下腔静脉和主动脉外侧缘之间,性腺血管里面,蠕动的输尿管有助于区分此两种结构。找到输尿管后,提起输尿管使其保持一定的张力,向上游离至肾下极和肾门。肾背侧暂不游离,有利于肾门血管的分离。注意此时暂时不要切除输尿管,游离肾脏时,可通过牵引输尿管提起肾脏。在肾脏下极处切开 Gerota 筋膜和肾脂肪囊,沿肾脂肪囊内侧游离肾脏下级、背侧、腹侧和上极,最后至肾门外的肾周脂肪。

(3)游离和结扎肾蒂:提起输尿管及肾下极,辨认进入肾门的血管,可用吸引器杆分离肾血管。性腺血管、腰动静脉及其分支可不需结扎,但分离时不慎损伤引起出血可结扎、切断。将弯钳伸入肾、输尿管与腰大肌间隙,向上托起肾脏下极,显露肾门。拉直肾蒂血管,有利于其分离和结扎。并将肾下极从腰大肌表面完全游离。游离时注意紧贴腰大肌。仔细分离肾门脂肪,分离出肾、动静脉。

(4)切除肾脏:最后切断输尿管,切除的肾脏可剪碎或整体取出。手术结束前用生理盐水冲洗手术视野,检查确定无出血后,吸尽冲洗液,复位结肠,后腹膜可不必缝合,放置肾窝引流管,放出 CO_2 气体,取出 trocar,缝合伤口。

2. **经后腹腔途径腹腔镜单纯肾切除术** 腹膜后入路是肾脏开放手术的传统入路,Gaur于 1992 年报道用气囊扩张建立后腹腔镜方法后,后腹腔镜入路的腹腔镜手术在泌尿外科得到了广泛的应用。后腹腔镜手术因为不干扰腹腔内脏器,大部分病人可在术后第二天进食和恢复活动,因而可以减少手术的并发症和促进恢复。但后腹腔镜缺乏明显的解剖标志,在解剖学的辨析上对初学者具有一定的困难。由于小儿后腹膜间隙较小,不利于腹腔镜器械的操作,后腹腔镜技术在小儿泌尿外科应用尚存在拓展的空间。因此,对于小儿泌尿外科手术建议采用经腹腔途径。

(1)建立后腹腔:主要通过示指-器械剥离法。

(2)切开 Gerota 筋膜、游离肾脏:肾旁脂肪较多时,最好将其剔除。Gerota 筋膜是一层紧贴腰大肌表面的白色筋膜,切开后便可看到肾周脂肪,肾周脂肪囊内游离背侧、腹侧和肾脏上下极,游离过程中避免损伤肾包膜,否则容易导致出血。肾脏完全游离后可随意翻动。

(3)游离结扎肾蒂:提起输尿管向上牵引,用吸引器杆钝性分离肾动脉下缘,显露深静脉,然后结扎肾蒂血管,取出肾脏。

(五)中转手术原则

腹腔镜手术过程中,出现以下情况应该及时中转开腹:

1. 术中发现肾盂与周围组织粘连严重,解剖结构不清楚,腹腔镜下分离与切除困难。

2. 术中出血大,来势凶猛,腹腔镜下不能有效控制。

3. 术中损伤十二指肠或结肠,腹腔镜下难以确切修复。

五、手术技巧

1. **输尿管位置的确定** 在盆腔水平,输尿管位于髂血管的内侧,并与髂血管有一交叉。术中应注意观察输尿管的蠕动,这是与血管的主要区别。确定输尿管的位置后,剪开其附近的后腹膜,此时助手应将输尿管提起,避免在游离输尿管时损伤邻近脏器及血管。沿输尿管向上游离追踪到肾脏。沿肾脏周围分离肾周筋膜,显露肾脏内侧的肾蒂,钛夹钳夹后切除肾脏。

2. 对于发育不良的小肾脏,找到输尿管是关键,肾脏位置比较难找,但处理肾门比较简单。

3. 关于输尿管远端结不结扎的问题,术前需要确定有无反流,尽可能游离至盆腔低位,有反流必须结扎。

4. 肾脏的游离应在肾包膜与肾周脂肪囊之间的平面内进行,此平面内几乎无大血管,较易游离。分离肾下极时应注意迷走血管的存在,若肾周粘连较紧密,分离肾脏有困难,可先显露肾门,再做包膜下肾切除。

5. 肾脏血管变异多,特别是异位动脉,处理肾周条索状组织最好先结扎再切断。

6. 对于严重肾积水的患者,可以用吸引器吸出肾积水减压,此时肾脏较易游离。

六、术后处理

1. 术毕麻醉清醒后回病房监护,密切观察生命体征、尿量及肾窝引流情况,确保尿管及肾窝引流管通畅,导尿管保留 1~2d 后拔除,根据肾窝引流量及超声复查情况适时拔除腹腔引流管。

2. 术后加强呼吸道管理,促进排痰,防止呼吸道并发症。给予广谱抗生素(尿培养结果出来后根据尿培养结果使用敏感抗生素,复查尿常规正常即可停药),如发热提示有尿路感染时,可根据尿培养药敏试验及时更换敏感抗生素。

3. 术后维持水、电解质平衡,加强支持治疗,肠道通气后逐渐恢复进食,适当多饮水,保证足够尿量。

4. 术后随访,门诊复查尿常规及泌尿系超声,如发现有泌尿系感染者应同时行尿培养检查,并明确感染原因,是否存在输尿管残端综合征。

七、并发症及其防治

腹腔镜肾切除术并发症包括腹腔镜手术特有并发症和肾切除术相关并发症。

(一)腹腔镜手术特有并发症

1. **气腹相关并发症**　可能出现高碳酸血症或心、肺功能异常。术中严密监测气腹压力,维持在 6~12mmHg,术中保持良好的肌肉松弛度,新生儿和婴幼儿用最低压力状态保持可操作空间,尽量缩短手术时间。手术过程和麻醉师密切合作,婴幼儿病情变化较快,术中应密切观察生命体征变化并及时调整,密切观察患儿血气及呼气末二氧化碳分压($P_{ET}CO_2$),尽量不高于 40mmHg,必要时可暂停手术,适当增加潮气量,排除腹腔内残余 CO_2,待恢复正常后再手术。

2. **穿刺相关并发症**　小儿腹壁薄腹腔小,建立气腹或 trocar 穿刺入腹腔时,可能误伤腹腔内血管及肠管。一旦发现损伤,应及时缝合、修补损伤血管或肠管。

3. **切口疝及切口感染**　切口疝好发于脐窝部位切口,小儿腹壁薄,要全层缝合关闭 ≥ 5mm 的切口,避免术后切口疝的形成,如发现有切口疝应及时修补。因腔镜手术切口较小,术后发生切口感染的概率很小,如发现有切口感染应予以定期更换伤口敷料及抗感染治疗。

4. **术中、术后低体温**　由于小孩对周围环境耐受力差,散热快,对小于 3 个月的婴幼儿行腹腔镜手术治疗时,应注意调高手术室室内温度,同时采用温毯、暖风机等保暖措施。冲洗腹腔时亦需要温生理盐水,术后也要注意保暖,防止术中术后低体温。

(二)肾切除术相关并发症

1. **感染和发热**　可能发生的原因有:①术前伴有泌尿系感染的患儿未能彻底控制;②术中探查发现肾盂内有积脓,部分脓液流入腹腔,在气腹高压状态下,部分脓液被腹膜和肠道吸收,导致术中、术后高热,严重者可导致败血症和感染性休克;③婴幼儿消化道系统发育不完善,若术后发生较长时间腹胀,容易造成肠道内菌群失调和内毒素吸收,导致败血症。处理及预防:对于术前合并泌尿系感染的患儿,应当在感染控制之后再行手术治疗。术中及时腹腔冲洗,可减少术后发热、感染的概率。一旦发生感染和发热,宜积极行抗感染治疗,同时寻找原因,根据尿液及分泌物培养结果选择敏感抗生素,积极预防和尽早处理婴幼儿的感染性休克。术后早期留置导尿管,保持膀胱低压状态。

2. **肾周积液**　肾周出血积聚在肾周未能及时引流至体外,若积液持续存在,可能会引起感染,患儿可有间断发热,腰部胀痛等不适,一般术后留置肾周引流管。

3. **麻痹性肠梗阻**　可能原因有:①因术中渗出较多及气腹压力的影响,术后胃肠功能恢复较慢;②远端输尿管残端尿外渗至腹腔内,若腹腔引流不通畅尿液滞留于腹腔内导致尿源性腹膜炎。给予禁食、水,胃肠减压,肠外营养支持治疗,同时注意防治水、电解质平衡紊乱,一般可自行缓解。

4. **术中十二指肠损伤**　术中十二指肠损伤较少见,一般由于再次手术或因炎性渗出粘连分离困难所致,若术中及时发现可用 6-0 可吸收线在腔镜下直接缝合。预防:腹腔镜肾切除术时应小心谨慎,避免超声刀误伤或余热烫伤肠管,特别对于年龄较小、手术操作空间较小患儿。

5. 漏尿　腹膜后尿性囊肿可发生在远端输尿管残端反流,多见于应用止血夹结扎或超声刀封闭反流输尿管的情况。大多数尿性囊肿可以在放置导尿管 48~72h 后消失。持续性的漏尿和感染性囊肿可能需要经皮切开放置引流管。

6. 输尿管残端综合征　手术后残留的远端输尿管可能会引发泌尿系统感染、下腹部疼痛、血尿等临床症状,这种病理过程被称为输尿管残端综合征(the distal ureteric stump,DUS),有报道表明,术后发生 DUS 的发病率为 0.8%~1%,是一种并不常见的疾病,肾切除术后是否会引起本症,取决于术前输尿管形态、功能及远端有无梗阻、有无泌尿系感染和膀胱输尿管反流等。通常情况下,肾切除术后不会出现 DUS。但是某些疾病,如输尿管开口异位、异位输尿管囊肿等,因输尿管末端开口的位置异常或结构异常,造成输尿管远端梗阻,尿液排出不畅。若需切除肾脏,而输尿管并未全部切除,术后输尿管残端内感染可能会形成本征。DUS 最主要的临床表现是上半肾切除术后患儿反复的泌尿系感染。对怀疑本征者,超声和排泄性膀胱尿道造影检查(VCUG)不可少,B 超检查能显示出输尿管开口处或膀胱壁后方囊状扩张区域,有时可见囊内液体混浊,亦可以发现开口异位的输尿管。VCUG 可显示造影剂反流至残存的输尿管内及输尿管囊肿。一般在保证手术安全的前提下,尽可能低位下切除输尿管远端(腹腔镜优势之一),术后密切随访以防 DUS 发生。对于发生 DUS 的患儿,可以行:①残端输尿管切除;②残端输尿管 + 囊肿切除;③残端输尿管、囊肿切除 + 下半肾输尿管再植;④对于残端反流造成感染的患儿,也可注射治疗。

(潮　敏)

参考文献

[1] CLAYMAN RV, KAVOUSSI LR, SOPER NJ, et al. Laparoscopic nephrectomy: initial case report [J]. J Urol, 1991, 146 (2): 278-282.

[2] KU JH, BYUN SS, CHOI H, et al. Laparoscopic nephrectomy for congenital benign renal diseases in children: comparison with adults [J]. Acta Paediatr, 2005, 94 (12): 1752-1755.

[3] 张旭. 泌尿外科腹腔镜手术学 [M]. 2 版. 北京:人民卫生出版社,2008.

[4] SUZUKI K, IHARA H, KURITA Y, et al. Laparoscopic nephrectomy for atrophic kidney associated with ectopic ureter in a child [J]. Eur Urol, 1993, 23 (4): 463-465.

[5] KAPOOR R, VIJJAN V, SINGH K, et al. Is laparoscopic nephrectomy the preferred approach in xantho-granulomatous pyelonephritis？ [J] Urology, 2006, 68 (5): 952-955.

[6] CAO H, ZHOU H, LIU K, et al. A modified technique of paraumbilical three-port laparoscopic dismembered pyeloplasty for infants and children [J]. Pediatr Surg Int, 2016, 32 (11): 1037-1045.

[7] ZHOU H, LIU X, XIE H, et al. Early experience of using transumbilical multi-stab laparoscopic pyeloplasty for infants younger than 3 months [J]. J Pediatr Urol, 2014, 10 (5): 854-858.

[8] ZHOU H, SUN N, ZHANG X, et al. Transumbilical laparoendoscopic single-site pyeloplasty in infants and children: initial experience and short-term outcome [J]. Pediatr Surg Int, 2012, 28 (3): 321-325.

[9] MIURA RK, JUNQUEIRA CE, TAVARES L, et al. Transperitoneal laparoscopic nephrectomy in children: surgical technique with 3 trocars [J]. Int Braz J Urol, 2002, 28 (4): 346-348.

[10] DESGRANDCHAMPS F, GOSSOT D, JABBOUR ME, et al. A 3 trocar technique for transperitoneal laparoscopic nephrectomy [J]. J Urol, 1999, 161 (5): 1530-1532.

[11] Zou X, Zhang G, Xue Y, et al. Transumbilical multiport laparoscopic nephrectomy with specimen extraction through the vagina [J]. Urol Int, 2014, 92 (4): 407-413.

[12] TAM YH, SIHOE JD, CHEUNG ST, et al. Single-incision laparoscopic nephrectomy and heminephroure-terectomy in young children using conventional instruments: first report of initial experience [J]. Urology, 2011, 77 (3): 711-715.

[13] 梅骅, 陈凌武, 高新. 泌尿外科手术学 [M]. 3 版. 北京：人民卫生出版社, 2008.

[14] 郑清友, 周辉霞, 马立飞, 等. 经脐腹腔镜肾盂成形术治疗婴儿重度肾积水 135 例 [J]. 临床军医杂志, 2015 (09): 881-884.

[15] 王学文, 张敬悌, 葛文安, 等. 小儿输尿管残端综合征 (附 5 例报告)[J]. 临床小儿外科杂志, 2004, 3 (4): 298-299.

[16] ANDROULAKAKIS PA, STEPHANIDIS A, ANTONIOU A, et al. Outcome of the distal ureteric stump after (hemi) nephrectomy and subtotal ureterectomy for reflux or obstruction [J]. BJU Int, 2001, 88 (6): 586-589.

第五节　小儿腹腔镜肾母细胞瘤根治性切除术

一、概述

肾母细胞瘤是儿童腹部最常见的实体肿瘤,临床表现为无痛性腹块,高发年龄在 3~6 岁,双侧肿瘤占所有病例的 6%。传统的开放根治性肾切除术采用腹部横向切口。近年来,在成人文献中,腹腔镜根治性肾切除术 (LRN) 已被证明是一种比传统的开放式手术更适合于治疗恶性肾肿瘤的方法。然而,LRN 对儿童恶性实体肿瘤的作用仍存在相当大的争论,未得到充分发展,到目前为止,在儿童身上研究的数量比成年人少得多。

二、适应证和禁忌证

对于单侧能切除的肾母细胞瘤首选治疗是根治性肾切除。肿瘤直径小于 5~7cm 者较为适合腹腔镜根治性肾切除。

手术禁忌证为无法改善的凝血功能障碍、严重心肺功能障碍不能耐受麻醉和手术的患者。

三、术前准备

1. 术前对患儿全身状况进行全面评估,了解心、肺、肝、肾等重要脏器功能情况,明确有无合并其他脏器相关畸形及手术禁忌证。

2. 常规实验室检查,如血、尿、便常规,肝、肾功能,心电图,胸部 X 线检查。CT 检查确定肾脏肿瘤的部位和大小,必要时可行 CTA 检查了解肾脏血管的分布,评估有无肾静脉或下腔静脉瘤栓的存在。ECT 检查了解分肾功能和有无骨转移。

四、手术步骤

(一) 麻醉和体位

气管插管全身麻醉后取仰卧位,腰部垫高,将患儿向健侧翻转 30°~45°。CO_2 气腹压

0.8~1.7kPa（1mmHg = 0.133kPa）。

（二）手术方式

1. **传统腹腔镜手术**　腹部放置 3~4 个 trocar 完成手术，成人应用广泛，儿童尚有争议。

2. **经脐单孔腹腔镜手术**　脐部 2~3cm 弧形切口，置入单孔通道器，术毕弧形延长切口取出标本，极具优势。目前这种方法罕有文献报道。本节作者积累了较多此类手术经验。

（三）手术基本步骤（经脐单孔腹腔镜手术）

1. 环脐缘取长 2~3cm 弧形切口，直视下逐层切开进入腹腔，置入单孔通道器，检查确认内外环之间无肠道组织卡压。成功建立气腹后置入 5mm 30° 腹腔镜、超声刀、标准器械进行操作（图 2-4-10、图 2-4-11）。

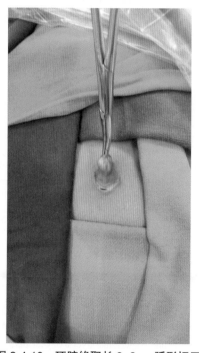

图 2-4-10　环脐缘取长 2~3cm 弧形切口

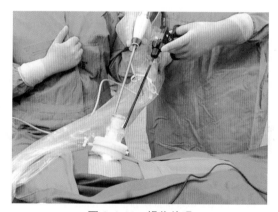

图 2-4-11　操作外观

2. 仔细探查腹腔后，超声刀沿结肠旁沟切开侧腹膜，右侧由髂血管直至结肠肝曲，左侧由髂血管至结肠脾曲。将结肠从 Gerota 筋膜向前内侧推开，完全显露 Gerota 筋膜。游离肾下极，沿位于输尿管前方的生殖静脉找到输尿管，Hem-o-lok 结扎夹闭后离断。提起输尿管近端，向肾门部分离，显露肾动脉和肾静脉。分离出肾静脉后从肾静脉后方游离出肾动脉用 Hem-o-lok 结扎夹闭，然后再用 Hem-o-lok 结扎夹闭肾静脉并离断，然后再次结扎肾动脉并离断。

3. 游离肾脏的其余部分，迷走血管 Hem-o-lok 结扎离断，完全游离整个肾脏，将标本装入标本袋，弧形延长切口完整取出。脐部切口处留置引流管，逐层关闭切口。

五、手术技巧

1. 单孔腹腔镜肾母细胞瘤根治性切除术的病例，肿瘤不宜跨越腹中线，较大的肿瘤可以术前放化疗,待肿瘤直径缩小后再施术会较安全易行。

2. 肾母细胞瘤瘤体直径一般较大,血管非常丰富,一定要先处理肾血管再游离肾脏。由于瘤体大,而且经腹手术位于肾静脉后方的肾动脉不易暴露,可以先夹闭肾动脉,断了肾静脉后再处理肾动脉。另外由于瘤体的滋养血管较多,游离肾脏时不要随意撕扯或锐性切断,要注意 Hem-o-lok 结扎离断迷走血管。

3. 如果肿瘤较大,肾血管被推移向上、向背侧,暴露十分困难,或出现较大血管甚至腔道血管损伤有不可控制的出血,应及时中转开放。

六、术后处理

术后常规心电监护,密切观察生命体征、尿量及腹腔引流情况,如果短期内出现大量鲜血、要考虑继发大出血的可能,应该及时开放手术止血。如果是少量出血、生命体征平稳可以予以输血保守观察。引流量少于 10ml 时拔除腹腔引流管。

(范登信)

参考文献

[1] JEONG W, RHA KH, KIM HH, et al. Comparison of laparoscopic radical nephrectomy and open radical nephrectomy for pathologic T1 and T2 renal cell carcinoma with clear cell histologic features: A multi-institutional study [J]. Urology, 2011, 77: 819-824.

[2] JEON SH, KWON TG, RHA KH, et al. Comparison of laparoscopic versus open radical nephrectomy for large renal tumors: A retrospective analysis of multi-center results [J]. BJU Int, 2011, 107: 817-821.

[3] DUARTE RJ, DENES T, CRISTOFANI LM, et al. Laparoscopic nephrectomy for Wilms'tumours after chemotherapy: Initial experience [J]. J Urol, 2004, 172: 1438-1440.

[4] JAVID PJ, LENDVAY TS, ACIERNO S, et al. Laparoscopic nephroureterectomy for Wilms'tumor: Oncologic considerations [J]. J Pediatr Surg, 2011, 46: 978-982.

[5] ROMAO RL, WEBER B, GERSTLE JT, et al. Comparison between laparoscopic and open radical nephrectomy for the treatment of primary renal tumors in children: Single-center experience over a 5-year period [J]. J Pediatr Urol, 2014, 10: 488-494.

[6] VARLET F, STEPHAN JL, GUYE E, et al. Laparoscopic radical nephrectomy for unilateral renal cancer in children [J]. Surg Laparosc Endosc Percutan Tech, 2009, 19: 148-152.

[7] LUCIANI LG, PORPIGLIA F, CAI T, et al. Operative safety and oncologic outcome of laparoscopic radical nephrectomy for renal cell carcinoma＞7cm: A multicenter study of 222 patients [J]. Urology, 2013, 81: 1239-1244.

[8] DUARTE RJ, DENES FT, CRISTOFANI LM, et al. Further experience with laparoscopic nephrectomy for Wilms'tumour after chemotherapy [J]. BJU Int, 2006, 98: 155-159.

[9] CRAFT AW, PEARSON AD. Three decades of chemotherapy for childhood cancer: from cure'at any cost'to cure 'at least cost'[J]. Cancer Surv, 1989, 8: 605-629.

[10] METZELDER ML, KUEBLER JF, SHIMOTAKAHARA A, et al. Role of diag-nostic and ablative minimally invasive surgery for pediatric malig-nancies. Cancer, 2007, 109: 2343-2348.

[11] ABDEL-KARIM AM, ELMISSERY M, ELSALMY S, MOUSSA A, ABOELFOTOH A. Laparoendoscopic single-site surgery (LESS) for the treatment of different urologic pathologies in pediatrics: single-center single-surgeon experience [J]. J Pediatr Urol, 2015, 11 (33): 7.

第五章
小儿腹腔镜输尿管手术

第一节　输尿管解剖

　　输尿管(Ureter)是位于腹膜后间隙的一对富于肌纤维的细长管道,左右各一。新生儿输尿管长度约 6.5cm,2 岁幼儿约 12cm,6 岁约 14cm,成年后长度为 25~30cm。在出生后头两年输尿管长得最快,输尿管长度≈ 0.125× 身长(cm)+0.5cm(Gill 公式,1974)。输尿管的管径平均为 0.5~0.7cm,小儿输尿管直径超过 0.7cm 者,即可称为巨输尿管。输尿管管腔全程的粗细也是不一致的,除了在输尿管蠕动时会出现某段瞬间的扩张或变细外,正常输尿管有三个生理性狭窄:肾盂输尿管连接处(直径约 2mm)、输尿管跨过髂血管处(直径约 4mm)、输尿管膀胱连接处(在膀胱壁内,直径 1~2mm)。新生儿的输尿管径在末端为 1~1.5mm,这些狭窄常是结石阻塞的部位。三个生理性狭窄之间形成两个输尿管的扩张段,第一与第二狭窄之间的扩张段称为腰部扩张段,直径约 10mm;第二与第三狭窄之间的扩张段称为盆部扩张段,直径 4~6mm(图 2-5-1)。婴儿期输尿管肌肉和弹力组织发育不全,易多处屈曲,易于扩张及尿潴留,易患尿路感染。

　　小儿输尿管因胚胎发育异常,可出现数目异常(如未发育、双输尿管、盲端输尿管、倒 Y 型输尿管),结构异常(如全程闭锁或发育不全、远端闭锁、巨大输尿管积水、憩室等),末端异常(如异位开口、囊肿),位置异常(如下腔静脉后位、髂动脉后位)。

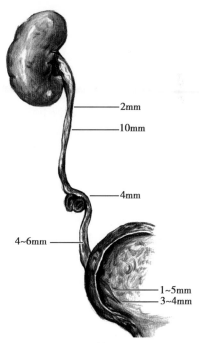

图 2-5-1　输尿管的生理性狭窄

一、输尿管的分段和毗邻

　　输尿管可分为腹部、盆部和壁内部,腹、盆部以骨盆上口平面为界,其腹部又以精索(或卵巢)血管交叉点为界分为腰段和髂段(图 2-5-2)。临床上也有人将输尿管分为上、中、下三段:实际也就相当于输尿管的腰段、髂段和盆部三段。(图 2-5-2)

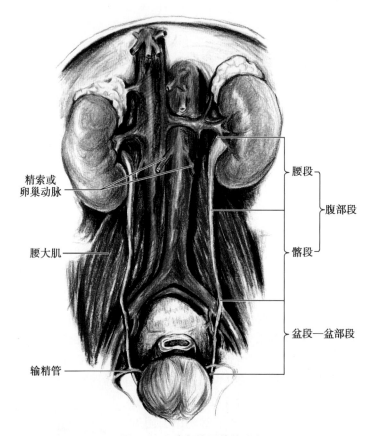

图 2-5-2 腹部输尿管的分段

（一）腹部输尿管

起自肾盂、终于骨盆上口，该段输尿管无论左右，其后面、内侧及外侧的解剖关系都相似：后面紧贴腰大肌斜行下降，内侧为脊柱、腹主动脉（左输尿管）与下腔静脉（右输尿管），外侧为侧后体壁。前面的解剖关系则有所不同：右侧输尿管前面是由后腹膜与十二指肠降部、胰腺头部、升结肠及其系膜、阑尾及其系膜、末端回肠相隔；左侧输尿管前面是由后腹膜与十二指肠空肠曲的左端、降结肠和乙状结肠及其系膜相隔。（图 2-5-3）

正常右输尿管位于下腔静脉的外侧，不与下腔静脉交叉。如胚胎发育异常，可导致右输尿管进入下腔静脉的后面、在下腔静脉与腹主动脉之间穿过、并绕过下腔静脉的前面、再经其外侧继续下行，从而形成下腔静脉后输尿管。

精索（或卵巢）血管开始都走在腰段输尿管的前内侧，在抵达腰大肌中点处下方，相当于第三腰椎水平偏下方呈锐角交叉越过输尿管前面，转至输尿管前外侧，此即为输尿管腰段（上段）与髂段（中段）的分界处。肾及输尿管手术中，如不慎操作可导致精索（卵巢）血管的损伤。

（二）盆部输尿管

起自骨盆上口，相当于其与髂血管交叉处的稍上方，下至膀胱入口处，相当于腰段与髂段两段长度的总和。该段输尿管的走行从骨盆上口开始，逐步由原来接近中线的部位转向后外方，经过骶髂关节的前内侧，跨越闭孔神经、闭孔血管而达骨盆的坐骨棘。两侧输尿管

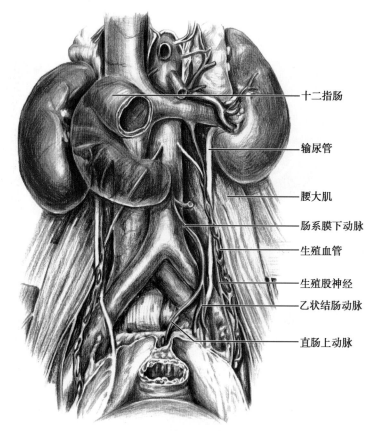

十二指肠

输尿管

腰大肌

肠系膜下动脉

生殖血管

生殖股神经

乙状结肠动脉

直肠上动脉

图 2-5-3　腹部输尿管的毗邻

在骶髂关节水平最为接近,而在两侧坐骨棘水平间距最远。由于盆部输尿管上面这一段走行贴近盆腔壁,所以又称盆部输尿管壁部。从坐骨棘开始,输尿管又从后外方转向前内方,回到了盆腔的脏器中来,所以自坐骨棘水平以下直达膀胱壁的一段又称盆部输尿管的脏部。脏部输尿管的行程,男女之间有很大的不同,男性输尿管从坐骨棘水平开始向前、向内、向下,走在直肠的前侧壁与膀胱后壁之间,贴近直肠侧韧带,在输精管的外后方与输精管交叉,并转向输精管的内下方和精囊顶部的上方,斜行穿入膀胱(图 2-5-4)。女性输尿管从坐骨棘水平开始向前、向内、向下,经子宫阔韧带后叶的根部,至子宫颈旁进入由子宫主韧带所形成的隧道中,并在子宫颈侧方与子宫动脉交叉,经子宫动脉后方继续潜行于子宫膀胱韧带形成的隧道中,在子宫颈前侧方斜行进入膀胱(图 2-5-5)。

（三）壁内部输尿管

为输尿管斜行穿越膀胱壁的一段,长度大于 1.5~2.0cm,黏膜下段长度大于 0.9cm,两侧输尿管分别开口于膀胱三角区的两顶角上,距尿道内口很近,新生儿平均 6~8mm。胚胎发育异常时,可造成输尿管开口于膀胱之外。该段输尿管的肌层与膀胱肌层共同组成Waldeyer 鞘,具有防止膀胱内尿液反流的作用,当 Waldeyer 鞘收缩时,壁间段输尿管完全闭合,松弛时,则完全开放,类似活瓣的功能(图 2-5-6)。儿童时期由于该处发育还不健全,尤其是 Waldeyer 鞘发育不够成熟,如输尿管的膀胱壁段和黏膜下段过短,常有输尿管反流的发生,但随着年龄的增长,输尿管肌肉发育逐渐完善,这种反流现象也随之减少。

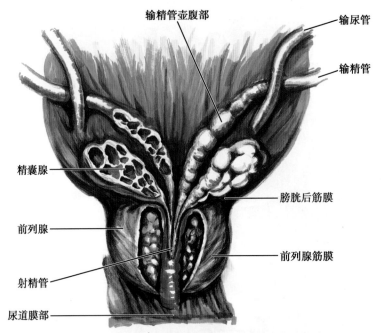

图 2-5-4 男性输尿管下段毗邻关系

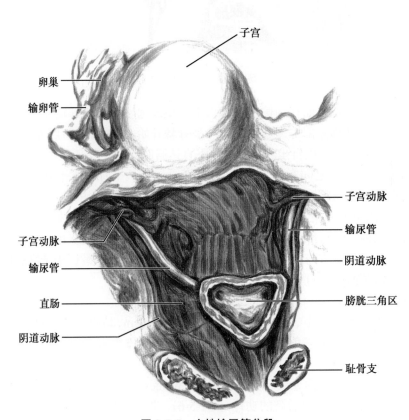

图 2-5-5 女性输尿管盆段

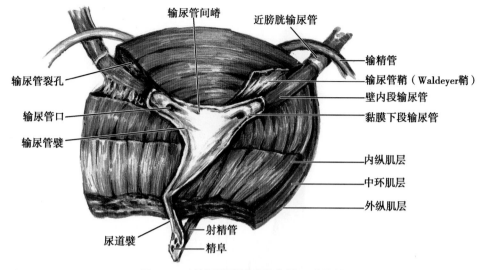

图 2-5-6 输尿管膀胱连接部抗反流结构

输尿管的 X 线解剖特点:输尿管在一般 X 线平片上是见不到的,而在排泄性尿路造影或逆行输尿管造影时,造影剂充盈输尿管,可清晰地见到全部形态和径路,各个生理性狭窄段及扩张部有时也能辨认。根据 X 线下输尿管的骨骼投影,一般可归纳为:①输尿管起始于肾盂,相当第 2 腰椎横突平面;②腰段输尿管下行于腰椎 2~5 横突的端部;③髂段输尿管约在骶髂关节内侧近 1cm 处;④盆部输尿管的壁部在坐骨大切迹的前界,并向中间走向坐骨嵴;⑤盆部输尿管的脏部和膀胱壁间部,包括膀胱三角区在内,位于两个坐骨嵴水平和耻骨联合内界处。

二、输尿管的血液供应及分布

输尿管的血液供应是多源性的,来自于沿它走行区域的不同动脉分支,呈分段供应,盆段的血供比腹段丰富。输尿管的主要动脉供应:上段输尿管为肾动脉(30%)的分支;中段输尿管为腹主动脉(15.4%)、精索(或卵巢)动脉(7.7%)、髂总动脉等的分支;下段输尿管为膀胱上动脉(12.8%)、膀胱下动脉(12.9%)、子宫动脉、直肠中动脉和阴道动脉等的分支(图 2-5-7)。

这些来源不同的动脉分支到达输尿管以后,即分为长的升或降支,走行于输尿管壁的外膜层中,分别与上下相邻的降支和升支吻合,组成弓状血管网,罩套于整个输尿管,再发出二级分支穿透肌层,在输尿管黏膜层的基底部形成一个毛细血管丛。这种血管分布特点使输尿管壁一般不会因某支供应血管被阻断而引起坏死。但手术中输尿管直接损伤、电凝、感染及二次手术时强行剥离输尿管周围的粘连瘢痕,造成其外膜、肌层损伤,可严重影响其血液供应。输尿管内侧为供血通道,输尿管腹段及盆段的动脉均以内侧注入为多,前述诸多动脉的血管支在输尿管内侧呈纵向吻合后发出垂直血管支进入该管道。因此,输尿管的内侧是较危险侧。故手术时应在输尿管的外侧游离,以减少对血供的影响。输尿管上下两端如同时手术切断,输尿管将仅能依靠中段有限的血供来源,有造成输尿管血运障碍的危险。

输尿管的静脉与相应的动脉伴行,主要回流到肾静脉、精索(或卵巢)静脉、髂内静脉、膀胱静脉及子宫静脉等。

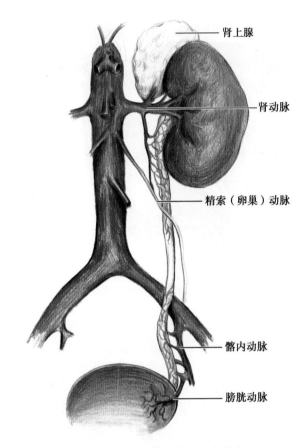

肾上腺

肾动脉

精索（卵巢）动脉

髂内动脉

膀胱动脉

图 2-5-7　输尿管的主要血液供应

　　输尿管由自主神经系统支配,存在丰富的神经纤维,分别是肾上腺素能和胆碱能交感与副交感神经纤维。它们共同形成完整的神经丛,网状分布于输尿管结缔组织中,然后再进入肌层。神经节细胞大多数在输尿管下端见到,少数在上端,中段则极少。

（徐延波）

参考文献

［1］江鱼 . 输尿管外科 [M]. 北京 : 人民卫生出版社 , 1983.

［2］张旭 . 泌尿外科腹腔镜与机器人手术学 [M]. 2 版 . 北京 : 人民卫生出版社 , 2015.

［3］王果 , 李振东 . 小儿外科手术学 [M]. 北京 : 人民卫生出版社 , 2000.

［4］黄澄如 . 小儿泌尿外科学 [M]. 山东 : 科学技术出版社 , 1996.

［5］郭应禄 , 董诚 , 周四维 . 输尿管外科学 [M]. 北京 : 北京大学医学出版社 , 2010.

［6］李正 , 王慧贞 , 吉士俊 . 实用小儿外科学 [M]. 北京 : 人民卫生出版社 , 2001.

第二节　小儿后腹腔镜肾盂成形术

一、概述

肾盂输尿管交界处狭窄(ureteropelvic junction obstruction,UPJO)是小儿肾积水常见原因。从传统观念来看,在小儿群体中,采用腹膜外途径的开放性肾盂离断成形术疗效确实而被认为是 UPJO 治疗的金标准。自 1993 年 Schuessler 等首先报道腹腔镜肾盂成形术(laparoscopic pyeloplasty,LP)以来,腔镜下处理 UPJO 得到了广泛的开展。与传统开放手术相比较,LP 具有术后恢复快、疼痛少、住院时间短及美容效果好等优点。

经腹腔和后腹腔是 LP 常用的两种手术途径。2001 年 Yeung 等首次报道小儿后腹腔镜下肾盂离断成形术。在小儿群体中,大部分外科医生更喜欢采用操作空间大、解剖标记清晰的经腹途径。尽管后腹腔途径操作空间小,但其有对腹腔脏器干扰少,暴露肾盂输尿管交界处方便等优点。另外后腹腔途径 LP 可完全模拟经典开放手术的处理原则也是该技术优势之一。

二、适应证和禁忌证

(一)手术适应证

1. **绝对适应证**　约 1/3 小儿肾积水需要外科手术处理。手术适应证主要包括患儿存在明显梗阻症状,全肾功能或分肾功能损害,并发感染、结石和高血压等合并症。

2. **探索性适应证**　马蹄肾合并肾盂输尿管交界处狭窄及其他一些复杂性肾先天畸形合并肾积水。

(二)手术禁忌证

1. **绝对禁忌证**

(1)存在重要脏器功能障碍而无法耐受手术者。

(2)存在凝血功能障碍且未纠正者。

(3)肾积水合并的尿路感染未得到效控制者。

(4)既往有患侧后腹腔手术史,后腹腔空间建立困难者。

2. **相对禁忌证**　婴幼儿、营养状况差的低体重患儿因腹膜后空间十分狭小,腹膜薄易破裂,建立后腹腔及手术操作存在一定困难,应视为该手术途径的相对禁忌证。

三、术前准备

1. **全身评估**　包括全身脏器功能评估,手术耐受性及麻醉安全性评估。

2. **肾积水评估**　可选择超声、KUB+IVP、MRU、CTU 和双肾 ECT 评估积水的程度,梗阻的位置,是否合并结石及其他尿路畸形,双肾 GFR 及半排时间($T_{1/2}$)。

3. 如存在活动性尿路感染者,需根据尿培养结果,选择敏感抗生素控制感染。

4. 12h 禁食,6h 禁饮,无须肠道准备。

四、手术步骤

和经腹途径 LP 一样,经后腹腔途径腔镜下处理肾积水手术包括腔镜下离断性肾盂成形术（laparoscopic dismembered pyeloplasty）和腔镜下非离断肾盂成形术（laparoscopic nondismembered pyeloplasty）。非离断肾盂成形术主要包括：① Fenger 成形术（Fenger plasty）；② Y-V 肾盂成形术（Y-V pyeloplasty）；③"血管系住"技术（"vascular hitch"technique）。离断性肾盂成形术（Anderson-Hynes 术式）因其效果好而被绝大多数外科医师所推崇，是目前治疗 UPJO 的金标准术式。本章节将以 Anderson-Hynes 术式为例介绍后腹腔镜技术处理肾积水。

（一）麻醉、体位及 trocar 放置

全身麻醉，气管插管，留置导尿。侧卧位，健侧腰部托高（图 2-5-8）。trocar 放置数目可选择三个或四个，笔者更习惯于放置四个 trocar 操作。以左侧肾积水成型为例（图 2-5-8），图中 A 为镜头孔置于腋中线髂嵴上位置；B 为主要操作孔，置于肋脊角，主要用于电凝钩或超声刀、剪刀、持针器等器械操作；C 为主要操作孔，置于髂嵴水平腋前线处，主要用于抓钳、分离钳等器械操作；D 操作孔置于 11 或 12 肋尖处，主要用于放置双 J 管。CO_2 气腹压力一般维持在 10mmHg 左右，可根据患儿年龄做适当调整。

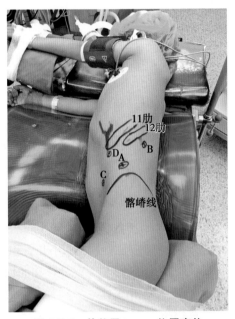

图 2-5-8　体位及 trocar 位置定位

（二）后腹腔空间建立

在镜头孔位置切开皮肤及皮下脂肪，用组织剪钝性分离腰部各层肌肉及腰背筋膜后进入腹膜外空间。食指进入腹膜外空间，进一步钝性推开腹膜外脂肪及腹膜（图 2-5-9A）。插入气囊扩张器充气（图 2-5-9B），进一步推开腹膜以扩大腹膜外空间。注入气囊容量根据患儿体型大小而定。

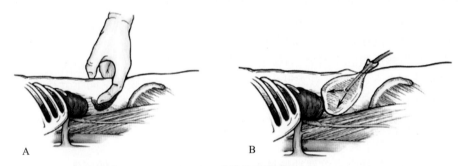

图 2-5-9　腹膜外空间建立

（三）离断性肾盂成形术（Anderson-Hynes 术）

充分清除腹膜外脂肪，辨识 Gerota 筋膜和腹膜。距腰大肌 1cm 左右处切开 Gerota 筋膜（图 2-5-10A）并上下延伸，充分展开腹膜后空间。在肾下极以下位置找到输尿管并用输尿管抓钳提起（图 2-5-10B），沿输尿管表面向上游离直至充分暴露肾盂输尿管链接部及扩张肾盂（图 2-5-10C）。如肾盂积水较重，可用针头穿刺放出积液，这样可以充分观察到肾盂及交界处形态。

自外下向内上裁剪肾盂(图 2-5-10C,白色箭头方向),此时并不完全离断肾盂。接着纵形切开输尿管(图 2-5-10C,黑色箭头方向),输尿管切开部位需要跨越整个狭窄段,直达管径正常部位(图 2-5-10D、E)。

用 5-0 或 6-0 可吸收线间断缝合肾盂输尿管离断面。笔者习惯先缝合离断面前壁(图 2-5-10F、G),针距适宜,进针位置与缝合边缘也不宜太远,尽量避免吻合缘内翻入腔内。缝合前壁后,可完全离断肾盂(图 2-5-10H),并在导丝引导下插入输尿管双 J 管(根据患者具体情况选择双 J 管周径和长度,图 2-5-10I)。膀胱内灌注亚甲蓝以证实双 J 管已插入膀胱内。进一步缝合离断面的后壁及肾盂(图 2-5-10J、K)。

肾盂输尿管离断面吻合后要求无张力,低位,吻合口宽广,且外观上呈漏斗状(图 2-5-10L)。

生理盐水冲洗术野,严格止血,置腹膜后引流管,缝合各穿刺通道。

(四)手术操作原则

无论采取开放或腔镜手术方式,肾盂成形术的手术操作原则是一致的。手术要求采用合理的肾盂输尿管裁剪后彻底切除病变组织,无扭转的肾盂输尿管吻合,并要求吻合口宽广、低位、呈漏斗状,缝合严密且无张力(详见小儿腹腔镜肾盂成形术章节)。

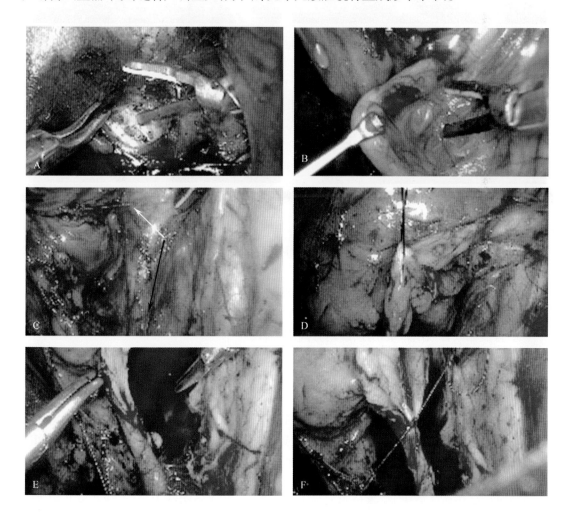

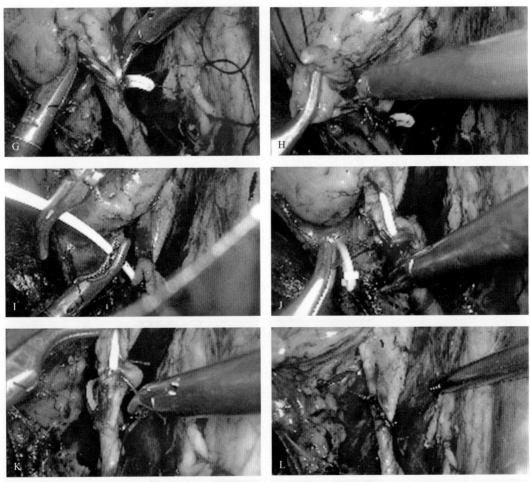

图 2-5-10　后腔镜下肾盂输尿管离断成形术

（五）中转手术原则

因不同术者的腔内操作的经验与熟练程度存在差别，故没有绝对的中转原则。但如术中碰到以下情况可选择中转：

1. 损及血管引起严重出血在腔内止血困难者；
2. 术中发现 UPJO 合并其他复杂畸形，在腔内完成困难者；
3. 肾盂输尿管周围严重粘连，腔内分离困难者；
4. 病变范围广，切除后出现因吻合口张力高等因素而难以确切吻合者。

五、手术技巧

1. 后腹腔空间建立是该术式成功实施的基础。患儿腰部肌肉及筋膜与成人相比较为薄弱，且后腹腔间隙小，故在建立进入后腹腔通道过程中，如用力过猛直接进入后腹腔间隙易损伤腹膜。笔者习惯在钝性分离腰部肌肉后，用组织剪钝性分离腰背筋膜进入后腹腔间隙。进一步用食指轻柔的把腹膜外脂肪自背侧向腹侧推开。对体型比较瘦的患儿，因腹膜与腹部肌肉粘连比较紧密，气囊扩张器如充气过多，易造成腹膜破裂，对这部分患儿可在直视下用吸引器钝性分离腹膜后放置 trocar。

2. 重视腹膜外脂肪清理。清除腹膜外脂肪后可以让腹膜后操作空间更一步扩大,更重要的是可以显示清晰的解剖标记,避免在打开 Gerota 筋膜过程中损及腹膜。

3. 计划裁剪区域肾盂输尿管表面筋膜尽量游离干净,这样可在裁剪时减少出血、保持术野干净,但非裁剪区域输尿管及肾盂表面组织尽量保留。游离输尿管时用输尿管抓钳提输尿管(见图 2-5-10B),尽量避免用分离钳、左弯等直接提夹输尿管而造成对输尿管组织损伤。

4. 裁剪时不完全离断肾盂,这样可以保持一定牵引力便于裁剪输尿管,另外可避免肾盂输尿管重建时发生扭转。必要时在体外引入牵引线牵引交界处组织以调整输尿管张力和方向,有利于在正确的方向劈开输尿管狭窄段(见图 2-5-10D)。

5. 肾盂最下缘和剪开输尿管尖端缝合的第一针十分重要,它不但是前壁与后壁分界标记,且第一针良好的对位可避免肾盂输尿管吻合时角度扭转。缝合前壁后,可以通过牵引第一针缝线来暴露后壁,进行留置双 J 管和缝合后壁的操作(见图 2-5-10J)。

6. 在腔镜下缝合前壁和后壁时,笔者更倾向间断缝合,间断缝合组织对合更好且避免了腔内连续缝合易发生缝合不紧的弊端。单纯的肾盂切缘则可以考虑连续缝合。

7. 双 J 管留置远端必须进入膀胱,插入双 J 管后,常规用亚甲蓝膀胱灌注以证实。

六、术后处理

1. 术后抗生素防治感染,次日即可恢复饮食。

2. 术后观察患儿生命体征及腹部体征。密切观察尿量、尿色及腹膜后引流管引流液量和色泽,保持尿管及腹膜后引流管通畅。如腹膜后引流管引流液较多,可行引流液肌酐测定来证实是否存在尿漏。如无尿漏,术后 3~4d 可拔除尿管。拔除尿管后进一步观察腹膜后引流管的引流量,无尿漏情况则可拔除腹膜后引流管。

3. 术后 4~8 周可在膀胱镜下拔除输尿管双 J 管。

4. 术后随访(参考小儿腹腔镜肾盂成形术章节)。

七、并发症及其防治

(一)腹膜破裂

腹膜破裂可发生在后腹腔空间建立和腔内操作过程中,腹膜一旦破裂,因腹压升高致使后腹腔空间更小,使腔内操作难度大大增加。腹膜破裂后,在腔内修补几无可能。这时可选择如下方法来维持后腹腔空间:①腹腔内置入小口径 trocar(3mm 或 5mm 均可)放气以维持后腹腔压力差;②助手使用吸引器杆在后腹腔推开腹膜。

(二)吻合口尿漏

尿漏是肾盂成形术后比较常见并发症,引起尿漏因素较多,术前活动性尿路感染未有效控制,吻合口缝合不严密,吻合口张力过高,吻合口组织血供不佳,术后导尿管或双 J 管引流不畅,术后腹膜后出血、血肿继发感染引起吻合口愈合延迟等均是可能引起尿漏因素。故要减少尿漏,重在预防。术前积极控制尿路感染,术中严密的缝合,保持吻合口低张及严格止血,对预防尿漏发生十分重要。一旦发生尿漏,首先需明确双 J 管、导尿管引流是否通畅,在通畅引流前提下绝大部分均能得到愈合。对长时间、经久不愈尿漏者需要二期手术治疗。

（三）吻合口狭窄

吻合口不够宽大，吻合口组织内翻过多，吻合口尿漏及吻合口周围组织血供不佳均是引起吻合口狭窄的因素。吻合口狭窄也是该术式术后比较棘手的问题，对较轻的吻合口狭窄可以选择双 J 管支撑引流，进一步观察积水及肾功能变化。但较重的吻合口狭窄对肾功能影响较大者需及时手术处理。

（王　平）

参考文献

［1］ PENN HA, GATTI JM, HOESTJE SM, et. al. Laparoscopic versus open pyeloplasty in children: preliminary report of a prospective randomized trial [J]. J Urol, 2010, 184: 690-695.

［2］ 汪朔，王平．腹腔镜处理肾盂输尿管交界处狭窄的技术探讨 [J]. 现代泌尿外科，2015, 20 (5): 293-295.

［3］ SCHUESSLER WW, GRUNE MT, TECUANHUEY LV, et al. Laparoscopic dismembered pyeloplasty [J]. J Urol, 1993, 150: 1795-1799.

［4］ EL-SHAZLY MA, MOON DA, EDEN CG. Laparoscopic pyeloplasty: status and review of literature [J]. J Endourol, 2007, 21: 673-678.

［5］ YEUNG CK, TAM YH, SIHOE JD, et al. Retroperitoneoscopic dismembered pyeloplasty for pelvi-ureteric junction obstruction in infants and children [J]. BJU Int, 2001, 87: 509-513.

［6］ DHILLON HK. Prenatally diagnosed hydronephrosis: the Great Ormond Street experience [J]. Br J Urol, 1998, 81 (Suppl. 2): 39-44.

［7］ CHERTIN B, POLLACK A, KOULIKOV D, et al. Conservative treatment of ureteropelvic junction obstruction in children with antenatal diagnosis of hydronephrosis: lessons learned after 16 years of follow-up [J]. Eur Urol, 2006, 49: 734-738.

［8］ WANG P, XIA D, WANG S. Retroperitoneal laparoscopic management of ureteropelvic junction obstruction in patients with horseshoe kidney [J]. Urology, 2014, 84: 1351-1354.

［9］ POLOK M, CHRZAN R, VEENBOER P, et al. Nondismembered pyeloplasty in a pediatric population: results of 34 open and laparoscopic procedures [J]. Urology, 2011, 78: 891-894.

［10］ SZYDEŁKO T, KASPRZAK J, LEWANDOWSKI J, et al. Dismembered laparoscopic Anderson-Hynes pyeloplasty versus nondismembered laparoscopic Y-V pyeloplasty in the treatment of patients with primary ureteropelvic junction obstruction: a prospective study [J]. J Endourol, 2012, 26: 1165-1170.

［11］ SAKODA A, CHERIAN A, MUSHTAQ I. Laparoscopic transposition of lower pole crossing vessels ('vascular hitch') in pure extrinsic pelvi-ureteric junction (PUJ) obstruction in children [J]. BJU Int, 2011, 108: 1364-1368.

［12］ 黄澄如，孙宁，张潍平．实用小儿泌尿外科学 [M]. 北京：人民卫生出版社，2006.

［13］ OLSEN LH, RAWASHDEH YFH. Surgery of the ureter in children//Wein AJ. Campbell-Walsh Urology [M]. 11th ed. Philadelphia: WB Saunders Company, 2016: 3057-3066.

第三节　小儿经腹腔镜肾盂输尿管成形术

一、概述

先天性肾盂输尿管连接部梗阻（pelviureteric junction obstruction，PUJO）是小儿肾积水

的常见原因,其发生率为 1/600~1/800(Nguyen,1998)。临床上,肾盂输尿管成形术已被广泛接受,特别是离断式肾盂输尿管成形术的成功率已在 90% 以上。

1993 年,美国得克萨斯大学西南医疗中心的 Schuessler 首次报道了 5 例腹腔镜离断肾盂成形术,虽然手术时间较长(3~7h),但病人术后疼痛轻、恢复快、住院时间短,平均随访 12 个月症状均完全缓解。Schuessler 认为这项新技术尽管在开展早期难度较大,但疗效满意,有临床推广价值。1995 年 Tan 等首次报道了经腹腔的小儿腹腔镜肾盂输尿管成形术。经过 10 余年的发展,腹腔镜下治疗肾盂输尿管连接部梗阻的技术逐步发展成熟,已成为临床一线治疗技术。Klingler HL 等比较腹腔镜与开放性肾盂成形术,认为离断性肾盂成形术优于非离断性肾盂成形术,而腹腔镜和开放性手术效果相当,但腹腔镜手术并发症明显少于开放性手术,认为腹腔镜肾盂成形术将取代开放性肾盂成形术成为治疗 UPJO 的金标准。

目前常用的术式可通过经腹腔途径或腹膜后途径完成。经腹腔途径手术操作空间大,解剖标志明显,显露清晰,操作相对简单,但游离的范围大,术后发生肠道并发症的机会多。经腹膜后途径手术,稍加分离即可到达手术部位,分离组织少,损伤轻,对腹腔脏器干扰轻微,减少了胃肠反应及术后腹腔感染和粘连的机会;另外考虑到潜在的漏尿风险,该途径可以减少漏尿对肠道的刺激。相对不足是手术空间较小,解剖标志不明显。

自笔者开展腹腔镜肾盂成形术以来,对该术式的关键技术如镜下肾盂的裁剪以及输尿管导管的放置等进行改进,取得良好效果,特别是自 2010 年 12 月以来,笔者采用经脐单孔腹腔镜技术、经脐三通道腹腔镜技术行小儿离断式肾盂输尿管成形手术,充分满足了患者对腹壁无瘢痕的美观要求。

二、相关解剖

(一)肾脏的形态和结构

肾是实质性器官,左、右各一,形似蚕豆,位于腹后壁。新生儿肾成分叶状,至 2~4 岁分叶状消失,左肾较右肾稍大,每侧肾平均重 12g。肾脏由肾实质和肾盂及肾盏所组成。肾实质分为外层的皮质和内层的髓质。生后初期皮质发育不良,皮质与髓质之比为 1:4,婴儿期内皮质发育较快,大约在 7 岁达到成人 1:2 的比例。肾盂由 3~4 个肾大盏集合而成,由肾门发出。1 岁左右婴儿肾盂容积为 1~2ml,5 岁以内者以 1ml/岁来估计。年长儿为 5~7ml,成人一般为 10ml 左右。肾分内、外侧两缘、前后两面及上下两端。内侧缘中部呈四边形的凹陷称肾门,为肾的血管、神经、淋巴管及肾盂出入的门户,肾门诸结构为结缔组织包裹称肾蒂,右肾蒂较左肾蒂短,是因为下腔静脉靠近右肾蒂的缘故。肾蒂内各结构的排列关系,自前向后顺序为:肾静脉、肾动脉和肾盂末端;自上而下顺序是:肾动脉、肾静脉和肾盂。由肾门伸入肾实质的凹陷称肾窦,为肾血管、肾小盏、肾大盏、肾盂和脂肪等所占据。肾门是肾窦的开口,肾窦是肾门的延续。小儿肾脏体积相对较成人大,肾周围脂肪囊发育欠佳,腰腹肌肉及肋骨的框架保护作用不够完善,加上幼儿肾脏保留了胎儿期的分叶状态,因而易受损伤。

(二)肾脏的位置和毗邻

肾位于脊柱两侧,腹膜后间隙内,属腹膜外位器官。新生儿的肾脏位置比成人略低,上端靠近 12 胸椎,下端大部分位于髂嵴之下。因受肝的影响,右肾比左肾稍低。乳儿期肾上端相当于第 11、12 胸椎水平,2 岁以后相当于第一胸椎;肾下端相当于第 4 腰椎水平。新生儿和婴幼儿肾的支持装置较薄弱,因此它的位置不固定,因呼吸运动、体位和其他因素而移动的范围可达一个椎体。新生儿肾脏的两轴自外上向内下辐辏，间或平行，随身体生长发育，两肾上极距离逐渐较两肾下极距离为小。肾上腺位于两肾的上方，两者虽共为肾筋膜包绕，但期间被疏松的结缔组织所分隔。故肾上腺位于肾纤维膜外，肾下垂时，肾上腺可不随肾下降。左肾前上部与胃底后面相邻，中部与胰尾和脾血管相接触，下部邻接空肠和结肠左曲。右肾前上部与肝相邻，正前方为胆囊，下部与结肠右曲相接触，内侧靠下腔静脉，十二指肠第二段贴近肾门。两肾后面的上 1/3 与膈相邻，下部自内向外侧与腰大肌、腰方肌及腹横肌相毗邻。

（三）肾的被膜和韧带

肾皮质表面由平滑肌纤维和结缔组织构成的肌织膜包被，它与肾实质紧密粘连，不可分离，进入肾窦，被覆于肾乳头以外的窦壁上。除肌织膜外通常将肾的被膜分为三层，由外向内依次为肾筋膜、脂肪囊、纤维囊。肾周筋膜为比较坚韧的纤维结缔组织，分前后两叶，包绕整个肾脏及肾上腺。前后两叶在顶部及肾脏外侧缘相互融合，前叶越过肾脏前面，在腹主动脉及下腔静脉前与对侧叶汇合，后叶经肾脏后面与腰部肌肉筋膜汇合后再向内附着于椎体筋膜上，两叶下缘则呈开放状态。脂肪囊在新生儿几乎不存在。纤维囊薄，直接紧贴肾实质，极易分离。腹膜从腹腔脏器回转到肾形成几个韧带，如肾横膈韧带、肝肾韧带、脾肾韧带、肾十二指肠韧带、回肠韧带，具有固定肾的作用。

（四）肾的血管

双侧肾动脉均起于腹主动脉，主干多为 1 支，少数为两支或多支，大体在相当于第 1 腰椎水平，少数从第 2 腰椎上缘发出，右肾动脉比左肾动脉长，于下腔静脉及右肾静脉之后右肾盂之前进入右肾，左肾动脉则在左肾筋脉及胰腺后左肾盂之前进入左肾。在肾门处，肾动脉主干分为较粗的前支和较细的后支。分别供应肾血运的 3/4、1/4，2 支之间有一自然分界线，此处切开肾脏出血较少。前支再分为上、中、下 3~4 支，有时上支又分出顶支。这些分支在肾盂前方进入肾实质，分别供应肾脏上、中、下及腹侧中部的血运。后支常不分支，在肾盂后方肾门的后唇进入肾脏，供给肾脏背侧的学运。肾动脉各支在肾实质中缺乏相互的侧支循环。肾脏的上极或下极常可见到异位血管，可发自肾动脉主干，或发自腹主动脉，有时亦可来自膈下动脉、肠系膜上动脉、髂总或髂内动脉，手术时应予注意。进入肾下极的异位动脉有时亦压迫输尿管造成肾积水。肾脏的静脉与动脉伴行，肾静脉直径平均为 2~3mm，左、右肾静脉长分别为 1.6~1.8cm、1.2~1.4cm，两肾静脉在第 1、2 腰椎水平进入下腔静脉。左肾静脉较右肾静脉长，跨腹主动脉前方，并有左精索内静脉汇入。

（五）肾脏的神经和淋巴

支配肾脏的神经来自脊髓胸椎下段及腰椎上段，通过腹腔神经丛到达肾神经丛，伴随肾血管进入肾实质。肾脏的淋巴分浅深两组，相互交通。深淋巴管分布在肾实质内在肾蒂处汇合成较粗的淋巴管。浅淋巴管分布于脂肪囊，引流肾包膜之外淋巴。深、浅两组均注入肾盂后淋巴结，再汇入腹主动脉及下腔静脉周围腰淋巴干。肾脏的恶性肿瘤，肾门淋巴结易被侵犯。新生儿肾的淋巴系统发育较好，而瓣膜装置不如成人明显，区域淋巴结分布在肾门部，沿血管和腹主动脉走行。

三、手术适应证和禁忌证

（一）适应证

1. 原发性 UPJO 合并积水、肾功能损害和 / 或继发结石、感染。

2. 积水有明显临床症状,如腰部胀痛者、泌尿系感染或血尿、消化道症状等。

3. 异位血管压迫输尿管连接部造成梗阻。

4. 输尿管高位开口造成肾积水。

5. 输尿管腔内扩张或内切开失败的 UPJO。

6. 马蹄肾或盆腔异位肾合并 UPJO。

（二）禁忌证

1. **绝对禁忌证** 严重凝血功能障碍、严重心脑肺疾病,或其他原因不能耐受手术者。

2. **相对禁忌证** 患侧肾、上段输尿管手术史,或外伤及慢性炎症病史等,导致肾脏周围粘连严重者。

四、术前准备

全身常规检查包括血、尿常规、肝、肾功能,电解质、血糖、出凝血功能、心电图和胸部 X 线检查等。术前尿常规感染者需行尿培养以及药敏试验,并使用敏感抗生素。常规影像学检查包括肾脏 B 超和 IVU。IVU 不显影或显影欠佳不能肯定诊断时,需行肾盂输尿管逆行造影、肾图、CTU 或 MRU 等检查证实诊断。

术前 1d 进食无渣流质饮食,手术前夜清洁灌肠。术前可选择留置胃肠减压管、导尿管、肛管。手术日术前预防性应用抗生素。

五、手术步骤

（一）麻醉

双腔管气管插管,复合静脉全麻。

（二）体位

1. **经腹膜后途径** 通常采用健侧卧位,腰部垫高,使肋间隙尽可能扩大,方便操作。

2. **经腹腔途径** 通常采用患侧抬高成 45°~70° 的斜卧位,重力作用有利于腹腔内肠管等脏器向健侧推移,更好地暴露结肠旁沟和手术视野。

（三）放置 trocar（图 2-5-11）

1. **经腹膜后途径** 分别于腋后线 12 肋尖下、腋前线肋缘下、腋中线髂棘上方 1~2 横指处放置 3 个 5mm trocar,腋中线髂嵴上 trocar 放置 30° 腹腔镜,另两孔分别放置操作钳或超声刀。

2. **经脐腹腔途径** 改良腹腔镜途径:2 个 trocar 分别放置在脐轮上、下端,第 3 个 trocar 放在脐轮下方约 2cm 处腹正中线上。3 个 trocar 近似直线排列,中间 trocar 放置 30° 腹腔镜,另 2 个 trocar 分别放置操作钳和超声刀。

3. **经脐单孔腹腔镜途径** 脐轮正中做一长约 2.0cm 横切口,单孔 Triport 通道内同时置入目镜、操作钳和超声刀（图 2-5-12）。

4. **经脐三通道腹腔镜途径** 2 个 trocar 分别放置在脐轮上、下端,第 3 个 trocar 放在脐轮健侧缘。3 个 trocar 近似等腰三角形,中间 trocar 放置 30° 腹腔镜,另 2 个 trocar 分别放置操作钳和超声刀。切口可根据患者的体型和病灶部位适当调整（图 2-5-13）。

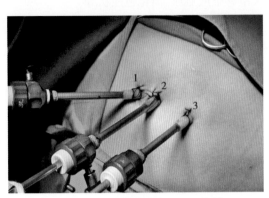

图 2-5-11 改良腹腔镜 trocar 位置

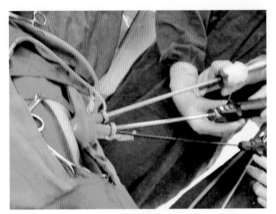

图 2-5-12 经脐单孔腹腔镜 trocar 位置

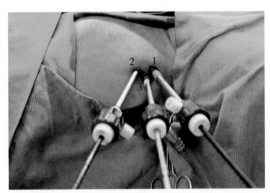

图 2-5-13 经脐三通道腹腔镜 trocar 位置

(四) 切除过程

1. 经腹膜后途径

(1) 取腋后线 12 肋尖下纵行切开皮肤 1.5~2.0cm, 血管钳钝性分离腹横肌起始部的腱膜和腰背筋膜达肾周, 食指钝性分离肾周间隙后置入自制气囊 (图 2-5-14), 制作腹膜后操作空间 (图 2-5-15、图 2-5-16), 气腹压力维持在 8~14mmHg, 平均为 10mmHg。

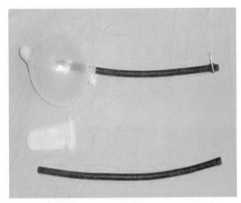

图 2-5-14 自制的扩张球囊

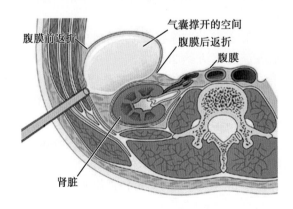

图 2-5-15 扩张效果示意图

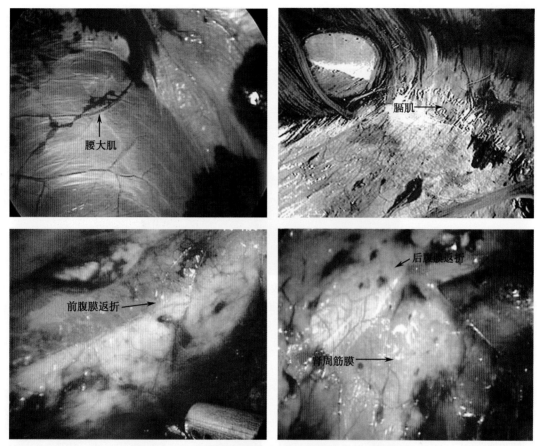

图 2-5-16　常规清理腹膜外脂肪,显露腹膜后解剖标志

（2）超声刀纵行剪开肾周筋膜,暴露肾下极背侧,分离显露肾盂及输尿管上段,明确狭窄部位和狭窄原因（图 2-5-17）。

（3）弧形剪开肾盂,使肾盂口成喇叭状,保持肾盂内侧部分不全离断,仍与输尿管相连,纵形劈开输尿管,越过狭窄部 1.0~2.0cm（图 2-5-18）。

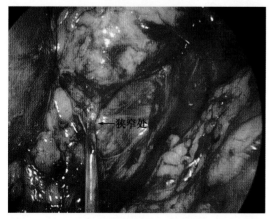

图 2-5-17　分离肾脏背侧中下极,游离、充分显露肾盂和输尿管上段,明确狭窄原因

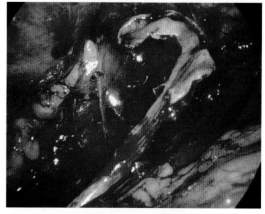

图 2-5-18　裁剪肾盂,保持肾盂不全离断,仍与输尿管相连,纵形劈开输尿管,越过狭窄部 1~2cm

（4）用 5-0 Vicryl 线或可吸收线将肾盂瓣下角与输尿管劈开处最低位缝合在一起（图 2-5-19）。

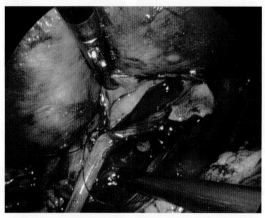

图 2-5-19　用 5-0 可吸收线将肾盂瓣下角与输尿管
劈开处最低位缝合在一起

（5）在狭窄段近端约 0.5cm 处离断输尿管，并进一步完成肾盂裁剪，去除 UPJ 狭窄段和部分扩张的肾盂（图 2-5-20、图 2-5-21）。

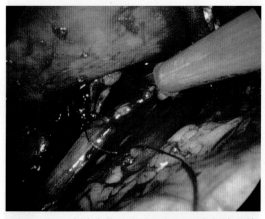

图 2-5-20　在狭窄段远端约 0.5cm 处离断输尿管

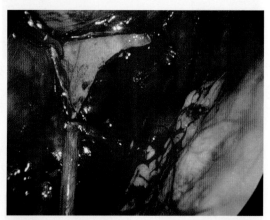

图 2-5-21　进一步完成肾盂裁剪去除病变段组织

（6）连续缝合吻合口后壁，每 2 针锁边 1 次（图 2-5-22）。

（7）不剪断缝线，继续缝合多余的肾盂瓣开口（图 2-5-23）。

（8）经吻合口顺行放置双 J 管（图 2-5-24）。

（9）间断缝合吻合口前壁（图 2-5-25、图 2-5-26）。

（10）存在异位血管压迫者，将血管置于肾盂输尿管背侧行成形术，降低气腹压力，确认术野无活动性出血，经髂嵴上套管针留置腹膜后引流管 1 根，关闭切口。

2. 经脐腹腔途径

（1）建立普通 trocar 通道或单孔 Triport 操作平台后，气腹压力维持在 8~14mmHg，平均为 10mmHg。

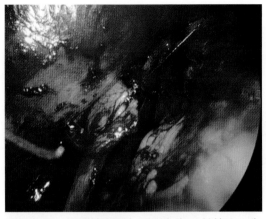

图 2-5-22 连续缝合吻合口后壁,每 2 针锁边 1 次

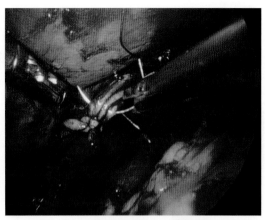

图 2-5-23 不剪断缝线,继续缝合多余的肾盂瓣开口

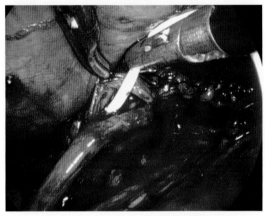

图 2-5-24 经吻合口顺行放置双 J 管

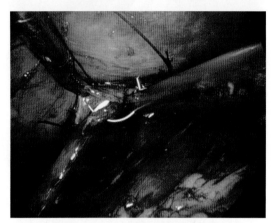

图 2-5-25 间断缝合吻合口前壁

(2)沿结肠旁沟外侧打开侧腹膜充分游离结肠,将结肠推向内侧,辨认性腺静脉和输尿管,行左侧肾盂成形术时,可沿肠系膜间隙无血管区打开,游离肾周脂肪后,显露肾盂及输尿管上段(图 2-5-27)。

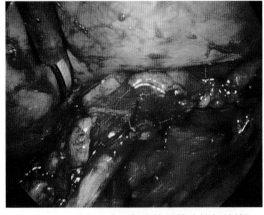

图 2-5-26 手术完成后肾盂输尿管连接部的情形

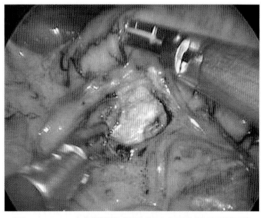

图 2-5-27 左侧肾盂成形术时,可沿肠系膜间隙
无血管区打开

(3)采用向下牵拉和钝性分离的方式将肾盂与肾门血管充分游离,向背侧游离扩张肾盂,观察有无横跨输尿管肾盂连接部的迷走血管,明确狭窄部位和狭窄原因。

(4)肾盂上角用 2-0 慕斯线悬吊于腹壁(图 2-5-28),由后下方向上方弧形裁剪肾盂成漏斗状,适当游离输尿管,纵形劈开输尿管外侧壁,越过狭窄部 1~2cm(图 2-5-29)。

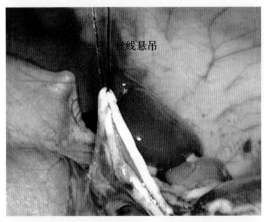

图 2-5-28 将肾盂上角用 2-0 慕斯线悬吊以便于裁剪及缝合

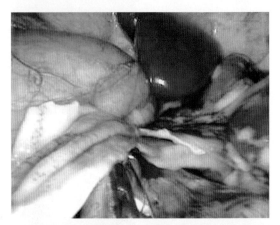

图 2-5-29 肾盂由后下方向上方弧形裁剪成漏斗状

(5)用 5-0 Vicryl 线或可吸收线将肾盂瓣下角与输尿管劈开处最低位缝合在一起。

(6)在狭窄段远端约 0.5cm 处离断输尿管,并进一步完成肾盂裁剪,去除 UPJ 狭窄段和部分扩张的肾盂。

(7)连续缝合吻合口后壁,每 2 针锁边 1 次。

(8)不剪断缝线,继续缝合多余的肾盂瓣开口。

(9)经吻合口顺行放置双 J 管(图 2-5-30)。

(10)连续缝合吻合口前壁,仔细彻底止血,温生理盐水冲洗术野。

(11)间断缝合侧腹膜或肠系膜间隙,结肠解剖复位。

(12)检查无活动性出血后,通过切口放置封闭负压引流管于陶氏腔,取出标本后固定引流管,并用可吸收缝线逐层缝合关闭,医用胶粘合皮缘。如患儿系双侧病变,术中更换体位后,仍可使用原有的操作通道。

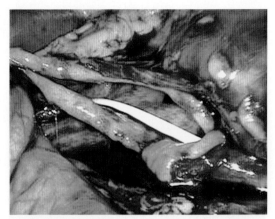

图 2-5-30 经吻合口顺行放置双 J 管

六、注意事项

1. 小儿腰背筋膜发育不成熟,缺乏明显突破感;腹膜较薄,用手指前推时要紧贴侧腹壁,动作轻柔;用扩张气囊制备后腹腔时,避免充气过多撕裂腹膜,以 200~300ml 气体为宜。放置套管时,为避免损伤腹膜,可在腋后线首先置入套管,接气腹机,置入腹腔镜,在内镜监视下再放置腋前线肋缘下和腋中线髂嵴上的两个套管。

2. 手术操作要点　肾盂的完整暴露及肾盂部输尿管的充分游离是手术成功的关键。游离肾脏时只需分离肾脏背侧中下部分,保持肾脏腹侧和后腹膜相连,在气腹压力作用下,肾脏可被腹膜牵拉向中线,即发挥"自牵拉"作用,可以更好地暴露肾盂和上段输尿管。肾窦处不宜过多游离,出血及渗出增加会影响手术视野;输尿管上段也无须过多分离,只要能做到无张力吻合即可,但应充分游离肾盂,遇到迷走血管,必须先观察其血供范围,以判定需离断血管还是肾盂。

3. 由于气腹压力的原因,镜下肾盂扩张的程度小于开放手术,裁剪肾盂时应考虑压力因素对肾盂形态的影响,相对多裁剪一些肾盂。

4. 由于镜下不便留置牵引线,如将肾盂输尿管完全离断后再吻合,容易发生输尿管的扭曲。所以在裁剪时要先刻意保留肾盂输尿管内侧部分相连(即不完全离断),先纵行劈开输尿管外侧壁,越过狭窄部位;将肾盂瓣下角与输尿管劈开处最低位用 5-0 可吸收线缝合固定,再进一步完成肾盂和输尿管的裁剪。这样在完全去除扩张肾盂和 UPJ 狭窄段之前,肾盂和输尿管已被固定,这不但有效避免了输尿管的旋转,也降低了后面吻合的难度。而经腹腔途径由于空间大,术野相对清楚,可采用完全离断肾盂输尿管连接部,裁剪后再吻合。

5. 第 1 针缝合至关重要。如果输尿管管腔显示不佳,可能导致吻合失败;如完全离断,断端回缩,需重新寻找、显露,尤其在视野不太清晰的时候,耗费时间多,所以第 1 针非常重要,缝合难度也最大,一定要确保牢固。

6. 腔镜下缝合技术的熟练程度直接影响手术时间和术后疗效。吻合时宜用 5-0 可吸收外科带针缝线,宜选用非自动归位型持针器,方便调整持针器角度。吻合口后壁均可采用连续缝合,每 2 针锁边 1 次,这样既可以节约时间,又可以防止吻合口过松而出现尿漏或过紧出现吻合口狭窄。在后壁和肾盂开口缝合完成后,吻合口前壁一般只需 3~5 针就可完成缝合,因此宜间断缝合。近年来笔者改良了腹腔镜下吻合口缝合法,采用"非钳夹"式吻合,取得了良好疗效,大大提高了手术成功率和缩短了术后住院时间,该方法对于缺乏触觉反馈的机器人辅助腹腔镜手术及腹腔镜经验少的年轻医生同样适用。

7. 双 J 管可以在术前在膀胱镜下逆行置入,也可直接在腹腔镜下置入。我们推荐经后腹腔途径术中完成吻合口后壁缝合后(经腹腔途径采用吻合前壁及后壁后),直接经吻合口放置双 J 管。可将双 J 管用 1 根导丝做内支架管送入吻合口,两把弯钳交替将双 J 管顺行置入,当肾盂内留置双 J 管末端 5~8cm 即表示双 J 管位置正常。疑有远端未到位时,可在膀胱内充盈亚甲蓝生理盐水,根据有无反流作出判断,术中必要时可应用 C 形臂机或膀胱镜观察双 J 管是否在膀胱内。

8. 保持内外引流通畅是术后处理的关键。

七、术后处理

患儿清醒后拔除胃管。常规静脉使用抗生素。腹膜后引流管留置 3~5d,无明显引流液体 2d 后拔除。导尿管保留 6~7d。双 J 管留置 4~6 周后经膀胱镜取出。术后 3 个月和 6 个月复查肾脏 B 超和 IVU、ECT。

八、并发症及处理

(一)穿刺通道出血

拔出穿刺器前先用腹腔镜检查穿刺通道有无出血,如发现有出血需及时缝合止血。

(二)肠管损伤

放置穿刺器时应避免损伤肠管,特别是分离右侧肾盂输尿管连接部时应避免损伤十二指肠,如术中发现肠管损伤应及时缝合,术后发现开腹修复。

(三)腔静脉损伤

游离右侧输尿管时,注意勿损伤腔静脉,术中发现腔静脉损伤可适当增大气腹压力至18~20mmHg,由于静脉压较低,此时静脉基本不出血,可观察到血液在静脉腔内刚刚不至于溢出或者少许溢出,然后使用钛夹夹闭破损的腔静脉或用5-0血管线缝合。注意气腹压不宜过高,时间不宜过长,以防气栓形成或加重CO_2积蓄。上述措施无效时,应立即改开放手术。

(四)吻合口尿漏

通常为腹腔镜下吻合不够严密、双J管移位或下尿路压力过高引起反流所致。良好的腹腔镜下吻合技术、常规留置双J管、保留导尿管以保持膀胱低压引流防止逆流等可最大限度避免此类并发症。有漏尿时要首先排除吻合口远端有无梗阻的情况,如行KUB检查,了解有无双J管移位等;加强抗感染;如果术后尿漏持续存在,应注意输尿管及肾周引流管引流的通畅,加强营养,促进伤口愈合,一般1~2周后均可好转。

(五)吻合口狭窄

多为周围瘢痕形成所致,首先可考虑腔内治疗(输尿管气囊扩张、输尿管镜或经皮肾镜下冷刀或激光切开等),必要时行手术探查或再次肾盂成形术。

(周辉霞)

参考文献

[1] SCHUESSLER WW, GRUNE MT, TECUANHUEY LV, PREMINGER GM. Laparoscopic dismembered pyeloplasty [J]. J Urol, 1993, 150 (6): 1795-1799.

[2] KLINGLER HC, REMZI M, JANETSCHEK G, et al. Comparison of open versus laparoscopic pyeloplasty techniques in treatment of uretero-pelvic junction obstruction [J]. Eur Urol, 2003, 44 (3): 340-345.

[3] 张金哲, 刘啟政, 刘贵麟. 中华小儿外科学 [M]. 郑州 : 郑州大学出版社 , 2006.

[4] 金锡御, 俞天麟. 泌尿外科手术学 [M]. 北京 : 人民军医出版社 , 2009: 48-63.

[5] 吴阶平, 泌尿外科学 [M]. 济南 : 山东科学技术出版社 , 2012: 2005-2016.

[6] 张旭, 李宏召, 马鑫. 后腹腔镜离断性肾盂成形术 (附 22 例报告)[J]. 临床泌尿外科杂志 , 2003, 18 (12): 707-710.

[7] ZHANG X, LI HZ, WANG SG, et al. Retroperitoneal laparoscopic dismembered pyeloplasty: experience with 50 cases [J]. Urology, 2005, 66 (3): 514-517.

[8] ZHANG X, LI HZ, MA X, et al. Retrospective comparison of retroperitoneal laparoscopic versus open dismembered pyeloplasty for ureteropelvic junction obstruction [J]. J Urol, 2006, 176 (3): 1077-1080.

[9] SHOMA AM, EL NAHAS AR, BAZEED MA. Laparoscopic pyeloplasty: a prospective randomized

comparison between the transperitoneal approach and retroperitoneoscopy [J]. J Urol, 2007, 178 (5): 2020-2024; discussion 4.

[10] ZHANG X, XU K, FU B, et al. The retroperitoneal laparoscopic Hellstrom technique for pelvi-ureteric junction obstruction from a crossing vessel [J]. BJU Int, 2007, 100 (6): 1335-1338.

[11] DESAI MM, RAO PP, ARON M, et al. Scarless single port transumbilical nephrectomy and pyelo-plasty: first clinical report [J]. BJU Int, 2008, 101 (1): 83-88.

[12] 周辉霞, 张旭, 李爽, 等. 小儿后腹腔镜 Andserson-Hynes 肾盂成形术 [J]. 中华小儿外科杂志, 2008, 29 (1): 19-21.

[13] 周辉霞, 孙宁, 谢华伟, 等. 经脐单部位三通道腹腔镜治疗小儿上尿路疾病 [J]. 中华小儿外科杂志, 2011, 32 (7): 515-518.

[14] TUGCU V, ILBEY YO, POLAT H, et al. Early experience with laparoendoscopic single-site pyeloplasty in children [J]. J Pediatr Urol, 2011, 7 (2): 187-191.

[15] 曹华林, 周辉霞, 罗小龙, 等. 非钳夹式吻合口缝合法在腹腔镜离断式成形术中的应用 [J]. 中华小儿外科杂志, 2016, 37 (2): 139-143.

第四节 小儿腹腔镜输尿管再植术(膀胱外途径)

一、概述

经膀胱外途径小儿腹腔镜输尿管再植术(laparoscopic extravesical transperitoneal approach following the Lich-Gregoir procedure in children)是一种广泛应用于治疗小儿膀胱输尿管连接部疾病(狭窄、反流、输尿管开口异位等)的手术方式,其主要过程包括膀胱外输尿管膀胱吻合及黏膜下隧道包埋。该手术方式的优势在于可以更大限度的保留膀胱的完整性,再植输尿管与膀胱颈夹角小,方便今后行内镜检查及治疗,手术出血少,创伤小,术后恢复快,术后膀胱痉挛和血尿等并发症概率低。

二、手术适应证和禁忌证

(一) 适应证

随着小儿腹腔镜技术的成熟,经膀胱外途径小儿腹腔镜输尿管再植术可应用于众多小儿膀胱输尿管连接部疾病,主要包括:

1. 输尿管末端先天性狭窄。
2. 巨输尿管症。
3. 膀胱输尿管反流。
4. 重复肾输尿管畸形伴膀胱输尿管反流。
5. 各种原因导致的输尿管末端狭窄。

(二) 禁忌证

1. 一般情况差,无法耐受手术的患儿。
2. 过度肥胖,无法建立气腹患儿。
3. 凝血功能异常者。
4. 既往有手术史,腹腔内粘连严重患儿。
5. 年龄小,膀胱容量不够的患儿。

6. 膀胱功能不良,神经源性膀胱。

7. 合并尿道瓣膜等下尿路梗阻性疾病。

8. 尚未有效控制的泌尿系感染、膀胱炎等情况。

三、术前准备

1. 完善术前常规检查血、尿常规及尿培养,凝血功能,肝、肾功能,电解质等化验。

2. 泌尿系超声、CT、静脉肾盂造影(IVU)和 / 或磁共振尿路成像(MRU)、排泄性膀胱尿道造影(voiding cystourethrography,VCUG)、肾动态显像等明确诊断,排除其他特异性疾病。

3. 术前存在泌尿系感染患儿,需要给予抗感染治疗,根据尿培养结果调整抗生素使用,待患儿尿常规及尿培养结果正常后择期手术。

4. 术前半小时预防性应用抗生素,常规术前准备,包括患儿术前禁食 6~8h,禁水 4h、备皮、备血等。

四、手术步骤

(一)麻醉和体位

手术采用气管插管全身麻醉,患儿取平卧位,臀部垫高,手术床向头部倾斜 15°,留置尿管备用(图 2-5-31)。

(二)trocar 位置

先排空膀胱,取脐轮上缘切口,插入 5mm trocar 固定,在腹壁两侧平脐水平距脐 4~5cm各置入一个 5mm 操作 trocar 固定,完成气腹的建立。

(三)手术站位

术者站于患儿头部,扶镜手站立于病变侧的对侧。

(四)特殊手术器械

电钩,Hem-o-lok 钳。

五、手术基本原则

包括术中一些常规技术原则,如:病变处

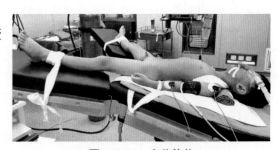

图 2-5-31 患儿体位

理原则;腹(胸)腔镜操作原则;中转开腹手术原则;术毕腹腔引流原则;外引流手术原则等。

1. 婴幼儿腹部操作空间相对狭小,良好的气腹空间建立和恰当的 trocar 位置选择非常关键,保证充分的手术操作空间,充分暴露视野是完成手术的前提条件。

2. 术前要注意膀胱容量,尽量选择容量大于 100ml 的患儿,如果膀胱容量过小,膀胱黏膜易破损,移植长度受到限制,术后易出现膀胱输尿管反流。

3. 术中要注意尽量减少输尿管壁血运破坏,如出现输尿管外膜剥离过多而发生输尿管缺血性坏死引起的尿漏则需要中转开腹处理。

4. 经膀胱外途径小儿腹腔镜输尿管再植术主要适合输尿管狭窄段较短患儿。如输尿狭窄段长,会导致膀胱吻合口张力大,此时注意必要时加行膀胱腰大肌固定法及膀胱壁瓣法。

5. 术中应注意保证输尿管引流通畅,从而减少术后尿外渗的发生率,术中留置腹腔引流管,如果发生支架管引流不畅而引起的尿漏,保持腹腔引流管及导尿管引流通畅。

六、手术过程

麻醉后常规消毒、铺单,于脐上缘做一 5mm 皮纹切口,置入 5mm 保护性 trocar,建立气腹(压力维持 8~10mmHg)。在腹壁两侧平脐水平距脐 4~5cm 各置入一个 5mm 操作 trocar 固定,完成气腹的建立。沿扩张的输尿管切开后腹膜,充分暴露中下段输尿管,注意保护输精管或子宫圆韧带,游离输尿管至膀胱入口处,靠近膀胱壁处用 Hem-o-lok 夹闭输尿管,于近端切断输尿管。松解迂曲输尿管粘连带,观察扩张的输尿管,如果直径超过 10mm 者建议进行裁剪,裁剪时注意保护输尿管内侧血供,保持裁剪后输尿管直径在 4.5mm。尿管内注入生理盐水 60ml,保持膀胱半充盈状态,使膀胱界限清楚。取输尿管正常开口的近心端外侧 1cm 处切开,沿输尿管自然走向用电钩打开膀胱侧外方的膀胱逼尿肌肌层,长度约 5cm,钝性分离直至黏膜下至膀胱黏膜膨出,至少膨出 1cm。注意保持膀胱黏膜完整。将再植输尿管入膀胱处的膀胱肌层作倒 "Y" 形切口,裁剪输尿管末端前壁,切开 0.5cm 以使其呈一斜面。放置双 J 管作为输尿管支架,将输尿管无扭曲、无张力地包埋于膀胱肌层与黏膜间。用 5-0 可吸收缝线间断缝合关闭膀胱肌层。排空膀胱,观察输尿管无明显扩张、扭曲、成角,以确保黏膜下隧道松紧适度。观察术区无明显活动性出血,留置腹腔内引流管及尿管,用可吸收线依次缝合腹膜以及皮下、皮肤各层。(图 2-5-32~ 图 2-5-35)

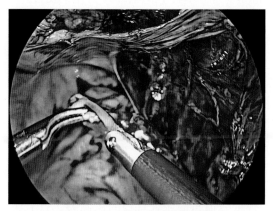

图 2-5-32 裁剪扩张的输尿管

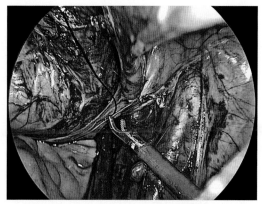

图 2-5-33 利用丝线标记隧道范围

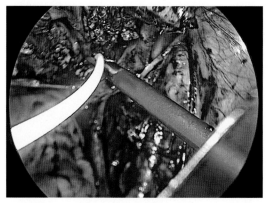

图 2-5-34 放置双 J 管

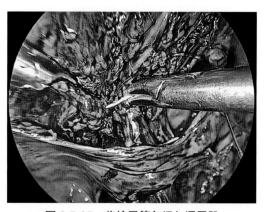

图 2-5-35 将输尿管包埋入逼尿肌

七、手术技巧

1. 经膀胱外途径小儿腹腔镜输尿管再植术操作的关键在于保证吻合口血供良好。

2. 在再植输尿管处的膀胱肌层作倒"Y"形切口,使膀胱肌层更好地被合拢并覆盖入膀胱的输尿管,从而防止输尿管成角畸形从而导致引流不畅。

3. 适当裁剪输尿管,避免输尿管过长迂曲,同时使输尿管膀胱吻合后确保吻合口无张力,如果过大的张力会影响输尿管正常蠕动,还可能影响吻合口愈合。

4. 尽量形成足够长的膀胱黏膜下隧道(一般要求长度约为输尿管宽度的 5 倍,至少要大于 2.5 倍),才能起到有效的抗反流效果。

5. 输尿管与膀胱黏膜吻合时吻合口必须有足够宽度,以防止吻合口狭窄。黏膜下隧道必须足够宽大,以防止狭窄,缝合输尿管时不宜过紧,确保输尿管隧道适度松紧。

6. 将膀胱肌层全层缝合包埋输尿管时,同时固定输尿管壁段,防止输尿管扭曲、回缩。

八、术后处理

术后泌尿外科护理常规,根据患儿体温和复查血尿常规结果静脉应用抗生素 3~5d 预防感染,2~3d 后如果腹腔引流管无新鲜液体引出可拔除引流管,术后 2d 患儿可轻度活动,术后 7~14d 拔除尿管,4 周左右复查后酌情经膀胱镜拔除双 J 管。术后 1、3、6、12 个月定期复查。

九、并发症及其防治

(一)漏尿

漏尿是该手术最常见并发症,尤其是经过裁剪输尿管后的患儿,漏尿和输尿管吻合口张力过高、裁剪缝合不严密及输尿管壁血运过度破坏有关。术中应尽可能减少输尿管张力,裁剪输尿管壁时尽量保护输尿管壁血运,缝合严密,针脚匀称。注意将膀胱壁的三层逼尿肌同时切开,使膀胱黏膜稍膨出,全层缝合膀胱并固定膀胱壁段输尿管,有效预防尿漏发生。

(二)膀胱输尿管反流

尽量形成足够长的膀胱黏膜下隧道,需至少保证隧道与输尿管直径的比例为 2.5：1,方能起到有效的抗反流机制。

(三)输尿管吻合口再狭窄

输尿管末端缝合时注意防止输尿管扭转或成角以及输精管的压迫,术中可将输精管置于侧腹膜,以有效防止输精管对输尿管的压迫;对于膀胱容量较小患儿应避免双侧同时再植;通过横断脐尿管同时松解膀胱前壁及健侧腹膜牵拉膀胱至患侧,腰大肌悬吊,后腹膜固定等手段可保持输尿管走行不成角。

(四)泌尿系感染

恰当使用抗生素。

(五)术后尿潴留、膀胱痉挛等

术中注意保护逼尿肌神经分支、慎重选取病人,尽量不应用此术式进行双侧输尿管再植。

（张铁军　朱炜玮）

参考文献

［1］张旭. 泌尿外科腹腔镜手术学 [M]. 2 版. 北京：人民卫生出版社，2008.

［2］LOPEZ M, MELO C, FRANÇOIS M, et al. Laparoscopic extravesical transperitoneal approach following the lich-gregoir procedure in refluxing duplicated collecting systems: initial experience [J]. J Laparoendosc Adv Surg Tech A, 2011, 21 (2): 165-169.

［3］韦华玉，周辉霞，申州，等. 腹腔镜 Lich-Gregoir 输尿管再植术治疗小儿膀胱输尿管反流（附 15 例报告）[J]. 中国内镜杂志，2014 (6): 607-611.

［4］周辉霞，孙宁，谢华伟，等. 经脐单部位三通道腹腔镜治疗小儿上尿路疾病 [J]. 中华小儿外科杂志，2011,(7): 515-518. DOI: 10. 3760/cma. j. issn. 0253-3006. 2011. 07. 010.

［5］陈新，吴奎. 腹腔镜 Lich-Gregoir 技术的应用现状及进展 [J]. 临床泌尿外科杂志，2012, 27 (03): 238-240.

［6］韦华玉. 小儿腹腔镜输尿管膀胱再植术的研究进展 [J]. 广西医学，2014, 36 (09): 1273-1274; 1285.

［7］谢华，徐卯升，陈方. 腹腔镜 Lich-Gregoir 手术治疗儿童双侧原发性膀胱输尿管反流 [J]. 中华小儿外科杂志，2010,(10): 742-745.

第五节　小儿气膀胱腹腔镜输尿管再植术

一、概述

输尿管再植术是治疗重度输尿管反流和输尿管远端狭窄的主要方法，手术治疗的原则是延长输尿管膀胱黏膜下隧道，以建立单向抗反流机制，手术可经膀胱外、膀胱内以及膀胱内外联合完成，主要术式有 Lich-Gregoir、Cohen、Politano-Leadbetter 等方法，其中常用的 Cohen 输尿管再植术，随着腹腔镜技术的发展，可在气膀胱腹腔镜下完成。

2002 年 CK Yeung 首先应用 CO_2 进行膀胱内充气，建立了满意的操作空间，可实现膀胱内的操作，使得应用腹腔镜在膀胱内完成 Cohen 输尿管再植术安全可行。气膀胱腹腔镜 Cohen 输尿管再植术具有手术视野清晰、手术时间短、学习曲线短、创伤小、恢复快等优势。本节介绍气膀胱内腹腔镜输尿管再植术的操作技术。

二、手术适应证和禁忌证

（一）手术适应证

1. 持续的Ⅳ度以上反流。

2. Ⅲ度反流经保守治疗无效，程度加重者。

3. 输尿管远端狭窄或 / 和输尿管囊肿，伴输尿管扩张。

4. 膀胱憩室。

（二）手术禁忌证

1. 相对禁忌证

（1）6 个月以下婴儿。随着微创手术技术的成熟，部分婴儿期气膀胱腹腔镜手术也可顺利完成。

(2)巨大输尿管。

2. 绝对禁忌证

(1)合并尿路感染。

(2)全身情况差不能耐受麻醉和手术。

(3)神经源性膀胱,膀胱过度活动者。

三、术前准备

术前对患儿全身状况进行全面评估,了解心、肺、肝、肾等重要脏器功能情况,明确有无合并其他脏器相关畸形及手术禁忌证。常规影像学检查包括肾脏彩超和磁共振泌尿系水成像(MRU)了解反流程度、明确狭窄部位;利尿性肾动态显像(ECT)评估双肾分肾功能;排泄性膀胱尿道造影明确膀胱输尿管反流情况。纠正贫血、低蛋白血症、水电解质及酸碱代谢失衡,改善患儿营养状态。术前尿常规感染者需行尿培养以及药敏试验,并使用敏感抗生素。术前1d进食无渣流质饮食,术前1d及手术当天清洁灌肠。术前半小时预防性应用抗生素。

四、手术步骤

(一)麻醉和体位

1. 体位 患者一般取平卧位,双下肢外展45°~60°,15°头低足高位。

2. 建立气膀胱方法和trocar位置

方法一:插入球囊导尿管,经导尿管向膀胱内注入生理盐水或CO_2扩张膀胱达脐平面,夹闭导尿管;在脐与耻骨联合中点膀胱最凸处,向膀胱内穿刺置入5mm trocar,放入5mm 30°腹腔镜;在内镜监视下,于第一trocar两侧偏下腹横纹处置入2个5mm trocar;以1号Vicryl线贯穿腹壁和膀胱壁缝合;固定各trocar;经trocar向膀胱内注入CO_2气体,注气的同时开放尿管并吸出生理盐水,以气囊阻挡尿道内口,建立气膀胱。

方法二:经尿道置入膀胱镜,经膀胱镜注入生理盐水或CO_2气体,扩张膀胱达脐平面,在膀胱镜观察下经皮做膀胱全层牵引,将充盈的膀胱顶部固定于腹中线脐下位置的体表下方,牵引线下缘切开皮肤,紧贴牵引线穿刺置入5mm目镜trocar并固定,同样方法在充盈的膀胱侧壁体表处做膀胱全层牵引线,左右两侧分别放置1个3~5mm的操作trocar,退出膀胱镜,经目镜trocar注入CO_2气体,放置目镜。

方法三:插入膀胱镜,经导尿管向膀胱内注入生理盐水,扩张膀胱底达脐平面,在膀胱镜引导下于膀胱顶部戳入5mm trocar,拔出膀胱镜,自trocar置入双腔气囊导尿管和腹腔镜,开放导尿管导出生理盐水后,注入CO_2建立气膀胱,在腔镜引导下于脐左右下分别置入2个5mm trocar,并分别固定。

对于有气膀胱手术经验的术者,也可在充盈膀胱后做好trocar位置体表标记,直接经腹壁将trocar戳入膀胱内并固定,再经trocar向膀胱内注入CO_2气体,注气的同时吸出生理盐水,利用气囊阻挡尿道内口,建立气膀胱。这样既简化操作步骤,也可成功建立气膀胱。

据报道,气膀胱压力存在较大差异,为6~18mmHg,均未见压力所致并发症。

注意:trocar必须经皮做膀胱全层牵引并固定,否则trocar易脱出,气膀胱建立失败。

3. 手术站位 术者站位于患者健侧,助手站位于术者同侧或对侧。

4. **手术器械**　30° 或 0° 镜头、气腹针、分离钳、无损伤抓钳、剪刀、持针器，儿童开腹泌尿手术器械、超声刀、膀胱镜及腹腔镜设备 1 套、3~5mm trocar、双 J 管及 8 号硅胶管，橡胶皮管。

(二) 手术基本原则

气膀胱的成功建立及术中维持良好的 CO_2 气压对手术的操作及顺利进展很重要，trocar 脱出或 CO_2 气体外溢等都会影响手术的进行。输尿管末端内径在 10mm 以下时要确保黏膜下隧道的长度与输尿管直径之比达到 4∶1，如膀胱容量小，黏膜下隧道的长度与输尿管直径之比至少达到 2.5∶1；输尿管末端内径在 12mm 以上时，要折叠缝合或裁剪输尿管。

中转开放原因：trocar 脱出、trocar 穿刺失败、输尿管分离困难、输尿管退缩、漏气及出血等。

(三) 手术术式

1. **Cohen 术式（横向膀胱黏膜下隧道输尿管膀胱吻合术）**　是目前输尿管末端病变手术治疗的主要术式，适用于膀胱输尿管反流、输尿管末端狭窄或输尿管囊肿等病变。其他术式包括 Politano-Leadbetter，Glenn-Anderson，输尿管膀胱黏膜下隧道走向不同于 Cohen 术式，也有术者报道应用。

2. **气膀胱腹腔镜输尿管乳头抗反流再植术**　有报道可在游离输尿管后不将输尿管置入膀胱黏膜下隧道，而是将输尿管牵入膀胱内约 1.5cm，再缝合输尿管浆肌层与膀胱全层固定。是一种改良的抗反流机制，手术操作相对简单，近期疗效满意，远期效果有待进一步观察。

3. **Cohen 术式 + 乳头抗反流再植术**　对于输尿管扩张较重者，扩张直径 1.5cm 以上者，黏膜下隧道与输尿管直径不能达到 2.5，可将输尿管末端 1~1.5cm 拖入膀胱内游离固定，远端形成乳头，以达到抗反流效果。

(四) 手术过程

1. 寻及双侧输尿管开口，观察其形态及喷尿情况。

2. 于患侧输尿管开口处缝合 1 针牵引线，沿输尿管开口电钩环形切开黏膜，电刀或超声刀紧贴输尿管游离膀胱壁内段。游离输尿管 5.0cm 左右拖入膀胱，至输尿管扩张段可无张力牵至对侧输尿管开口外上方。对于男孩，游离输尿管时须注意保护输精管。

3. 剪开输尿管远端扩张段与狭窄段交界处一小口，排出积水。若输尿管直径大于 12mm，应行扩张输尿管的折叠或裁剪。

4. 在对侧输尿管开口外上方约 2.0cm 处剪开黏膜层，以剪刀或血管钳潜行分离黏膜下层，做黏膜下隧道至输尿管开口处。

5. 将输尿管经黏膜下隧道拖至对侧，切除输尿管口的狭窄病变组织，将输尿管全层与膀胱黏膜用 5-0 或 6-0 Vicryl 线缝合固定 6~8 针，2 针带膀胱肌层。

6. 原输尿管口膀胱肌层与输尿管肌层缝合固定 1 针，5-0 Vicryl 线，缝合原输尿管开口膀胱黏膜。

7. 酌情留置 8~10F 硅胶输尿管支架管，经下腹部 trocar 引出。或者经操作 trocar 留置双 J 管或单 J 管作为输尿管支架管。

8. 拔除各 trocar，缝合皮下及皮肤，保持硅胶气囊导尿管引流通畅。

手术过程参见图 2-5-36~ 图 2-5-41。

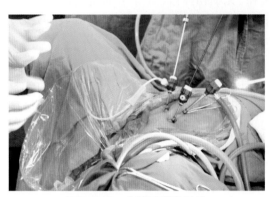

图 2-5-36 气膀胱操作通道

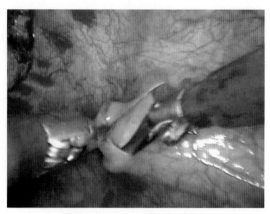

图 2-5-37 建立黏膜下隧道

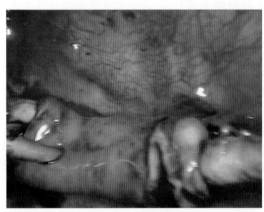

图 2-5-38 包埋输尿管

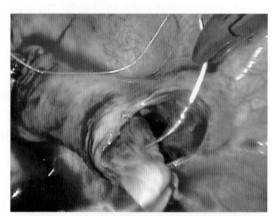

图 2-5-39 固定输尿管并缝合新输尿管开口

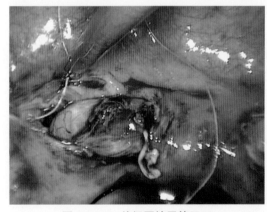

图 2-5-40 关闭原输尿管开口

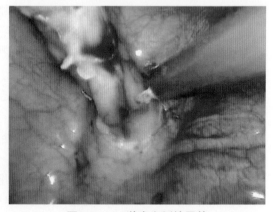

图 2-5-41 游离左侧输尿管

五、手术技巧

1. 输尿管游离过程中,牵引线要有足够长度,尤其在末端输尿管狭窄长度在 2cm 以上时,由于游离长度长,在进行其他操作时已游离输尿管很容易回缩至膀胱外,导致寻找困难,甚至中转开腹。

2. 术中游离输尿管应保证一定长度，以减小吻合口张力。在游离后要将输尿管肌层与原输尿管开口处膀胱肌层缝合固定1~2针，避免扭转。游离应贴输尿管外膜游离，保留其良好血运。

3. 小儿膀胱容积小，腹腔镜操作空间有限，术中trocar脱出后CO_2气体溢出于膀胱壁外减小膀胱内操作空间。腹腔镜监视下以1号Vicryl针线贯穿腹壁、膀胱壁缝合，固定套有胶管的trocar，可有效防止trocar脱出。

4. 完成输尿管膀胱吻合后，静脉应用呋塞米观察输尿管口排尿情况，如排尿良好可不放置输尿管支架管。

六、术后处理

1. 麻醉清醒后回病房监护，密切观察生命体征、尿量，确保导尿管引流管通畅，如留置输尿管支架管引流，支架管保留7~10d后拔除，导尿管保留10~14d后拔除，拔除支架管及导尿管后观察有无腰腹痛及发热。

2. 术后加强呼吸道管理，促进排痰，防止呼吸道并发症。给予广谱抗生素预防感染，如发热提示有尿路感染时，可根据尿培养药敏试验及时更换敏感抗生素。

3. 术后维持水、电解质平衡，加强支持治疗，肠道通气后逐渐恢复进食，适当多饮水，保证足够尿量。

4. 双J管留置4~8周后经膀胱镜取出。

5. 术后随访，双J管拔除术后1、3、6、12个月门诊复查尿常规及泌尿系超声，如发现有泌尿系感染者应同时行尿培养检查，并明确感染原因。

七、并发症及其防治

（一）气腹

如术中出现气腹，可能是位于腹膜膀胱返折上方的膀胱顶部trocar，CO_2经trocar外溢入腹导致，如能维持膀胱内压力继续进行手术，而腹内气压影响患儿呼吸循环，可于上腹部插入套管针穿刺排气。

（二）血尿

术后血尿多由术后残余血引流或膀胱内创面少量渗血或体内支架管刺激所致，一般予以充分补液、多饮水、少活动等保守观察治疗可好转。如出血较多则应考虑吻合口或膀胱内创面活动性出血，可适当增加补液量，同时给予止血药物预防或治疗血尿。

（三）尿液外渗

术后拔除导尿管后出现腹胀腹痛症状，为经trocar通道膀胱内尿液外渗入腹腔内引起，可适当延长导尿管留置时间。

（四）输尿管膀胱吻合口狭窄梗阻

术后再植输尿管口狭窄梗阻可能为术后膀胱输尿管吻合口水肿、尿液引流不畅所致。也可能为扩张输尿管裁剪不当或者局部供血不足所致，尤其在膀胱容量小时更容易出现。可通过输尿管末端折叠缩窄输尿管直径，避免过度裁剪输尿管导致缺血挛缩至梗阻。其他原因包括输尿管通过黏膜下隧道时出现扭转或成角导致引流不畅、梗阻。游离输尿管长度不够造成黏膜下隧道张力过高、吻合口内陷等。

（五）膀胱输尿管反流

如黏膜下隧道长度与输尿管直径比例过小,可导致膀胱输尿管反流。需术后 3 个月常规复查膀胱逆行造影。

（六）泌尿系感染

术后膀胱输尿管吻合口水肿尿液引流不畅,或者留置双 J 管容易导致膀胱输尿管反流,或双 J 管作为泌尿系异物均容易导致泌尿系感染,尤其在年幼儿童,可予抗生素抗感染治疗。

（七）尿路刺激症

一般为体内支架管刺激或引流不畅所致,予以充足补液保证尿量及减少活动可缓解上述症状,必要时可应用抗胆碱能药物缓解上述症状,或待术后 4~8 周拔除双 J 管后可自行缓解。

（张旭辉　孟庆明　孙小兵　朱炜玮）

参考文献

［1］ HEIDENREICH A, OZGUR E, BECKER T, et al. Surgical management of vesicoureteral reflux in pediatric patients [J]. World J Urol, 2004, 22 (2): 96-106.

［2］ YEUNG CK, B0RZI P. Pneumo_vesicopic Cohen ureteric reimpkntation with carbon dioxjde bladder insumation for gross VUR [J]. BUJ Int, 2002, 89: 15-86.

［3］ SOH S, KOBORI Y, SHIN T, et al. Transvesicoscopic ureteral reimplantation: Politano-Leadbetter versus Cohen technique [J]. Int J Urol, 2015, 22 (4): 394-399.

［4］ ANSARI MS, YADAV P, ARORA S, et al. Bilateral Transvesicoscopic Cross-trigonal Ureteric Reimplantation in Children: Surgical Subtleties and a Prospective Summary [J]. Urology, 2017, 101: 67-72.

［5］ 孙玉芳, 毕允力, 阮双岁, 等. 开放与气膀胱腹腔镜下膀胱输尿管再植术治疗膀胱输尿管反流的疗效比较 [J]. 中华泌尿外科杂志, 2012, 33 (6): 439-444.

［6］ 彭秋, 苏荣生, 何大维, 等. 开放与气膀胱腹腔镜下膀胱输尿管再植术治疗小儿膀胱输尿管反流的临床疗效研究 [J]. 湖南师范大学学报 (医学版), 2017, 14 (4): 161-163.

［7］ 申州, 周辉霞, 张旭, 等. 气膀胱腹腔镜 Cohen 输尿管移植手术体会 [J]. 江西医药 . 2012, 47 (9): 756-758.

［8］ CHUNG PH, TANG DY, WONG KK, et a1. Comparing open and pneumovesical approach for ureteric reimplantation in pediatric patients: a preliminary review [J]. J Pediatr Surg, 2008, 43: 2246-2249.

［9］ EMIR H, MAMMADOV E, ELICEVIK M, et a1. Transvesicoseopic cross—trigonal ureteroneocystostomy in children: a single-center experience [J]. J Pediatr Urol, 2012, 8: 83-86.

［10］ CHUNG MS, HAN SW, JUNG HJ, et a1. Transvesicoscopic Ureteral Reimplantation in Children with Bilateral Vesicoureteral Reflux: Surgical Technique and Results [J]. J Laparoendosc Adv Surg Tech A, 2012, 22 (3): 295-300.

［11］ 习林云, 何大维, 刘星, 等. 气膀胱腹腔镜改良 Glenn-Anderson 输尿管膀胱再植术对 66 例膀胱输尿管连接部畸形患儿的疗效观察 [J]. 第三军医大学学报, 2014, 36 (20): 2125-2128.

［12］ 毕允力, 阮双岁, 肖现民, 等. 气膀胱腹腔镜输尿管移植术 [J]. 中华小儿外科杂志, 2006, 27: 78-80.

［13］ 刘颖, 毕允力. 气膀胱输尿管再植术治疗婴儿输尿管膀胱连接部梗阻临床分析 [J]. 临床小儿外科杂志, 2014,(4): 187-290.

［14］ 张旭辉, 王计文, 李龙, 等. 气膀胱腹腔镜 Cohen 输尿管移植术治疗先天性膀胱输尿管连接部梗阻 [J]. 临床小儿外科杂志, 2010, 9 (3): 182-183.

［15］ 郝毅, 叶辉, 张军, 等. 气膀胱腹腔镜在治疗膀胱输尿管连接部先天畸形中的应用 [J]. 中国微创外科

七、并发症及其防治

腹腔镜肾盂成形术并发症包括腹腔镜手术特有并发症和肾盂成形术相关并发症。

（一）腹腔镜手术特有并发症

1. **气腹相关并发症可能出现高碳酸血症或心、肺功能异常**　术中严密监测气腹压力，维持在 6~12mmHg，术中保持良好的肌肉松弛度，新生儿和婴幼儿用最低压力状态保持可操作空间，尽量缩短手术时间。手术过程和麻醉师密切合作，婴幼儿病情变化较快，术中应密切观察生命体征变化并及时调整，密切观察患儿血气及呼气末二氧化碳分压（$P_{ET}CO_2$），尽量不高于 40mmHg，必要时可暂停手术，适当增加潮气量，排除腹腔内残余 CO_2，待恢复正常后再手术。

2. **穿刺相关并发症**　小儿腹壁薄腹腔小，建立气腹或 trocar 穿刺入腹腔时，可能误伤腹腔内血管及肠管。一旦发现损伤，应及时缝合、修补损伤血管或肠管。

3. **切口疝及切口感染**　切口疝好发于脐窝部位切口，小儿腹壁薄，要全层缝合关闭 ≥ 5mm 的切口，避免术后切口疝的形成，如发现有切口疝应及时修补。因腔镜手术切口较小，术后发生切口感染的概率很小，如发现有切口感染应予以定期更换伤口敷料及抗感染治疗。

4. **术中、术后低体温**　由于小孩对周围环境耐受力差，散热快，对小于 3 个月的婴幼儿行腹腔镜手术治疗时，应注意调高手术室室内温度，同时采用温毯、暖风机等保暖措施。冲洗腹腔时亦需要温生理盐水，术后也要注意保暖，防止术中术后低体温。

（二）肠代输尿管成形手术相关并发症

1. **血尿**　术后血尿多由术后残余血引流或体内支架管刺激所致，一般予以充分补液、多饮水、少活动等保守观察治疗可好转。如出血较多可应考虑吻合口或肾盂内出血，可适当增加补液量，同时给予止血药物预防或治疗血尿。对肉眼血尿较重患儿应密切观察，若出现尿管堵塞，及时冲洗或更换，保持导尿管引流通畅，同时密切监测血红蛋白变化情况，必要时给予输血治疗及再次手术探查出血原因。

2. **腰痛和尿路刺激症**　一般为体内支架管刺激或引流不畅所致，予以充足补液量保证尿量及减少活动可缓解上述症状，必要时可应用抗胆碱能药物缓解上述症状，术后 4~8 周拔除双 J 管后可自行缓解。预防：术中根据患儿身高选择合适型号及长短的双 J 管保持内引流通畅。

3. **感染和发热**　可能发生的原因有：①术前伴有泌尿系感染的患儿未能彻底控制；②术中探查发现梗阻扩张肾盂内有积脓，裁剪肾盂时部分脓液流入腹腔，在气腹高压状态下，部分脓液被腹膜和肠道吸收，导致术中、术后高热，严重者可导致败血症和感染性休克；③术后输尿管内支架压力性膀胱输尿管反流或堵塞，也可增加感染风险；④婴幼儿消化道系统发育不完善，若术后发生较长时间腹胀，容易造成肠道内菌群失调和内毒素吸收，导致败血症。处理及预防：对于术前合并泌尿系感染的患儿，应当在感染控制之后再行手术治疗。建议术中裁剪肾盂前采用长穿刺针经皮将肾盂内积液抽吸干净避免术中裁剪肾盂时肾盂内积液流入腹腔，可减少术后发热、感染的概率。一旦发生感染和发热，宜积极行抗感染治疗，同时寻找原因，根据尿液及分泌物培养结果选择敏感抗生素，积极预防和尽早处理婴幼儿的感染性休克。术后早期留置导尿管，保持膀胱低压状态。

4. **吻合口尿漏**　为肾盂成形术后最常见并发症，通常为腹腔镜下吻合不够严密、术后吻合口水肿消退尿外渗或内支架堵塞、移位所致。良好的腹腔镜下吻合技术、通畅的内支架引流、留置导尿管保持膀胱低压引流防止逆流等可减少尿漏的发生。一般保持腹腔引流管通畅，延迟拔除引流管可治愈，如果术后尿漏持续存在，应考虑有无输尿管堵塞及支架管移位的可能，必要时行内支架管更换或肾造瘘术，并加强营养，促进伤口愈合，一般1~2周后均可好转。

5. 吻合口狭窄 通常出现于术者学习曲线早期阶段，因为缝合技术操作不熟练、没有采用输尿管纵切横缝原则、术后引流不畅引起反复泌尿系感染吻合口水肿、缺血、炎性增生；输尿管神经及平滑肌细胞异常导致输尿管平滑肌不能正常收缩，蠕动力减弱，尿液输送受阻，亦可引起再次梗阻。娴熟的缝合技巧，避免缝合过程中对吻合口组织的钳夹与牵拉，采用纵切横缝原则确保宽敞通畅、血运良好、无张力吻合可减少吻合口再狭窄风险。

6. 支架管堵塞 由于肠代输尿管容易出现血凝块、黏液堵塞支架管，导致患儿突然出现发热、疼痛等不适，腹腔引流量明显增加。出现这种情况需要立即在输尿管镜下更换支架管，保护肾功能。可以每日经肾造瘘管用乙酰半胱氨酸液体冲洗以减少黏液分泌。

7. 麻痹性肠梗阻 可能原因有：①因术中渗出较多及气腹压力的影响，术后胃肠功能恢复较慢；②吻合口尿外渗至腹腔内，若腹腔引流不通畅尿液滞留于腹腔内导致尿源性腹膜炎。给予禁食、水，胃肠减压，肠外营养支持治疗，同时注意防治水、电平衡紊乱，一般可自行缓解。

8. 代谢性酸中毒 由于采用回肠代输尿管，尿液在肠道内吸收，加上本身肾功能不全，易增加高氯性代谢性产物在血液及组织中的堆积，导致代谢性酸中毒发生。预防方法是术前选择肾功能基本正常的患儿，术中尽量减少代输尿管的回肠长度和面积。

（周辉霞 刘德鸿 李 品 杨云杰）

参考文献

［1］ BENSON MC, RING KS, OLSSON CA. Ureteral reconstruction and by. pass: experience with ileal interposition, the Boari flap-psoas hitch and renal autotransplantation [J]. J Urol, 1990, 143 (1): 20-23.

［2］ 刘沛，吴鑫，朱雨泽，等. 回肠代输尿管术治疗医源性长段输尿管损伤 [J]. 北京大学学报 (医学版)，2014, 47 (4): 643-647.

［3］ YANG WH. Yang needle tunneling technique in creating antireflux and continent mechanisms [J]. J Urol, 1993; 150: 830-834.

［4］ MONTI PR, LARA RC, DUTRA MA, et al. New techniques for construction of efferent conduits based on the Mitrofanoff principle [J]. Urology, 1997, 49: 112-115.

［5］ KAMAT NN, KHANDELWAL P. Laparoscopy-assisted reconstruction of a long-segment ureteral stricture using reconfigured ileal segment: application of the Yang Monti principle [J]. J Endourol, 2007, 21 (12): 1455-1460.

［6］ LIU D, ZHOU H, MA L, et al. Comparison of Laparoscopic Approaches for Dismembered Pyeloplasty in Children With Ureteropelvic Junction Obstruction: Critical Analysis of 11-Year Experiences in a Single Surgeon [J]. Urology, 2017, 101: 50-55.

［7］ LIU D, ZHOU H, MA L, Transumbilical multi-port laparoscopic pyeloplasty versus transumbilical single-site laparoscopic pyeloplasty for ureteropelvic junction obstruction in children: A retrospectively comparative study [J]. J Pediatr Urol, 2017 Jun 3. pii: S1477-5131 (17) 30239-5. doi: 10. 1016/j. jpurol. 2017. 05. 009.[Epub ahead of print]

［8］曹华林 , 周辉霞 , 罗小龙 , 等 . 非钳夹吻合口风合法在腹腔镜离断式肾盂成形术中的应用 [J]. 中华小儿外科杂志 , 2016, 37 (2): 139-145.

［9］DY G W, HSI R S, HOLT S K, et al. National Trends in Secondary Procedures Following Pediatric Pyeloplasty [J]. J Urol, 2016, 195 (4): 1209-1214.

［10］REY D, HELOU E, ODERDA M, et al. Laparoscopic and robot-assisted continent urinary diversions (Mitrofanoff and Yang-Monti conduits) in a consecutive series of 15 adult patients: the Saint Augustin technique [J]. BJU Int, 2013, 112 (7): 953-958.

［11］SIDDAIAH A, RAMASWAMI K, GEORGE D, et al. Laparoscopic management of recurrent ureteropelvic junction obstruction following pyeloplasty [J]. Urology Annals, 2015, 7 (2): 183-187.

［12］BOXER RJ, FRITZSCHE P, SKINNER DG, et al. Replacement of the ureter by small intestine: clinical application and results of the ile. al ureterin 89 patients [J]. J Urul, 1979, 121 (6): 728-731.

第六章
小儿腹腔镜膀胱手术

第一节　小儿膀胱解剖

一、腹腔镜膀胱手术

膀胱是储存尿液的肌性囊状器官,其形态、大小、位置和壁的厚度均随尿液的充盈程度、年龄、性别不同而异。一般正常成人膀胱平均容量为 300~500ml,最大容量可达 800ml。新生儿膀胱容量约为成人的 1/10。女性膀胱容量略小于男性。

二、小儿膀胱形态

空虚的膀胱呈三棱锥体形(图 2-6-1),可分为尖、底、体和颈 4 部分。膀胱尖朝前上方,连接脐正中韧带。膀胱底朝向后下方。膀胱的尖与底之间为膀胱体。膀胱颈为膀胱的最下部,与尿道相接。膀胱各部分之间无明显界限。新生儿膀胱空虚收缩时呈上下两端渐尖,前后扁平的梭形。前后二壁几乎垂直地一样长。根据 Peter 等报道,后壁长 × 宽 × 厚的数字是(24~30)mm ×(17~21)mm ×(6~14)mm,重量约 6g,在尸体实验上所得的容量是 50ml,较成人比例低,因此膀胱容量小是新生儿小便次数较多的原因。在以后的发育过程中,膀胱的容量会随着年龄增加而增加,具体见表 2-6-1。

表 2-6-1　不同年龄儿童膀胱的最大容量(据 Gundobin)

年龄	新生儿	1 岁	2~3 岁	7~8 岁	9~10 岁	12~13 岁
膀胱容量 /ml	50	240	325	670	750	1 040

注:为新鲜尸体取出的膀胱注入液体测量。

三、小儿膀胱的位置和毗邻

膀胱位于盆腔的前方,耻骨联合的后方。膀胱的后方男性有精囊、输精管壶腹和直肠,女性有子宫和阴道。膀胱的下方,男性邻接前列腺,女性邻接尿生殖膈。新生儿的骨盆特别狭小,膀胱大部分位于腹腔中。上端平耻骨联合上缘与脐之间,借强大的脐尿管固定于脐;下端尿道内口平耻骨联合上缘水平面,固定于盆腔。前壁前面贴于腹前壁,膀胱前间隙中充满疏松结缔组织。后壁后面腹膜覆盖,在男性一直往下覆盖着输尿管、精囊和前列腺后面,然后翻折至直肠。在女性则覆盖至尿道内口稍上处,然后返折至子宫体颈之间或稍下处;后壁下部分只有少许与子宫颈直接相接,而没有与阴道接触。因此新生儿的膀胱是两端固定、后面独立的垂直体(图 2-6-2)。随着年龄增加,膀胱位置逐渐下降,其原因一方面由于盆腔扩大,有容纳的可能性,另一方面是由于受到腹腔脏器特别是小肠的推压。1 岁时膀胱顶和尿道内口的位置已显示明显的下降。到 2 岁末时,收缩时的膀胱尖一般已下降至齐耻骨上缘至上方 20mm 之间,尿道内口也下降了约 20mm。

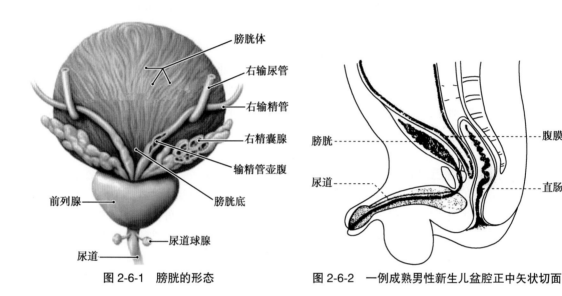

图 2-6-1 膀胱的形态   图 2-6-2 一例成熟男性新生儿盆腔正中矢状切面

四、小儿膀胱的韧带

(一)脐正中韧带

脐正中韧带为胚胎期遗留的脐尿管索,由膀胱顶连至脐部,贴附于腹前壁下部内面正中线,被腹膜遮盖形成脐中襞。

(二)膀胱外侧韧带

位于膀胱或前列腺外侧的腹膜下的结缔组织中,含有至膀胱的血管和神经,一部分输尿管和输精管,这些结缔组织、血管和神经形成膀胱的血管神经蒂,常称此为膀胱外侧韧带。该韧带起于膀胱与前列腺外侧,向外上方连至肛提肌表面的筋膜。

(三)耻骨前列腺韧带和耻骨膀胱韧带

在耻骨后面和盆筋膜腱弓前部与膀胱颈,或前列腺前外侧部之间,连有两条结缔组织韧带。在男性称为耻骨前列腺韧带,在女性称为耻骨膀胱韧带。这些韧带是成对的,在耻骨前列腺韧带或耻骨膀胱韧带前端之间,被一孔隙分隔,孔隙中有阴茎(蒂)背深静脉通过。该韧带对膀胱或前列腺起固定作用。

(四)膀胱后韧带

位于膀胱两侧,由前向后的膀胱静脉丛及其汇成的膀胱静脉、膀胱下动脉、膀胱神经丛等被其周围的结缔组织束包裹而成,它有承托膀胱的作用。

五、小儿膀胱的血管分布

(一)膀胱的动脉

膀胱上动脉,由脐动脉未闭合部分发出,通常分出两、三支供应膀胱上外侧面,还发出膀胱输精管动脉和输尿管支供应输精管及输尿管下段。膀胱下动脉,通常由阴部内动脉或髂内动脉发出,有时由臀下动脉发出,主要供应膀胱下部和底部,以及近端尿道和前列腺。在女性,子宫和阴道动脉也发支供应膀胱底。直肠下动脉的膀胱支分布供应膀胱后面和部分精囊腺。闭孔动脉的膀胱支、子宫动脉的膀胱支供应膀胱底。

(二)膀胱的静脉

膀胱的静脉不与动脉伴行,在膀胱底构成静脉网,通过前列腺外侧韧带里的膀胱下静脉注入髂内静脉。膀胱静脉网向后,在男性与前列腺和精囊腺的静脉相连构成膀胱前列腺丛。在女性则与直肠丛或子宫阴道丛吻合,向前则与膀胱前间隙内的阴部丛吻合。

六、小儿膀胱的淋巴、神经

(一)膀胱的淋巴分布

膀胱前壁的淋巴沿脐动脉到髂内淋巴结。膀胱后壁的淋巴流入髂外淋巴结,有的注入髂内淋巴结、髂总淋巴结和骶淋巴结。膀胱三角区的淋巴注入髂外淋巴结和髂内淋巴结。膀胱颈的淋巴有些直接注入主动脉旁淋巴结(腰淋巴结)、主动脉淋巴结或主动脉后淋巴结。

(二)膀胱的神经分布

下腹下丛的交感神经和盆神经的副交感神经组成膀胱丛,膀胱丛进而分成膀胱旁丛(膀胱两侧)和固有膀胱丛(膀胱壁内)。膀胱丛含内脏运动和感觉神经。膀胱的副交感神经来自 S_2~S_4 脊髓段,组成内脏神经(节前纤维),穿过下腹下丛和膀胱丛到达逼尿肌的神经节,再发出节后纤维支配逼尿肌,兴奋时逼尿肌收缩,括约肌松弛,膀胱排空。膀胱的交感神经主要来自于 T_{11}~L_2 脊髓节段,经上腹下丛和下腹下丛的交感神经节前纤维经下腹下丛发出突触交换后,节后纤维支配膀胱颈括约肌及逼尿肌,兴奋时逼尿肌松弛,膀胱括约肌收缩,膀胱储尿。尿道外括约肌为随意肌,由阴部神经支配,控制排尿。

(周辉霞　赵　扬)

第二节　小儿腹腔镜膀胱憩室切除术

一、概述

膀胱憩室(bladder diverticula)是膀胱逼尿肌纤维间的黏膜向外突出。先天性憩室几乎仅发生在男童身上,常为单发,膀胱壁光滑,其原因是先天性膀胱肌肉层薄弱。继发性憩室则相反,常为多发,有黏膜小梁(此类憩室壁中不含有膀胱壁的各层组织,故又称假性憩室)。继发性憩室的主要原因是下尿路梗阻、感染或医源性。最多见于后尿道瓣膜、前尿道憩室、神经源性膀胱。小儿膀胱憩室多位于输尿管口外上方,随憩室增大,输尿管口即移位憩室内,而发生膀胱输尿管反流。膀胱憩室可并发感染或结石,并有鳞状上皮化生及恶变的危险。

诊断主要依据静脉肾盂造影(IVP)和排尿性膀胱尿道造影(VCUG)。膀胱镜检查的目的在于了解膀胱输尿管反流与憩室之间的关系,除外膀胱出口的梗阻,且能对憩室本身进行定位,测量憩室颈的大小和与输尿管口或尿道内口之间的距离。

二、手术适应证和禁忌证

(一)适应证

1. 对直径不及 1~2cm 的憩室,通常不需行手术切除;单纯的膀胱耳朵(bladder ears)通常都在小孩成熟过程自行消失。

2. 梅干腹综合征合并巨大的脐尿管憩室并引起尿潴留和感染者应行切除。

3. 输尿管旁憩室,若很小且仅有轻度膀胱输尿管反流暂可观察,不少病例可随着小儿生长发育而自行消失;如引起严重膀胱输尿管反流者,则应在手术切除憩室同时修补输尿管旁的肌肉裂孔,纠正膀胱输尿管反流。

4. 先天性膀胱憩室若不是梗阻引起,则单纯手术切除憩室即可;若由梗阻原因引致的大憩室,则应在解除原发病因的同时行憩室切除。

(二)禁忌证

1. **绝对禁忌证**　严重凝血功能障碍、严重心脑肺疾病,或其他原因不能耐受的受术者。

2. **相对禁忌证**　由后尿道瓣膜引起的膀胱出口梗阻,需先解决尿道梗阻问题。

三、术前准备

全身常规检查包括血、尿常规、肝、肾功能,电解质、血糖、出凝血功能、心电图和胸部 X 线检查等。术前尿常规感染者需行尿培养以及药敏试验,并使用敏感抗生素。常规影像学检查包括泌尿系超声和 IVU。复杂的情况可考虑术前 CT、MRU。

术前 1d 进食无渣流质饮食,术前晚普通灌肠。术前留置胃肠减压管、导尿管、肛管。手术日术前预防性应用抗生素。

四、手术步骤

(一)麻醉和体位

双腔管气管插管,复合静脉全麻。仰卧位,截石体位,两腿分开,以脚蹬支持,以便膀胱镜检查。注意压力部位的保护。

膀胱镜检查确定膀胱憩室位置、数量和大小。排除后尿道瓣膜。留取尿液进行培养。清洗膀胱内残留物,确定膀胱憩室位置。

(二)手术步骤

肚脐切口,置入 5mm 镜头套管,连接气腹管,输入 CO_2 气体,维持气腹压力。平脐水平、左右锁骨中线处各建一 5mm/3mm 切口,置入操作 trocar 通道。经腹部用 3-0 Prolene 牵引线悬吊膀胱,充盈膀胱顶,暴露憩室。

一助手医生,将膀胱镜插入膀胱憩室内。在膀胱镜光源的引导下,确定憩室位置。也可以在膀胱镜和导丝的引导下,将导尿管置入憩室内,并充盈球囊。在膀胱外以锐、钝结合分离憩室。由于绝大多数病人为男性,因此要特别注意显露同侧的输精管和输尿管,以防损伤。

于憩室顶部用电钩做圆形逼尿肌切口。暴露出一圈憩室黏膜。部分排空膀胱后,用 endoloop 结扎圈套,在憩室根部结扎,减少缝扎的张力。为防止 endoloop 脱落,再用 4-0Vicryl 圆针做憩室口缝扎。

将憩室黏膜用电剪切除。充盈膀胱测试缝合是否漏尿。分一至两层用 4-0 Vicryl 线连续缝合逼尿肌。放置引流管,用 V-lock 鱼骨线将腹膜关闭,引流管的另一端从一 trocar 口拉出。留置导尿管。如果输尿管直接进入膀胱憩室,则需要同时进行输尿管膀胱再植。具体步骤见输尿管再植章节。

五、手术技巧

1. 钳夹憩室壁时应尽量力度适中,以尽量减少压力过大,出现破损漏尿现象。

2. 术中要注意保护输尿管和输精管。尽量避免直接用抓钳。

3. 在剥离时如膀胱黏膜破漏,膀胱充盈有困难,可先用 5-0 PDS 线修补,然后继续游离。

4. 可采用多条经腹壁的膀胱悬吊牵引线,暴露憩室。同时适当充盈膀胱。

六、术后处理

1. 腹腔引流管如无尿漏,可于 24h 后拔出。

2. 严防尿管堵塞或褶皱,叮嘱护理人员和家属仔细观察。

3. 口服预防性抗生素,尿管每周更换一次。

4. 尿管放置 1~2 星期,做膀胱造影,如无漏尿,可拔出。拔除尿管后应观察数小时,确定患儿能顺利排尿。

5. 病理检查,确认没有癌变。

七、并发症及其预防

1. **术后漏尿** 预防方法包括无张力缝合。放置腹腔引流管和导尿管,拔管前做膀胱造影。

2. 尿路感染、肠道损伤、出血、输尿管损伤。其中输尿管损伤少见,但后果严重。

(周辉霞 周晓光)

第三节 小儿腹腔镜膀胱部分切除术

一、概述

膀胱部分切除术是儿童泌尿外科少见的手术。多见于膀胱肿瘤病人,小儿的膀胱肿瘤绝大多数为横纹肌肉瘤。肿瘤源于膀胱黏膜下层或表浅肌层,向膀腔内呈息肉分叶生长,一串串形如葡萄,故又称葡萄状肉瘤。肿瘤可向邻近的器官,如向男性的前列腺、女性的阴道壁浸润蔓延,也可以是原发于盆腔内其他器官,如阴道或前列腺,再向膀胱壁浸润蔓延。

早年对横纹肌肉瘤的治疗以开放为主,并强调广泛切除,如膀胱全切、前列腺切除、子宫阴道切除的盆腔清扫手术,随着手术技术的提高,近来越来越多的医生尝试以微创的方式完成。该手术的操作优势在于:病人痛苦小,恢复快,并可缩短住院时间。

二、手术适应证和禁忌证

(一) 适应证

腹腔镜部分膀胱切除,在小儿泌尿外科中适用于脐尿管、巨膀胱憩室、良性肿瘤和炎症性纤维瘤的切除。适合病例多选择为膀胱功能正常、初次手术、单发膀胱肿瘤或憩室,肿瘤位置靠近膀胱颈部。

(二) 禁忌证

为严重凝血功能障碍、严重心脑肺疾病,或其他原因不能耐受的受术者。神经源膀胱所引起的憩室,如膀胱容积不够,应考虑膀胱扩大术。应谨慎考虑是否适用于较大的恶性肿瘤患者。

三、术前准备

全身常规检查包括血、尿常规、肝、肾功能,电解质、血糖、出凝血功能、心电图和胸部 X 线检查等。术前尿常规感染者需行尿培养以及药敏试验,并使用敏感抗生素。常规影像学检查包括泌尿系超声和 IVU。复杂的情况可考虑术前 CT、MRU。

术前 1d 进食无渣流质饮食,术前晚普通灌肠。术前留置胃肠减压管、导尿管、肛管。手术日术前预防性应用抗生素。

四、手术步骤

(一) 麻醉

双腔管气管插管,复合静脉全麻。

(二) 体位

仰卧位,截石体位,两腿分开,以脚蹬支持,以便膀胱镜检查。注意压力部位的保护。

(三) 手术步骤

以脐尿管囊肿为例:

1. **放置套管**　肚脐上 3cm 处做切口,置入 5mm 镜头套管,连接气腹管,输入 CO_2 气体,维持气腹压力。平目镜水平、左右锁骨中线处各建一 5mm/3mm 切口,置入操作 trocar 通道。术者站于患者的头侧,目镜朝上。

2. **完整切除脐尿管**　经导尿管向膀胱内注入生理盐水 50ml 显露膀胱轮廓,找到脐尿管起始处,沿两侧脐内侧壁向远端,将脐尿管自腹壁分离直至膀胱顶部。术者再站于患者脚侧,自游离出的脐尿管向脐部游离,超声刀将起始部电凝并离断。

3. **切除脐尿管**　放空膀胱,用超声刀切开膀胱顶壁,暴露出脐尿管入膀胱开口处,距离膀胱入口处边缘 1cm 切除脐尿管及部分膀胱壁,然后将脐尿管、部分膀胱壁置入防渗漏标本袋。

4. **缝合膀胱**　用 Quill 线或 V-Lock 可吸收倒刺线分层连续缝合膀胱黏膜层和肌层,膀胱内注水 60ml 检查膀胱无渗漏。

5. 扩大脐部切口,将标本自脐部取出送病理,放置盆腔引流管,缝合腹壁切口。

五、手术技巧

术中要注意保护输尿管和输精管。尽量避免直接用抓钳钳夹。可采用多条经腹壁的膀胱悬吊牵引线,暴露术区。

六、术后处理

1. 尿管放置 1 周左右,做膀胱造影,如无漏尿,可拔除。
2. 腹腔引流管在拔引流管后,如无尿漏,可于 24h 后拔除。
3. 严防尿管堵塞或褶皱,叮嘱护理人员和家属仔细观察。
4. 口服预防性抗生素,尿管每周更换一次。
5. 拔除尿管后应观察数小时,确定孩子能顺利排尿。

七、并发症及其预防

1. **术后漏尿** 发生率为 6%~7%。预防方法包括无张力缝合。放置腹腔引流管和导尿管,拔管前做膀胱造影。处理方法,重新放置尿管,有时需要腹腔引流管。

2. **切口感染** 若术后切口感染,按感染性伤口及时换药,必要时放置引流条充分引流渗出液,保持伤口清洁干燥。若出现发热,则及时使用敏感抗生素。

3. **腹膜炎** 多由尿漏或肠道损伤所致。尿漏防治同前,肠道损伤较少见,主要是由于电凝热损伤造成。

4. **出血** 术中需在辨认清楚解剖标志的前提下,小心分离,常能避免并发症的发生。一旦出血,可放入纱布条压迫止血,暴露出血点后再根据情况用双极或缝合等方法处理。如出血严重难以在腔镜下控制,则应当机立断中转开放手术。

5. **脏器损伤** 较少见,包括血管、输尿管、膀胱、肠道和神经损伤(闭孔神经和生殖股神经)。熟悉解剖、术中小心分离是最好的预防办法。如若发生损伤,应按照相关原则进行处理。

(周辉霞 周晓光)

参考文献

[1] 廖亚萍. 儿童解剖学 [M]. 上海:上海科学技术出版社,1987.
[2] 柏树令,应大君. 系统解剖学 [M]. 北京:人民卫生出版社,2014.
[3] 张金哲,潘少川,黄澄如. 实用小儿外科学 [M]. 杭州:浙江科学技术出版社,2003.
[4] 彭裕文,刘树伟,李瑞锡. 局部解剖学 [M] 北京:人民卫生出版社,2014.
[5] 黄澄如,孙宁,张潍平. 实用小儿泌尿外科学 [M]. 北京:人民卫生出版社,2006.
[6] 王果. 小儿外科手术学 [M]. 北京:人民卫生出版社,2000.
[7] BAILEY GC, FRANK I, TOLLEFSON MK, et al. Perioperative outcomes of robot-assisted laparoscopic partial cystectomy [J]. J Robot Surg, 2018, 12 (2): 223-228.
[8] FRAZZINI PADILLA P, KWON S. Robotic-Assisted Excision of a Urachal Diverticulum [J]. J Minim Inva-

sive Gynecol, 2018, 25 (2): 328.

［9］ FODE M, PEDERSEN GL, AZAWI N. Symptomatic urachal remnants: Case series with results of a robot-assisted laparoscopic approach with primary umbilicoplasty [J]. Scand J Urol, 2016, 30: 1-5

［10］ YARLAGADDA VK, BENSON DG, GORDETSKY JB, et al. Granular Cell Tumor of the Bladder: A Rare Neoplasm Managed With Robotic Partial Cystectomy Using Near-infrared Filter Guidance [J]. Urology, 2017, 103: 7-11.

［11］ SWEENEY P1, KURSH ED, RESNICK MI. Partial cystectomy [J]. Urol Clin North Am, 1992, 19 (4): 701-711.

［12］ SUPERMAINAM S, KOH ET. Laparoscopic Partial Bladder Cystectomy for Bladder Endometriosis: A Combined Cystoscopic and Laparoscopic approach [J]. J Minim Invasive Gynecol, 2020: 27 (3): 575-576.

第七章

小儿腹腔镜精索静脉曲张结扎术

一、概述

精索静脉曲张（varicocele）是指精索内蔓状静脉丛的异常扩张、伸长和迂曲。Skoog 等报道在 10~17 岁发生精索静脉曲张的概率为 9%~25.8%，成年人约为 15%。

精索静脉曲张的治疗方法传统以手术治疗为主，1991 年 Sancheez de Badajoz 等最早应用腹腔镜技术治疗精索静脉曲张，取得满意效果。手术创伤很小、疗效好、恢复快，而且可以腹膜后内环上方高位结扎和切断精索内静脉，在双侧病变时同时结扎双侧静脉，该项技术逐渐成熟。腹腔镜下精索静脉高位结扎术，包括高位精索血管结扎的 Palomo 术式和保留精索动脉的 Ivanissevich 术式。

精索静脉曲张常无症状。体格检查应在温暖的环境中进行，被检查者分别取仰卧位和站立位，伴或不伴堵鼻鼓气动作（Valsalva 动作）。当患者采取仰卧位时压力减轻，体格检查可以将精索静脉曲张分为 3 度：Ⅲ度（体积大，肉眼可见）；Ⅱ度（体积中等大，不进行堵鼻鼓气动作便可触及）；Ⅰ度（体积小，仅在进行堵鼻鼓气动作时可以触及）。男性中可触及双侧精索静脉曲张者少于 2%。

精索静脉曲张同侧睾丸体积减少 2ml 者有外科手术指征，大多数患者的睾丸体积在术后可以增长。

二、手术适应证和禁忌证

（一）手术适应证
1. 精索静脉曲张相关性小睾丸。
2. 睾丸并存其他影响生育的病变。
3. 双侧可触及精索静脉曲张。
4. 精液异常（青春后期）。
5. 症状明显。

（二）腹腔镜下精索静脉高位结扎的手术适应证
1. 同上文手术适应证。
2. 开放手术后复发的精索静脉曲张，腹腔镜下手术可避免原手术瘢痕粘连。

（三）禁忌证
1. 心、肝、肺等脏器功能异常。患者营养状况差、不能耐受气腹和麻醉手术。

2. 虽有精索静脉曲张,但无反流、无症状,精液常规检查正常的患者。

3. 估计腹腔内存在严重粘连的病人。

三、手术前准备

1. 术前对患儿全身状况进行全面评估,了解心、肺、肝、肾等重要脏器功能情况,明确有无合并其他脏器相关畸形及手术禁忌证。

2. 常规影像学检查包括彩色多普勒超声,了解精索静脉的管径及反流情况。

3. 从心理学和伦理学方面考虑,精液分析在青少年常常不可实行,而激素刺激试验不被广泛接受。因此目前仍以睾丸体积的大小作为是否进行手术的判断指标。

4. 所有腹腔镜手术术前都需做好中转开腹准备,术前向患者及家属说明中转开腹的可能性。

四、手术步骤

(一) 麻醉和体位

1. **体位**　气管插管,复合静脉全麻,常规监测呼气末 CO_2 浓度。患儿取平卧位,CO_2 气腹压力建议维持在 8~10mmHg,应避免较大幅度的气腹压变化。

2. **trocar 位置**　脐孔放置 5mm trocar 置入 30° 镜头,于两侧腹直肌外侧缘置入一 5mm（或 3mm）trocar（具体位置可因术者个人习惯及术中具体情况做调整,或增加操作通道数量）,强调患侧 trocar 位置高于对侧,双侧病变可平脐。有经验者可采用经脐多通道腹腔镜或经脐单孔腹腔镜手术（图 2-7-1、图 2-7-2）。

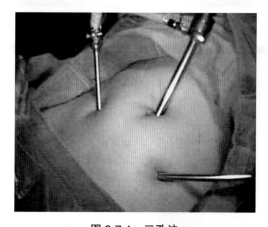

图 2-7-1　三孔法

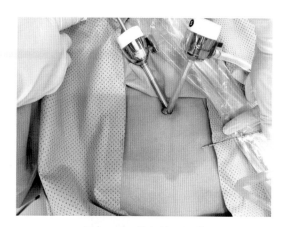

图 2-7-2　单部位双通道

3. **手术站位**　术者站位于患者健侧,扶镜手及助手站位于术者对侧（图 2-7-3）。

(二) 手术方式

1. **传统腹腔镜手术**　腹部放置 3 个 trocar 完成手术,应用广泛。

2. 经脐和健侧下腹部 2 个 trocar 完成手术,利用辅助疝针可减少一个操作通道。

3. **经脐单部位三通道腹腔镜手术**　健侧脐周置入 5mm trocar 放入镜头,脐上下缘置入 3mm 或 5mm trocar 作为操作孔。

4. 经脐单孔腹腔镜手术 脐部 2~2.5cm 长切口,置入单孔 Triport 装置,手术难度较大,需要可弯曲特殊器械。

5. 经脐单孔双通道,利用辅助疝针"隐瘢痕"手术。

(三)手术种类

1. 腹腔镜下高位精索血管结扎的 Palomo 术式 Palomo 术式可有效阻断肾静脉反流,曲张的精索静脉可以得到有效地改善。该术式操作简单,复发率低,其复发与先天左髂静脉梗阻有关。但该术式结扎精索动脉是否会影响睾丸血供而导致睾丸萎缩尚有争议。

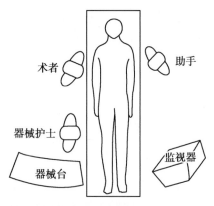

图 2-7-3 手术站位

2. 腹腔镜下保留精索动脉的 Ivanissevich 术式 该术式相对于 Palomo 术式术后复发率高,可能与分离精索动脉时,漏扎周围小静脉有关。

(四)手术途径

根据患侧曲张静脉情况,选择髂血管上方约2cm处剪开腹膜,进行曲张静脉的结扎(图 2-7-4)。

(五)手术基本步骤

1. 腹腔镜下确定病变部位 经脐部进镜,即可明显诊断。可术中向睾丸鞘膜内注射亚甲蓝溶液,利于腹腔镜下淋巴管显影,腹腔镜优势在于可同时观察是否合并相关鞘突管疾病(图 2-7-5)。

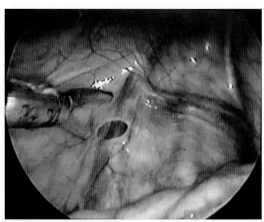

图 2-7-4 手术途径

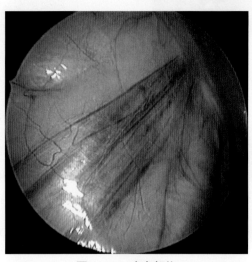

图 2-7-5 病变部位

2. 儿童腹腔镜下曲张的精索静脉结扎术操作 腹腔镜下剪开患侧精索血管表面腹膜约 1cm(位于腹股沟管内环上方 3~4cm)。利用操作钳分离曲张的精索静脉,避免损伤睾丸动脉及淋巴管(图 2-7-6),或同时包括睾丸动脉及淋巴管成束结扎(图 2-7-7),4-0 丝线结扎确实后切断,也可选用 Hem-o-lok 夹处理,确认无副损伤及活动出血后停气腹,关闭切口(图 2-7-8~ 图 2-7-10)。

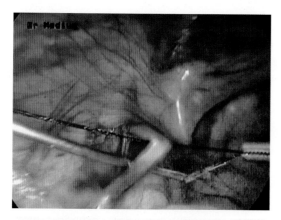

图 2-7-6　分离出曲张的精索静脉

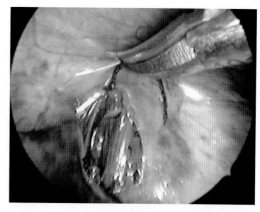

图 2-7-7　逐个游离出精索静脉,分别结扎切断,
　　　　　保留精索动脉和淋巴管

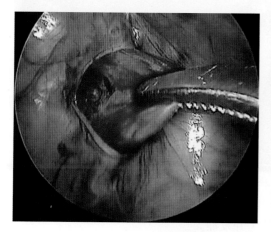

图 2-7-8　整束游离出精索

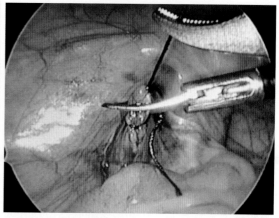

图 2-7-9　结扎精索,并于两道结扎线之间切断精索

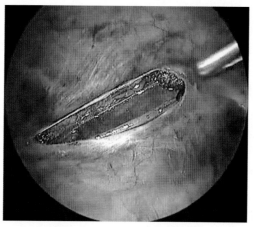

图 2-7-10　整束切断精索后

（六）手术操作原则

1. 术中分离血管时,可能会导致血管痉挛,不易分离。腹腔镜下可见曲张静脉一般为3~4支,避免漏扎。

2. 建议近端血管结扎两道,避免线结滑脱。不建议只行血管结扎,中间不切断。

3. 腹腔镜手术在保护睾丸动脉上比开放手术更具有优势。"隐瘢痕"腹腔镜手术较传统腹腔镜手术比较,几乎无手术瘢痕,患儿及家属满意度更高,同时,与单纯经脐孔腹腔镜手术比较,可以避免"筷子效应"。

（七）中转手术原则

出现严重腹腔内出血及副损伤则应中转标准三通道手术或开放手术。

五、手术技巧

1. 术中应用辅助疝针利于分离曲张静脉,同时对血管的激惹小。术后疝针的皮肤创口几乎无瘢痕(图 2-7-11)。

2. 应用 4-0 丝线结扎血管可以有效避免Hem-o-lok 夹引起的异物反应。

六、术后处理

1. 无特殊处理,术后观察 24h 可出院,术后 3d 门诊切口换药。

2. 术后随访,术后 1、3、6、12 个月门诊复查阴囊血管超声,如精索静脉比手术前增大应及时就医,做进一步评估和处理。

七、并发症及其防治

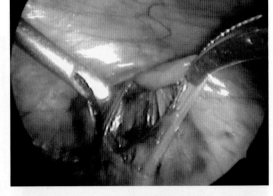

图 2-7-11　利用疝针辅助游离精索静脉,可以减少一个腹部 trocar

腹腔镜精索静脉高位结扎术并发症包括腹腔镜手术特有并发症和精索静脉高位结扎术相关并发症。

（一）腹腔镜手术特有并发症

详见肾盂成形术章节相关并发症。

（二）精索静脉高位结扎术相关并发症

Pastuszak AW 等对美国儿童泌尿外科医师进行问卷调查显示精索静脉曲张术后最常见的并发症是鞘膜积液,其次是血肿、睾丸萎缩、慢性疼痛、感觉异常和精索静脉曲张的复发或症状持续存在。美国医师最常见的手术方法为腹腔镜(38%)、显微外科手术(28%)、经腹股沟(14%)和腹膜后(13%)。Lee TH 等对韩国儿科泌尿医师调查显示最常见术后并发症是复发(22.59%),其次是症状持续存在(13.35%)和鞘膜积液(10.27%)。术后出现并发症的不同可能与采用的手术方法不同有关。韩国医师最常用的手术方法依次是显微外科手术(19.51%)、经腹股沟(9.24%)和腹腔镜(5.14%)。

1. **鞘膜积液**　鞘膜积液的发生是由于没能保留与精索伴行的淋巴管,腹膜后结扎较易发生鞘膜积液,尤其是进行了大量的结扎后,而静脉栓塞则较少发生鞘膜积液。

2. **复发和症状持续存在** 常与结扎精索静脉不全或者腹壁下静脉和输精管静脉属支异常有关。术中如发现异常扩张的腹壁下静脉和输精管静脉,建议同时结扎。Parrilli A 等认为腹腔镜手术后极低的复发率是因为该技术对旁侧静脉更好的识别,以及可有效识别淋巴管道。

3. **睾丸梗死(萎缩)** 结扎位置过低或者腹壁下动脉或输精管动脉供应差易导致,临床发生少见。

(李昭铸)

参考文献

[1] 那彦群,叶章群,孙颖浩,等.中国泌尿外科疾病诊断治疗指南[M].北京:人民卫生出版社,2014.

[2] SKOOG SJ, ROBERTS KP, GOLDSTEIN M, et al. The adolescent varicocele: What's new with an old problem in young patients? [J]. Pediatrics, 1997, 100: 112-121.

[3] SANCHEEZ DE BADAJOZ E, DIAZ RAMIREZ F, VARA THORBECK C. Laparoscopic treatment of varicocele [J]. Arch Esp Urol, 1991, 44 (5): 623-625.

[4] ESPOSITO C, MONGUZZI G, GONZALEZ, et al. Results and complications of laparoscopic surgery for pediatric varicocele [J]. J Pediatr Surg, 2001, 36 (5): 767-769.

[5] 郭应禄,周利群,译.坎贝尔-沃尔什泌尿外科学[M].9版.北京:北京大学医学出版社,2009.

[6] BORRUTO FA, IMPELLIZZERI P, ANTONUCCIO P, et al. Laparoscpic *vs* open varicocelec-tomy in children and adolescents: Review of the recent literature and meta-analysis [J]. J Pediatr Surg, 2010, 45 (12): 2464-2469.

[7] 陈辉,杨屹,侯英,等.腹腔镜 Palomo 术式丝线结扎治疗精索静脉曲张 17 例[J].实用儿科临床杂志,2012,27(17):1366-1368.

[8] SOLO-AVILES OE, ESCUDERO-CHU K, PEREZ-BRAYFIELD MR. Laparoscopic single-site surgery in pediatric urology: where do we stand today [J]. Curr Urol Rep, 2015, 16 (10): 68.

[9] YOUSSEF T, ABDALLA E. Single incision transumbilical laparoscopic varicocelectomy versus the conven-tional laparoscopic technique: A randomized clinical study [J]. Int J Surg, 2015, 18: 178-183.

[10] 王利,李贵斌,邱云,等.经脐单孔腹腔镜小儿精索血管高位结扎术[J].中华小儿外科杂志,2011,32(10):789-790.

[11] 王利,李贵斌,宋连杰,等.经脐单孔腹腔镜与传统腹腔镜手术治疗青少年精索静脉曲张的临床比较研究[J].临床泌尿外科杂志,2016,31(10):926-928.

[12] PASTUSZAK AW, KUMAR V, SHAH A, et al. Diagnotic and management approaches to pediatric and adolescent varicocele: a survey of pediatric urologists [J]. Urology, 2014, 84 (2): 450-455.

[13] LEE TH, JUNG JH, HONG YK. Diagnosis and management of pediatric and adolescent varicocele: A Survey of pediatric urologists in Korea [J]. Chonnam Med J, 2016, 52 (3): 2017-211.

[14] PARRILLI A, ROBERTI A, ESCOLINO, et al. Surgical approaches for varicocele in pediatric patient [J]. Transl Pediatr, 2016, 5 (4), 227-232.

第八章
小儿腹腔镜睾丸下降固定术

一、概述

隐睾是男性新生儿常见的先天性泌尿生殖畸形之一,单侧隐睾较双侧隐睾常见,在男孩发生率是 1.6%~1.9%。足月男婴 1 岁时发病率 1%~4%,早产儿隐睾发生率明显增加。出生体重 <1 500g 的极低出生体重儿,其隐睾发生率高达 60%~70%。双侧隐睾占 1/3,发生在右侧的占 70%。隐睾的位置可位于腹内(8%)、腹股沟管(72%)和阴囊上方(20%)。

体格检查是确诊隐睾、鉴别回缩性睾丸的唯一方法,也是区分可扪及睾丸和未扪及睾丸的可靠方法。

术前影像学评估:超声检查是最简便常用隐睾定位检查方法,表现为腹股沟管或其内外环口处可探及椭圆形均匀低回声结节,边缘清晰光滑,血流较正常少,患侧阴囊内空虚。腹腔型隐睾因其位置深,易受肠气干扰而探查困难,应注意扫查膀胱周围,肾脏下方,腰大肌前方。磁共振(MRI)、计算机断层扫描(CT)检查对隐睾的诊断价值不大。

二、适应证和禁忌证

(一) 适应证
体格检查阴囊空虚,未扪及睾丸。影像学表现:睾丸位于腹股沟以上。

(二) 禁忌证
绝对禁忌证为凝血功能障碍或其他原因不能耐受手术者。

三、术前准备

术前实验室检查包括血常规,肝肾功能、电解质、血糖、凝血功能、传染性指标。影像学检查包括:心电图、胸片、睾丸超声。术前 6h 禁食水,术前给甘油灌肠剂。

四、手术过程

(一) 麻醉和体位
采用气管插管全身静脉复合麻醉,麻醉成功后留置导尿管。头低脚高位,向头侧倾斜 15°~20°。

(二) 手术步骤
1. 制备气腹病放置套管,常规采用三通道。常规观察内环口鞘状突关闭情况及上方精索血管、输精管走行及发育情况。

2. 靠近输精管尾部，在精索血管两侧切开腹膜，尽量靠近远端使用电钩切断睾丸引带，再充分游离精索血管下方粘连，使精索血管无张力以保证精索血管长度可降至阴囊内。

3. 在阴囊底部切口，使用弯钳经切口至腹股沟到腹腔内夹住睾丸引带残端将睾丸牵引至阴囊使用 5-0 可吸收线固定于肉膜，内环口不需刻意关闭。

（三）注意事项

1. **睾丸、精索发育差**　对于先天性睾丸、精索发育较差，术中要注意精索血管，避免过度游离致使损失精索血管。

2. **高位隐睾的处理**　目前对高位隐睾手术治疗比较棘手，最常用的术式有腹腔镜分期 Fowler-Stephen 睾丸固定术、Shehata 睾丸下降固定术。

五、术后处理

1. 密切注意全身情况。

2. 注意阴囊、腹部伤口情况。

3. 术后记录出入量。

（周辉霞　陶　天）

第九章
小儿腹腔镜鞘状突高位结扎术

一、概述

小儿腹腔镜鞘状突高位结扎术（laparoscopic hydrocelectomy in children）是小儿外科最常见的腹腔镜手术。鞘膜积液是胚胎期鞘状突闭塞过程出现异常，使睾丸鞘膜腔与腹腔之间在某个水平上有不同程度的沟通，而有腹腔液体积聚，即为临床所见的鞘膜积液。研究证实无论精索部位或者睾丸部位的鞘膜积液囊，几乎都与腹腔相通。鞘状突较细小，一般2mm左右。单纯结扎未闭鞘状突管后，囊内积液逐渐消失，未见复发者。所以完整高位结扎术是儿童鞘膜积液的手术要点。其常见的手术方法是传统腹腔沟切口鞘状突高位结扎术和腹腔镜鞘状突腹膜外结扎法。

女性可有子宫圆韧带囊肿，也称为 Nuck 囊肿。是胚胎期子宫圆韧带下降的通道闭塞出现异常导致。手术方法基本相同。

优点：简单，学习曲线短，损伤微小，复发率低。

缺点：同一般腹腔镜手术。

二、手术适应证和禁忌证

（一）适应证

1. 1 岁以上鞘膜积液仍未消退或者较大儿童才出现鞘膜积液者。

2. 1 岁以上女孩子宫圆韧带囊肿。

3. 如果张力较高，可能影响睾丸血液循环导致睾丸萎缩者，手术治疗不受年龄限制。

（二）禁忌证

1. 1 岁内鞘膜积液 / 子宫圆韧带囊肿可能自行消退者。

2. 腹腔内广泛严重粘连。

3. 严重心肺肝肾等重大器官疾患或者严重营养不良者。

4. 无法纠正的凝血功能障碍。

5. 手术区域腹壁皮肤感染。

三、术前准备

术前检验检查：血常规、尿常规、大便常规、凝血象、肝肾功能电解质、心肌损害标志物、血型，输血前传染病筛查；十二导联心电图、胸部正侧位片；腹股沟包块彩超检查（男 / 女）。

术前禁食水时间同儿外科一般全身麻醉手术。

围术期如无其他部位感染,不使用抗生素。

术前常规标记手术部位。

术前晚帮助排便、排尿,进手术室前建立静脉通道,嘱排空膀胱。

四、手术步骤

(一)麻醉和体位及操作通道建立

1. **麻醉** 气管插管静吸复合全身麻醉。

2. **体位** 平卧位,头低脚高同时患侧抬高,或者臀部垫高(图 2-9-1、图 2-9-2)。

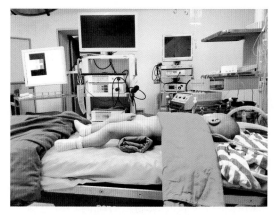

图 2-9-1 手术的体位

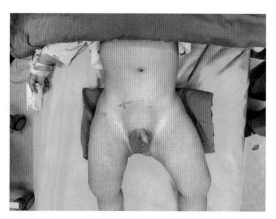

图 2-9-2 手术的体位

3. **trocar 位置** 单孔法:脐部同一切口平行置入 5mm 套管(右),3mm 套管(左)。患侧腹股沟内环口体表投影位置置入带 2-0 丝线的钩针(图 2-9-3)。

4. **手术站位** 无论左 / 右侧鞘膜积液手术,术者助手均站位于患者左侧,助手(扶镜手)站在主刀的头侧(图 2-9-4)。腹腔镜监视器、气腹、成像系统及图像记录装置置于患儿右侧。

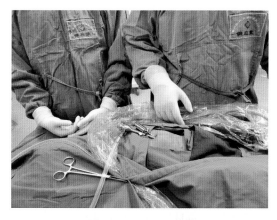

图 2-9-3 trocar 位置

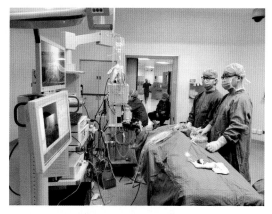

图 2-9-4 手术站位

5. **腹腔镜手术器械** 5mm 腹腔镜 30° 视镜，3mm 腹腔镜抓钳，钩针。

（二）手术基本原则

1. 腹膜外途径内环口处完整环扎鞘状突。

2. 腹膜外操作紧贴腹膜，尽量在腹壁肌层下打结。

3. 单纯结扎，无须修补或者补片。

4. 操作在腹壁下血管外侧完成，注意保护危险三角，避免损伤髂外血管，注意保护疼痛三角，避免损伤生殖股神经和股外侧皮神经。

5. **中转开腹** 如损伤髂外血管则中转开腹修补血管止血；如建立腹腔镜时损伤肠管，则需要中转开腹修补；如患儿不能耐受气腹，也需要中转改为常规开放手术。

6. 手术顺利者无须留置引流。

（三）手术过程

1. 脐部切口，单孔置入 5mm 套管，3mm 套管。

2. 探查左右侧腹股沟管内环口开放闭合情况及膀胱充盈大小。如膀胱充盈影响操作，必须留置导尿。

3. 经患侧腹股沟管内环口体表投影皮肤小切口穿刺置入带有 2-0 丝线的钩针，进入内环口腹膜外的顶端。

4. 带线钩针在腹壁下血管外侧沿着内环口内侧边缘潜行，在内下角注意保护输精管，绕向内环口下方注意保护精索血管，在内环口外下角穿破腹膜进入腹腔。置入 3mm 抓钳抓住套线，然后退出钩针到切口外。

5. 钩针带入第二根丝线，下腹壁同一位置穿刺内环口腹膜外顶端然后绕内环口边缘外侧环到达第一针刺破腹膜的位置。同一点穿破腹膜。置入 3mm 抓钳将第 1 根线套入第 2 根线圈内。退出钩针，视镜监视第 1 根线圈被带回腹膜外，并沿内环口外侧环带出切口外。或者钩针直接钩住第一根线圈带出切口外。

6. 置入 3mm 抓钳，将收紧之内环口牵平展，确保 2-0 丝线完整环绕内环口鞘状突。如有刺破遗漏鞘状突，则重新操作。

7. 如鞘状突较大，则伸入抓钳将积液鞘膜囊抓破，使积液引流，囊壁开放。如鞘状突微小，则细针阴囊穿刺吸引鞘膜积液，充分排空。余步骤同下。

关闭气腹，排空鞘状突内积液积气，助手向远端牵拉睾丸，主刀医生再分别收紧 2 根结扎线打结，以免结扎后造成医源性隐睾。提起腹壁将线结埋入下腹部切口下。

8. 再次连接气腹，视镜探查结扎之内环口闭合紧密。则退出腹腔镜器械，排空气腹，拔出套管，分层缝合脐部切口。敷料包扎。再次检查阴囊有无残余积液及睾丸情况，并可采用细针穿刺抽吸鞘膜囊残余积液。

五、手术技巧

1. **保护输精管 / 精索** 有些患儿输精管和腹膜粘连精密，可以用抓钳提起腹膜，旋转钩针使输精管 / 精索和腹膜分离。或者腹膜外注水使腹膜与腹膜外组织分离，更利于穿刺绕线而保护精索和输精管。

2. **减少复发** 如为精索鞘膜积液或者睾丸鞘膜积液，而且鞘状突开放比较大，助手将患侧阴囊内鞘膜积液向上推使接近内环口，抓钳置入将积液鞘膜囊抓破，扩大破口，使积液引流,囊壁开放。如为精索鞘膜积液或者睾丸鞘膜积液,而且鞘状突微小,则细针阴囊穿刺吸引鞘膜积液,充分排空。

有病理学检查发现鞘膜囊内膜主要由单层柱状上皮构成,有一定吸收功能,但分泌功能极弱。因此充分引流积液并完整高位结扎鞘状突复发率极低。

3. **结扎前再次检查鞘状突完整结扎否** 鞘状突绕线完成后,3mm 抓钳置入将内环口展平检查一遍,以免有时刺破腹膜而没有完整结扎。这是减少复发的关键。

4. **结扎前向远端牵拉睾丸** 保证结扎线确实在高位环绕鞘状突结扎,避免引起医源性隐睾。

5. **缝合创口** 间断缝合脐部切口筋膜1~2 针,保证创缘皮肤对合良好,皮内缝合或者胶水粘合(图 2-9-5),钩针创缘不必缝合,仅需要皮缘组织胶水粘合。

六、术后处理

注意术后鼓励患者适当休息,注意排尿排便。告知注意事项及术后随访问题。

七、并发症及其防治

小儿腹腔镜鞘膜积液手术并发症极少。腹腔镜操作常见并发症及处理同一般腹腔镜手术。

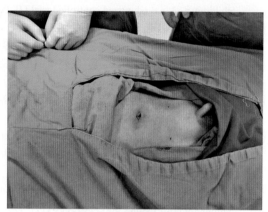

图 2-9-5 术后腹部切口状况

（刘 波）

参考文献

［1］郭应禄,周利群,译.坎贝尔-沃尔什泌尿外科学 [M]. 9 版.北京:北京大学医学出版社,2009.

［2］黄澄如,孙宁,张潍平.实用小儿泌尿外科学 [M].北京:人民卫生出版社,2006.

［3］MILTENBURG DM, NUCHTERN JG, JAKSIC T, et al. Laparoscopic evaluation of the pediatric inguinal hernia-A meta-analysis [J]. J Pediatr Surg, 1998, 33 (6): 874-879.

［4］ZHONG HJ, WANG FR. Contralateral metachronous hernia following negative laparoscopic evaluation for contralateral patent processus vaginalis: a meta-analysis [J]. J Laparoendosc Adv Surg Tech A, 2014, 24 (1): 1-6.

［5］ISHII T, YONEKURA T, YAMAUCHI K, et al. Laparoscopic repair of sliding inguinal hernia in female children [J]. Pediatr Surg Int, 2016, 32 (9): 895-899.

［6］EL-GOHARY MA. Laparoscopic ligation of inguinal hernia in girls [J]. Pediatr Endo Innov Tech, 1997, 1 (3): 185-188.

［7］ESPOSITO C, MONTUPET P. Laparoscopic treatment of recurrent inguinal hernia in children [J]. Pediatr Surg Int, 1998, 14 (3): 182-184.

［8］KAYA M, HÜCKSTEDT T, SCHIER F. Laparoscopic approach to incarcerated inguinal hernia in children [J]. J Pediatr Surg, 2006, 41 (3): 567-569.

［9］TAKEHARA H, YAKABE S, KAMEOKA K. Laparoscopic percutaneous extraperitoneal closure for inguinal hernia in children: clinical outcome of 972 repairs done in 3 pediatric surgical institutions [J]. J Pediatr surg, 2006, 41 (12): 1999-2003.

［10］ESPOSITO C, ST PETER SD, ESCOLINO M, et al. Laparoscopic versus open inguinal hernia repair in pediatric patients: a systematic review [J]. J Laparoendosc Adv Surg Tech A, 2014, 24 (11): 811-888.

［11］CELEBI S, UYSAL AI, INAL FY, et al. A single-blinded, randomized comparison of laparoscopic versus open bilateral hernia repair in boys [J]. J Laparoendosc Adv Surg Tech A, 2014, 24 (2): 117-121.

［12］孙中伟，沈海玉，李戈，等 . 腹腔镜与开放式手术治疗小儿疝的对比研究 [J/CD]. 中华疝和腹壁外科杂志 (电子版)，2015, 9 (5): 55-57.

［13］GAUSE CD, CASAMASSIMA MG, YANG J, et al. Laparoscopic versus open inguinal hernia repair in children ≤ 3: a randomized controlled trial [J]. Pediatr Surg Int, 2017, 33 (3): 367-376.

［14］O'RIORDAIN DS, KELLY P, HORGAN PG, et al. Laparoscopic extraperitoneal inguinal hernia repair in the day-care setting [J]. Surg Endosc, 1999, 13 (9): 914-917.

［15］郭建童，梁健升，欧国昌，等 . 腹腔镜小儿腹股沟疝修补术在日间手术模式的临床应用与研究 [J]. 微创医学，2015, 10 (5): 621-623.

［16］李旭，刘树立，管考平，等 . 门诊开展小儿腹腔镜微创手术的经验总结 [J/CD]. 中华疝和腹壁外科杂志 (电子版)，2015, 9 (2): 109-111.

［17］ESPOSITO C, ESCOLINO M, CORTESE G, et al. Twenty-year experience with laparoscopic inguinal hernia repair in infants and children: considerations and results on 1833 hernia repairs [J]. Surg Endosc, 2017, 31 (3): 1461-1468.

［18］SHALABY R, ISMAIL M, GOUDA S, et al. Laparoscopic management of recurrent inguinal hernia in childhood [J]. J Pediatr Surg, 2015, 50 (11): 1903-1908.

小儿泌尿外科机器人手术

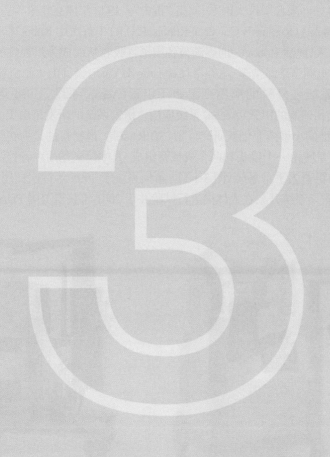

第一章
小儿泌尿外科机器人手术发展史

机器人（robot）一词来自斯拉夫语系，原指"苦力"。1920年捷克作家卡雷尔·恰佩克在剧作《罗素姆的万能机器人》（Rossum's Universal Robots，R.U.R）中首次用Robot来形容一种经过生物零部件改装的生化人，此后Robot一词逐渐被各国语言吸收从而成为世界性的新名词。而机器人概念的起源则可上溯至莱昂纳多·达芬奇（Leonardo da Vinci）设计的人形机械人手稿。

机器人手术系统在外科的应用则肇始于伊索（Aesop）系统。1994年，美国FDA批准Computer Motion公司研制的伊索（Aesop）系统应用。伊索系统的研发是由美国国家航空和宇宙航行局（NASA）赞助的小型商业创新研究计划（SBIR）支持，最初目的是为在轨航天飞机提供远程维修服务。伊索系统由一个镜头和两个机械臂组成，其中镜头是由声音控制。此后该公司又生产出宙斯（Zeus）机器人手术系统（图3-1-1）。宙斯系统于1995年首次试用，并于次年开展动物实验。1998年，宙斯系统开始在人体内进行试验并于2001年获得美国FDA市场认证。

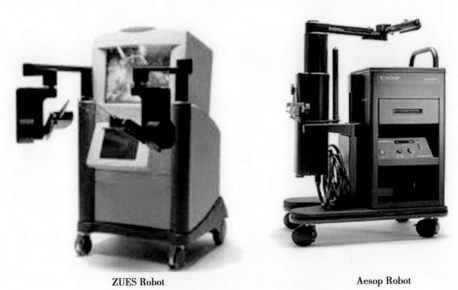

ZUES Robot   Aesop Robot

图3-1-1　Zeus机器人和Aesop机器人

机器人手术系统的另一个发展源头是在美国国立卫生研究院（National Institutes of Health，NIH）赞助下，由斯坦福国际研究协会（SRI International）着手研发的旨在为士兵提供远程手术治疗的一项国防部高级研究计划（DARPA）。1995年直观外科公司（Intuitive Surgical Inc.）正式组建。1997 年,其研发的 SRI 系统的后续机型 "Lenny"(Leonard da Vinci 的昵称)投入了试验并于 1999 年获得了欧洲市场准入,2000 年又获得美国 FDA 批准应用于多种术式的腹腔镜辅助治疗,其市场化名称为"达芬奇系统"。此后数年,Computer Motion 公司和 Intuitive Surgical 公司陷入了绵延数年的法务纠纷,两所公司于 2003 年 3 月 7 日进行合并,合并后宙斯系统的部分技术融入了 Intuitive Surgical。截至 2021 年底,拥有裸眼 3D 高清视野,7 个自由度的 EndoWrist,符合人体工程学的人机交互设计的达芬奇外科手术系统已成为全球装机量最大的外科机器人系统(图 3-1-2),在泌尿外科、妇科、普通外科、肝胆外科等领域广泛应用。与此同时,全球范围内,强生公司、美敦力公司、史赛克公司、施乐辉公司、精锋医疗等也已开展或正在进行各自在外科手术机器人领域的研发布局,分布在术前诊断、术中导航及手术辅助等领域。

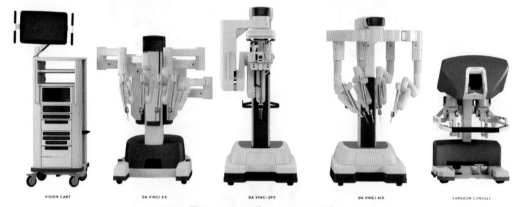

图 3-1-2　四代 da Vinci 系统

目前所有的外科机器人系统仍不能称之为真正的"机器人",因其均是在操作者的指导下进行工作,所以对其更准确的称呼应是"机器人增强的外科辅助装置"。小儿泌尿外科由于涉及泌尿系统解剖位置,目前在应用的只有机器人辅助腹腔镜系统。随着机器人外科技术的成熟,目前全球已投入临床使用的机器人辅助腹腔镜系统包括 TransEnterix 公司的 Senhance 机器人(包含 3mm 操作器械,力反馈和基于眼动的视野操作);Titan 公司的单孔机器人 SPORT 系统,日本 Medicaroid 的 Hinotori 外科系统,韩国 Meere 公司的 REVO-I 外科系统,我国精锋医疗研发的单孔及多孔手术机器人系统,上海微创医疗机器人公司的图迈腔镜手术机器人,中南大学,天津大学和威高集团研发的妙手机器人,苏州康多机器人有限公司微创手术机器人等(图 3-1-3~ 图 3-1-5)。

最早将机器人辅助腹腔镜系统应用于小儿疾病外科治疗的文献由 Meininger 在 2001 年报道。他们团队操作初代 daVinci 系统为一位 10 岁女童进行了 Nissen 胃底折叠术。此后,其他应用机器人系统进行小儿外科手术治疗的初步报道也逐渐涌现:2002 年,Hollands 报道了腹腔镜和机器人入路下四种不同术式的比较,结果显示机器人系统虽然在装机早期术者需要一段时间的适应性训练,但其显示出了良好的可行性与安全性。2002 年 Gutt 进行了一项回顾性研究,纳入了 14 例进行了达芬奇机器人手术的患儿进行分析(包括 11 例胃底折叠术、2 例胆囊切除术、1 例输卵管卵巢切除术),结果显示机器人系统除了装机时间较长和患者花费较高外,在术中和术后的并发症发生率上与腹腔镜组并无差异。同时,受益于机器人系统明显更加符合人体工程学技术的改良,术者的操作体验得到了明显提升。

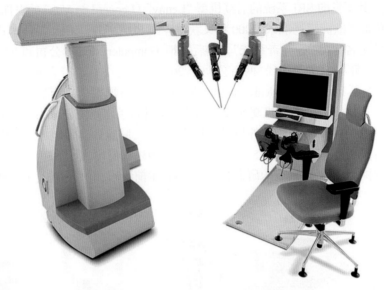

图 3-1-3 Senhance 外科手术系统

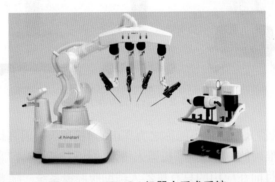

图 3-1-4 REVO-I 机器人手术系统

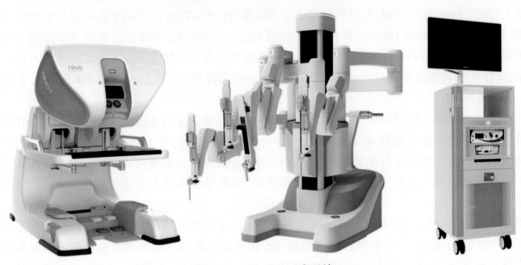

图 3-1-5 Hinotori 手术系统

小儿泌尿外科是机器人系统在小儿外科领域最主要的应用场景，这和传统腹腔镜技术的适用范围近似。肾盂成形术和膀胱输尿管再植术则是儿童机器人手术最常见的两种术式。第一例儿童机器人辅助肾盂成形术是由 Dix Poppas 在纽约长老会哥伦比亚与康奈尔大学医院（New York Presbyterian University Hospital of Columbia and Cornell）为一名七岁男孩进行。借助达芬奇系统特有的裸眼 3D 及 10 倍放大效果的视野，使得术者在术中更好地辨认血管、组织及器官间的解剖层面，从而操作更加精准，有效避免术后吻合口扭转与成角（肾盂成形术），便于术中血管的游离与阻断（肾脏手术）。同时，其灵活的手腕及震颤过滤系统在缝合打结方面相比传统腹腔镜具有优势。目前，机器人辅助腹腔镜肾盂成形术的总体成功率在 90% 以上，尤其对于术中粘连严重、长段狭窄需要行肾下盏输尿管吻合、肠或其他组织替代输尿管成形术等复杂重建性手术中，优势更明显。

输尿管再植术是儿童泌尿外科机器人手术的另一个主要术式。膀胱内途径的输尿管再植术由 Peters 和 Woo 在 2005 年首次报道，他们为 6 例年龄在 5~15 岁之间的患儿进行了机器人辅助腹腔镜下的 Cohen 手术，其中 5 例患儿获得了成功。更常见的经膀胱外 Lich-Gregoir 式输尿管膀胱再植术同样是由 Peters 在 2004 年报道。因其具有不需打开膀胱，维持输尿管正常走行等优势，目前已成为进行机器人辅助腹腔镜输尿管再植术的标准术式。

机器人系统在小儿泌尿外科其他疾病的治疗中亦见广泛应用，如重复肾切除术、肾母细胞瘤的根治及肿瘤剜除术、肾上腺肿瘤切除术、前列腺囊切除术、膀胱横纹肌肉瘤切除术以及对操作精细度要求较高的膀胱颈重建、膀胱扩大术等复杂下尿路手术。

机器人系统具有的优势包括：①小儿腹腔内空间狭小，借助机器人系统特有的可转腕器械，可以扩大术者在狭窄区域的操作范围。②其特有的震颤过滤功能可以消除术者不自主手部颤动，提高操作的稳定度和精确度高。③延续了传统腹腔镜手术创伤小、出血少、术后恢复快、术后疼痛减轻、住院时间短的优势。而限制机器人系统在儿童泌尿外科中大规模应用的原因主要是其相对高昂的价格，使得很多医学中心无法常规开展机器人手术，因此缺乏多中心、大样本病例来证实机器人手术在儿童泌尿外科中应用的具体优势。有人认为儿童年龄范围跨度大、具有不同于成人的生理与解剖，庞大的机器人系统无法在体腔狭小的儿童中发挥其优势，且目前机器人手术系统还缺乏触觉反馈，没有专门为儿童外科设计的操作通道及手术器械，这些都在一定程度上限制了达芬奇机器人手术在儿童泌尿外科中的应用。不过根据现有的研究结果，机器人操作通道间距只要满足 6cm 的距离，就可以完成手术，而年龄与体重并不是机器人手术的绝对禁忌。

单孔腹腔镜技术（laparoendoscopic single site surgery，LESS）可在普通腹腔镜的基础上进一步减少创伤和改善美容，近年来其在儿童泌尿外科中应用的可行性及安全性均已被证实。由于普通单孔腹腔镜操作困难，学习曲线长，对术者与助手之间的配合度要求高，因此难以得到更广泛的普及应用。第四代达芬奇机器人系统专门研发了进行单孔腹腔镜的 SP 系统，其在小儿泌尿外科中应用的有效性和安全性已有初步文献证实。随着科学技术的进步，机器人手术系统在性能上不断改进与优化，未来有望设计出专门适用小儿的机器人手术系统和器械，这样将使更多复杂、疑难的重建性手术实现更加微创、精准的治疗。随着人工智能科技的发展，距离手术机器人由扮演外科辅助臂的角色向真正的可以进行主动操作的智能机器人的演变的未来已经初露晨曦。我们可以期待一个真正智能化外科时代的到来。

（周辉霞　李品　卓然）

参考文献

［1］GARGOLLO P C, WHITE L A. Robotic-assisted bladder neck procedures in children with neurogenic bladder [J]. World journal of urology, 2020, 38 (8): 1855-1864.

［2］CHEN C J, PETERS C A. Robotic assisted surgery in pediatric urology: Current status and future directions [J]. Frontiers in pediatrics, 2019, 7: 90.

［3］MUNOZ C J, NGUYEN H T, HOUCK C S. Robotic surgery and anesthesia for pediatric urologic procedures [J]. Current opinion in anaesthesiology, 2016, 29 (3): 337-344.

［4］ARLEN A M, KIRSCH A J. Recent developments in the use of robotic technology in pediatric urology [J]. Expert review of medical devices, 2016, 13 (2): 171-178.

第二章
机器人手术器械介绍和入路建立

第一节　达芬奇手术系统

一、达芬奇制造原理

达芬奇机器人得名于500年前的著名画家达芬奇,他在图纸上绘出了世界上最早的机器人草图。后来研发团队以此为原型设计出目前我们应用的手术机器人。整个研发过程涉及医学、生物力学、机械力学、材料学、计算机图形学、计算机视觉、人工智能、数学分析和机器人技术等。达芬奇机器人包含了大量的图像处理技术、定位配准技术和自动化与控制技术。这三项技术也是达芬奇机器人的关键。

(一)机器人控制技术

机器人是达芬奇手术机器人系统的核心,它的作用主要有两个:首先按命令轨迹运动将安装在其末端的手术器械送达病灶点;此外按指令轨迹带动手术器械运动完成操作任务。控制计算机在接收命令后根据规划系统提供的轨迹参数生成机器人运动指令,该指令经通信系统发送给机器人的控制器,机器人在该指令控制下完成指定的操作。机器人的灵巧操作空间必须覆盖手术的操作空间,以保证规划手术方案的实施。在手术的路径选取时,有时要求避开一些人体的重要组织,要求机器人具有冗余特性,即机器人具有一定的避障能力。

(二)配准与空间映射技术

空间映射是一系列坐标系间的变换关系,可以用齐次变换矩阵表示。当在图像空间获得目标靶点和手术路径信息后,通过空间映射关系可以在机器人操作空间中获得它们的描述。在主从异构操作系统中,还存在一个由主机操作空间到从机操作空间的映射变换,该映射关系由遥操作系统的结构和控制策略决定。

(三)手术器械的位姿跟踪

手术器械的位姿跟踪是采用某种方法实时获得手术器械在某一已知空间中的位姿。该位姿信息和已知的手术器械尺寸信息,可用于导引或手术监视系统。位姿信号从机器人控制器获得,在监视系统的三位患者模型上实时显示出手术器械的位姿,提供手术时的可视化监视功能。现代手术机器人一般采用光电式方法获得位姿信息。

达芬奇机器人手术系统具有较好的精确性、微创性。在进行复杂术式时将彰显巨大优势,随着科技、医疗等迅速发展,许多外科专业均开展了达芬奇机器人进行手术操作,在美国,达芬奇机器人进行前列腺根治性切除俨然成为一种"标准术式"。

二、达芬奇机器人的系统组成

达芬奇手术系统主要包括主刀医师操控台(Surgeon Console)、床旁机械臂系统(Patient Cart)和 3D 成像系统。

(一) 主刀医师操控台

该操控台可放置于手术室无菌间门外,主要靠主刀医师的双手和脚踏来控制操作臂及三维高清内镜。双手指套入操作手柄环内,通过手臂、手腕、手指的移动进行操作,手术器械尖端完全与主刀医师操作同步,无明显延迟,该设计将主刀医师的眼睛置入术野最佳位置观察,同时可观察器械的运动情况。该操控台具备术中运动比例缩放功能,使主刀医师的手部自然颤抖或无意识移动减小到最低程度,大大提高了手术操作的精准度。

(二) 床旁机械臂系统

该系统是机器人的操作部件,主要为器械臂和摄像臂提供支撑。通常包括 2~3 只操作臂,每条机械臂配有针持、剪刀、抓钳等,位置可根据术中需要进行互换,机械臂的数量可进行增减。机械臂的更换需由手术台上助手医生协助完成,为了确保患者的安全,助手医师对床旁机械臂系统的运行具有更高优先控制权。与传统腹腔镜相比,减少了主刀疲劳致手臂抖动的问题。操作臂具有 7 个自由度,具体包括:臂关节上下、左右、前后运动,和机械手的左右、开合、旋转及末端关节弯曲动作。可进行沿着垂直轴 360° 及水平轴 270° 旋转,并且每个关节活动度均大于 90°,使其比人手更为灵活。

(三) 3D 成像系统(Video Cart)

该系统内置核心处理器及图像处理设备,可置入辅助手术设备(气腹系统),并且提供双通道信号的三维立体手术视野图像,使术中所见更为接近肉眼视觉效果,该系统包含一对视频摄像控制器、一对光源和左右眼视频信号同步器三部分。内镜摄像头含有双镜头,通过双镜头采集的图像在视频信号同步器作用下形成 3D 图像,利于主刀医师辨识组织关系。

随着系统的不断更新换代,第一代 da Vinci 手术系统只有 3 个臂,此后不断更新出了 da Vinci S(2005 年)、da Vinci Si(2009 年),其中 da Vinci Si 为双操控台。截至 2014 年,更新至第 4 代 da Vinci Xi,其采用了吊塔式悬吊机械臂模式。

此外,新一代 da Vinci Single-Site 单孔手术机器人系统的问世,将微创手术带入了新时代,主要采用 8.5mm 的预弯型微器械,虽然微创化较为彻底,但操作起来仍存在弊端,能够适应的术式也相应减少。

(王 冰)

第二节 达芬奇机器人小儿常用器械

一、专用工作通道

小儿达芬奇机器人系统(以 da Vinci Si 为例)除了内镜摄像头通道使用的 8.5mm 直径的工作通道外,其余各操作通道使用其专用的 8mm 和 5mm 工作通道。专用的达芬奇机器人系统套管腹腔端标有"两细一粗"的标记线(图 3-2-1),插入腹壁深度较传统腹腔镜浅(图 3-2-2),

这是由它们的工作原理决定的。达芬奇机器人系统与传统腹腔镜手术系统的工作原理相似，但杠杆力矩有差异。

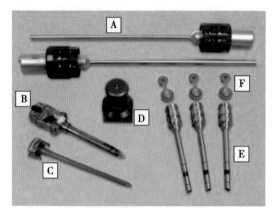

A. 双目内窥镜0°和30°；B. 镜头trocar；
C. 尖头穿刺器；D. 十字校准器；E. 器械套管。

图 3-2-1　专用的达芬奇机器人系统套管

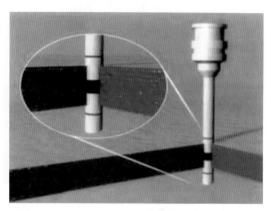

图 3-2-2　达芬奇机器人系统套管的腹壁插入深度

二、无菌机械臂袖套

使用一次性的无菌机械臂袖套套装（图 3-2-3），它上面有适配器，是机器臂与手术器械连接的"桥梁"

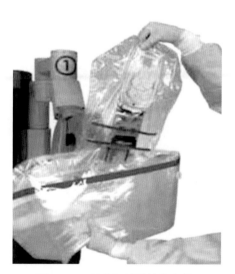

图 3-2-3　无菌机械臂袖套套装

三、手术器械

每一把手术器械均由三部分组成：碟盘、轴杆、腕关节（图 3-2-4）。器械碟盘与无菌机械臂袖套套装上的适配器连接，适配器与机械臂末端腕关节换轮组连接，基于上述两个连接，工作状态下机械臂滑轮的运动转换为手术器械末端腕关节的运动，达到机器人系统远程操控的目的。

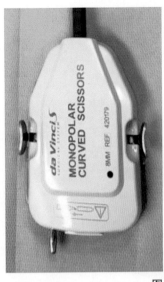
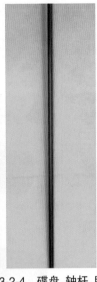
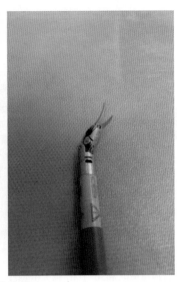

图 3-2-4 碟盘、轴杆、腕关节

达芬奇机器人系统手术器械的寿命是 10 次或 20 次,每次开机时机器人软件系统会自动提示手术器械的寿命,过期的手术器械不能再次利用,这一特点是为了保证每次达芬奇机器人手术操作的精准性。

四、小儿泌尿外科常用机器人手术器械

小儿泌尿外科常用机器人手术器械的腕端形态特征及功能小儿泌尿外科常用的手术器械,分为手术操作器械(8mm,5mm)及手术配套器械。

(一)手术操作器械

如图 3-2-5 所示,左 1、左 2、左 3、左 6 为 5mm 手术器械,左 4、左 5、左 7 为 8mm 手术器械。

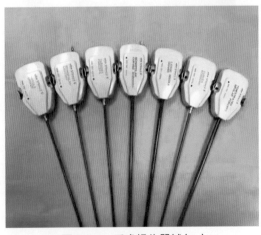

图 3-2-5 手术操作器械(一)

如图 3-2-6 所示,从左向右依次是大号持针器(8mm)、双极电凝单孔长抓钳(8mm)、弯剪(5mm)、单极电剪(8mm)、DeBakey 无创组织镊(5mm)、单极电凝(5mm)、持针器(5mm)。

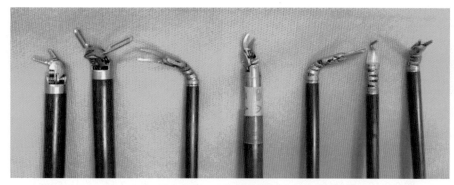

图 3-2-6 手术操作器械（二）

如图 3-2-7、图 3-2-8 所示分别为单极弯剪（monopolar curved scissors）、手术弯剪（5mm）（curved scissors），用于切割与锐性解剖。

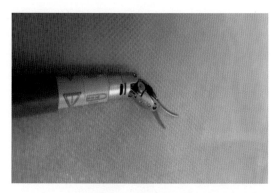

图 3-2-7 单极弯剪

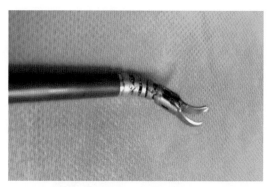

图 3-2-8 手术弯剪

如图 3-2-9 所示为双极电凝单孔抓钳（fenestrated bipolar forceps），用于电凝与钝性解剖。

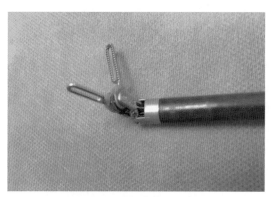

图 3-2-9 双极电凝单孔抓钳

如图 3-2-10、图 3-2-11 所示分别为大针持（large needle driver）、针持（5mm）（needle driver），用于持针持线，缝合操作。

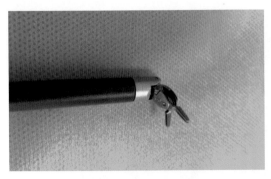

图 3-2-10　大针持

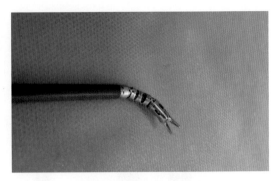

图 3-2-11　针持(5mm)

如图 3-2-12 所示为无创组织镊(debakey forceps)用于抓持牵引组织；如图 3-2-13 所示为单极电凝(5mm)(monopolar cautery)，用于切割组织。

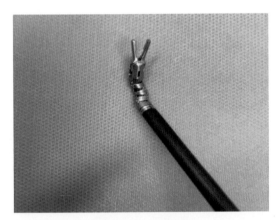

图 3-2-12　无创镊

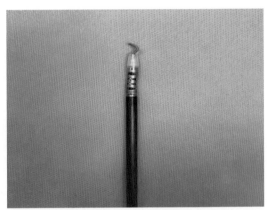

图 3-2-13　单极电凝

(二)其他手术器械

如图 3-2-14~图 3-2-22 所示分别为：12mm 0° 镜头，12mm 30° 镜头。8.5mm 30° 镜头。12mm 镜头 trocar，8mm 器械 trocar，12mm 镜头用 3D 校准器，12mm、8mm 用 trocar 帽。8.5mm 镜头 trocar，5mm 器械 trocar，8.5mm 镜头用 3D 校准器，8.5mm trocar 帽，5mm trocar 帽。

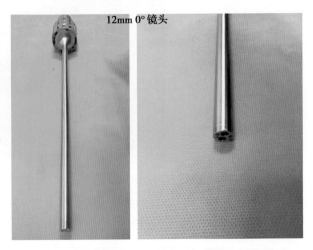

12mm 0° 镜头

图 3-2-14　12mm 0° 镜头

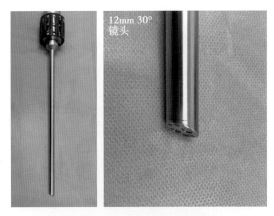

图 3-2-15　12mm 30° 镜头

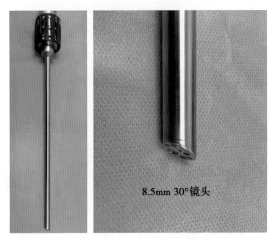

图 3-2-16　8.5mm 30° 镜头

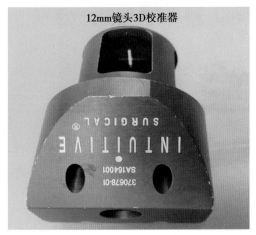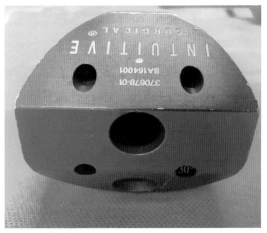

图 3-2-17　12mm 镜头用 3D 校准器

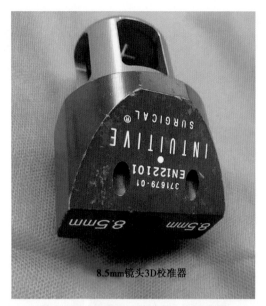

8.5mm镜头3D校准器

图 3-2-18　8.5mm 镜头用 3D 校准器

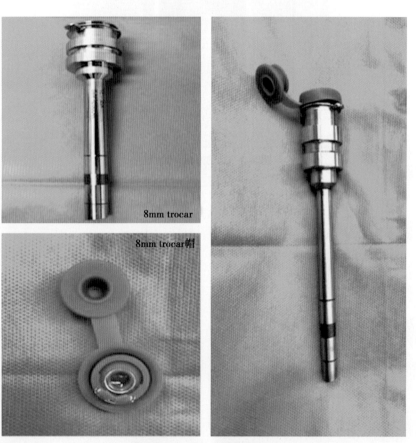

8mm trocar

8mm trocar帽

图 3-2-19　8mm 器械 trocar

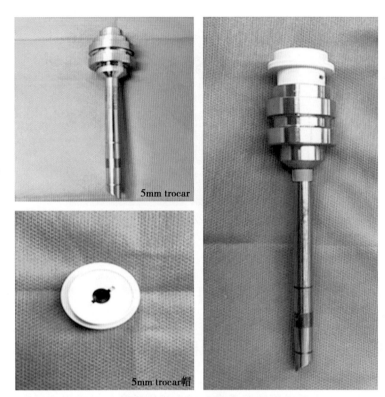

图 3-2-20　5mm 器械 trocar

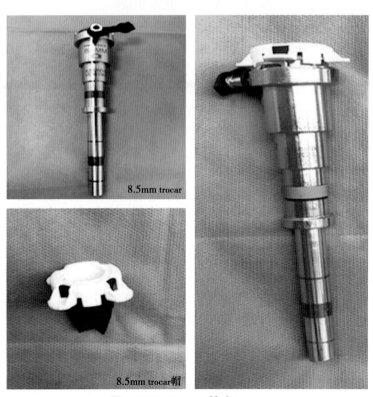

图 3-2-21　8.5mm 镜头 trocar

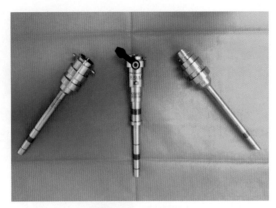

图 3-2-22 trocar

（郝雪梅 龙晓宇 李栋明）

第三节 小儿泌尿外科机器人手术入路的建立

一、经腹腔途径入路的上尿路机器人手术入路的建立

（一）概述

近年来达芬奇机器人辅助腹腔镜手术在成人泌尿外科领域中得到了广泛的应用,但因机器人体积庞大,儿童腹腔空间狭小操作受限,其在儿童外科领域中应用受到一定的限制。虽然近几年机器人手术在儿童泌尿外科中的应用有增长趋势,但均以大龄儿童为主。良好的手术布局、体位摆放与操作通道设计和建立是机器人辅助腹腔镜手术能否顺利实施并成功完成的重要条件。对于机器人辅助腹腔镜手术来说,理想的手术布局、体位与操作通道设计需要满足以下四点:①患者安全、舒适,能够耐受长时间的手术(对于儿童患者在完成手术的前提下还要考虑到外观美容);②便于麻醉监测与管理;③便于术中手术医生与器械护士间的协作与交流配合;④术者视野清晰、有足够的操作空间;⑤便于助手在手术床旁协助主刀操作;⑥机器人有足够的空间去施展、发挥其优势,避免机器臂间及助手与机器臂间碰撞与打架。经腹腔入路的机器人上尿路手术主要有肾上腺肿物切除术、肾切除术、重复肾输尿管切除术和肾盂成形术等。上述手术中手术布局、患者的体位、穿刺套管的分布和机器人系统的对接基本相似。

（二）手术布局

如图 3-2-23(以患病侧左侧为例,下同),麻醉师与麻醉监护机位于患者头侧,器械车位于患者脚侧,助手与器械护士位于患者健侧,且位置相邻,这样符合传统手术习惯,术中配合更快捷、方便,器械护士配备有两个器械车:一个配备机器人与腹腔镜手术器械,一个备用额外的辅助 trocar 与开放手术器械(以备术中突发情况或中转开放手术使用)。机器人与显示屏位于助手对侧,以保证机器人有足够的操作空间,同时方便助手与器械护士观看手术进程。主刀操控台位于手术室固定的一角。

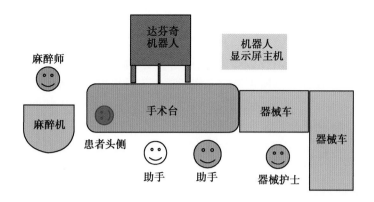

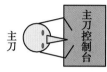

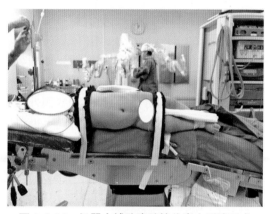

图 3-2-23　机器人辅助腹腔镜儿童上尿路手术布局

（三）体位

患者取侧卧位（患侧垫高 60°~80°），下垫温毯，腹壁靠近床沿，患侧上肢取自然下垂位，健侧上肢外展并用手托板支撑。健侧下肢下屈，患侧下肢稍向后向下屈。所有受力部位均用海绵垫衬垫、胶布或绷带固定（图 3-2-24）。

（四）手术过程

置入镜头通道后，建立气腹，维持气腹压力在 8~14mmHg（1mmHg=0.133kPa）。将 8.5mm 镜头（30°朝上）置入通道后，直视下于耻骨联合上缘与腹横纹交叉处置入一 8mm 或 5mm 操作通道（1 号器械臂），健侧腹横纹线上距 1 号臂 3cm 处置入一 5mm 或 3mm 辅助孔

图 3-2-24　机器人辅助腹腔镜儿童上尿路手术体位摆放

操作通道（术中缝针进出均经辅助通道完成，缝针均掰成雪橇状，即针尖稍微有点弧度，除针尖外其余部分基本是直的，这样既方便缝合又能顺利地从辅助通道进出），术中根据具体情况及助手与主刀操作习惯选择适当型号及位置增加辅助操作通道。剑突下置入一 5mm 或 8mm 操作通道（2 号器械臂），两机器臂间距离不小于 6cm（两器械臂操作孔与镜头孔的距离基本保持相等）。这样有效增加了手术操作空间，对于需要行重复肾输尿管全长切除者，在同一体位及操作通道建立下即能够将无功能重复肾（上尿路）至输尿管膀胱连接处输尿管（下尿路）同时切除。而且该方法中四个操作孔有三个（两个位于腹横纹处，一个位于肚脐）术后瘢痕被天然皱褶掩盖，剑突下的操作通道是 5mm 操作孔（术毕采用皮下缝合、医用胶水粘合皮缘），术后美容效果好。对于双侧手术同期做者，无须重新建立操作通道，只需于原辅助孔位置对称处置入另一辅助通道即可完成手术。我们认为该方法基本可适用于所有儿童上尿路手术，如术中切除标本过大可从经脐孔或者延长切开经腹横纹操作孔取出，术后瘢痕均掩盖于天然皱褶处。

如术中需中转开放手术,该体位亦很方便,可直接中转,无须变换体位。为使机器人在体内有足够的操作空间,操作通道在腹腔内留置部分不能太长,根据经验总结,我们认为在直视下建立操作通道,腹腔内置部分维持在 1cm 比较合适,然后用慕斯线固定,这样既给机器臂操作预留了足够的操作空间,在术中操作与器械更换时操作通道也不易滑出。将各操作通道与机器臂对接,气腹管进气更换至辅助孔,腹腔镜镜头 30° 朝下(图 3-2-25)。机器人辅助腹腔镜手术中经常会碰到镜头起雾模糊视野而干扰手术进程的情况。在处理术中并发症时如视野不清晰可能会导致不良结果。儿童(由于操作后空间小镜头离组织器官较近)机器人辅助腹腔镜手术中镜头起雾更常见,主要与手术过程中电刀的切割产生烟雾未能及时从体腔内排除有关,可能与常温气腹机气体从镜头孔进气和腹腔内体温形成温差从而使镜头模糊及手术过程中镜头与腔内组织脏器接触也有一定关系。为了克服镜头起雾有学者报道采用加温气体维持气腹压力,或者增加一个辅助通道专门用于吸烟雾。根据我们的临床经验,将气腹管与辅助通道侧孔连接(补气量流速设置为最高),同时将镜头孔机器臂的进气孔打开,使得气体形成一个微小的气流循环,体内因电凝、电切过程中产生的烟雾可从镜头孔排除(如烟雾过大时亦可在侧孔处对接一个吸引器用于吸气),这样既可以保持很好的视野,不需要额外操作孔用于术中吸烟(少一个辅助孔),助手也可以很好地发挥其优势。

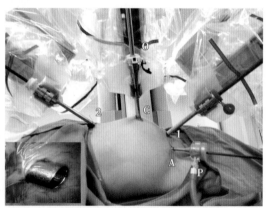

C:镜头孔操作通道;1:1 号机器臂操作通道;2:2 号臂操作通道;A:辅助孔操作通道;P:气腹管与辅助孔连接;O:术中使用电切或电凝时将镜头操作通道侧孔打开释放烟雾;I:trocar 内置腹腔部分约 1cm。

图 3-2-25　操作通道位置

二、经腹腔途径入路的下尿路机器人手术入路的建立

(一)概述

机器人下尿路手术布局、体位与操作设计原则同上尿路手术。经腹腔入路的机器人下尿路手术主要有输尿管膀胱再植术、肠代膀胱扩大术、膀胱憩室切除术及盆腔肿物切除术等。上述手术中手术布局、患者的体位、穿刺套管的分布和机器人系统的对接基本相似。

(二)手术布局

如图 3-2-26 所示,麻醉师与麻醉监护机位于患者头侧,器械车位于患者右侧与手术床呈一个半包结构,机器人与显示屏位于患者脚侧,助手与器械护士位于患者右侧,且位置相邻,这样符合传统手术习惯,术中配合更快捷、方便,器械护士配备有两个器械车,一个配备机器人与腹腔镜手术器械,一个备用额外的辅助 trocar 与开放手术器械(以备术中突发情况或中转开放手术使用)。机器人与显示屏位于助手对侧,以保证机器人有足够的操作空间,同时方便助手与器械护士观看手术进程,主刀操控台位于手术室固定的一角。

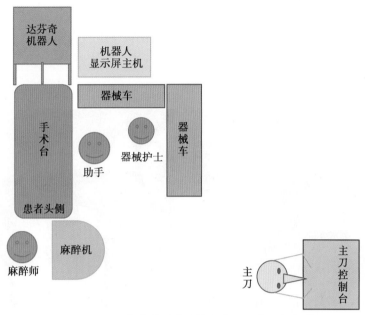

图 3-2-26　机器人辅助腹腔镜儿童下尿路手术布局

(三) 体位

病人取结石位,下垫温毯,下肢受力部位用海绵垫衬垫,双侧上肢取自然下垂位(手掌朝上,避免尺神经损伤与麻痹),肩袋固定与手术床(避免头低位时,患者移动),头下垫软敷料贴,小三脚架保护头面部(避免术中机器臂碰撞头部)(图3-2-27)。

(四) 操作通道建立

术前留置胃管与尿管,经脐(或上)置入8.5mm trocar(大于10岁或体型较大者可采用12mm)做为镜头孔(C),操作通道距耻骨联合的距离大于6cm,建立气腹,维持气腹压8~10mmHg(1mmHg=0.133kPa)。直视下于距镜头孔左、右侧约6cm处各置入一5mm机械臂(R1、R2)操作通道,于右锁骨中线离1号臂垂直距离约3cm处置入一5mm辅助通道,术中根据具体情况及助手与主刀操作习惯选择适当型号及位置增加辅助操作通道,丝线将各操作孔固定(图3-2-28)。文献报道要求各机器臂操作通道间距大于8cm,镜头臂操作通道距离耻骨联合需大于10cm,我们经验表明镜头臂操作通道距离耻骨联合大于6cm即可满足术中较好手术视野,如患者年龄较小(脐至耻骨联合的距离不足6cm),可将镜头孔操作通道沿正中线向头侧移动,两器械臂操作通道采用5mm器械,器械臂距镜头孔间距离大于6cm就可避免器械臂间打架,辅助通道置于右侧锁骨中线距离1号臂垂直距离约3cm处,该操作通道设计法几乎可以满足各个年龄段儿童手术要求,对于双侧手术同期做者,无须重新建立操作通道,只需于原辅助孔位置对称处置入另一辅助通道即可完成手术。如术中切除标本过大可从经脐孔或者切开延长经腹横纹操作孔取出,术后瘢痕均掩盖于天然皱褶处。如术中需中转开放手术,该体位亦很方便,可直接中转,无须变换体位。将各操作通道与机器臂对接,气腹管进气更换至辅助孔,腹腔镜镜头30°朝下。机器人辅助腹腔镜手术中经常会碰到镜头起雾模糊视野而干扰手术的进程,特别是在处理术中并发症时如视野不清晰可能会导致不良结果,根据我们的临床经验,将气腹管与辅助通道侧孔连接(补气量流速设置为最高),同时将镜头孔机器臂的进气孔打开这样气体形成一个微小的气流循环,体内因电凝、电切过程中产生的烟雾可从镜头孔排除(如烟雾过大时亦可在侧孔处对接一个吸引器用于吸气),这样即可以保持很好的视野,不需要额外操作孔用于术中吸烟(少一个辅助孔),助手也可以很好地发挥其优势。

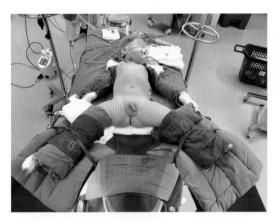

图 3-2-27 机器人辅助腹腔镜儿童下尿路手术体位

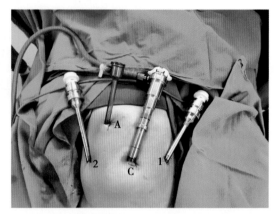

图 3-2-28 操作通道位置,C:镜头孔操作通道;1:1 号机器臂操作通道;2:2 号臂操作通道;A:辅助孔操作通道。

(周辉霞 曹华林 吕雪雪)

参考文献

［1］CHANG C, STEINBERG Z, Shah A, et al. Patient Positioning and Port Placement for Robot-Assisted Surgery [J]. J Endourol, 2014, 28: 631-638.

［2］GANPULE A, SRIPATHI V. How small is small enough? Role of robotics in paediatric urology [J]. J Minim Access Surg, 2015, 11: 45.

［3］HEMAL AK, EUN D, TEWARI A, et al. Nuances in the optimum placement of ports in pelvic and upper urinary tract surgery using the da Vinci robot [J]. Urol Clin N Am, 2004, 31: 683-692.

［4］张旭,王保军,马鑫,等. 机器人辅助腹腔镜下根治性肾切除联合下腔静脉瘤栓取出术的临床研究［J］. 中华泌尿外科杂志,2015,36:321-324.

［5］张旭,艾青,马鑫,等. 机器人辅助腹腔镜下根治性前列腺切除术勃起功能保留的手术技巧和疗效分析［J］. 中华泌尿外科杂志,2017,38:417-420.

［6］SODERGREN M H, DARZI A. Robotic cancer surgery [J]. Brit J Surg, 2013, 100: 3-4.

［7］吕逸清,谢华,黄轶晨,等. 机器人辅助腹腔镜下儿童肾盂成形术的初步探讨［J］. 中华泌尿外科杂志,2015:721-725.

［8］MONN M F, BAHLER C D, SCHNEIDER E B, et al. Trends in Robot-assisted Laparoscopic Pyeloplasty in Pediatric Patients [J]. Urology, 2013, 81: 1336-1341.

［9］TOMASZEWSKI J J, CASELLA D P, TURNER R M, et al. Pediatric Laparoscopic and Robot-Assisted Laparoscopic Surgery: Technical Considerations [J]. J Endourol, 2012, 26: 602-613.

［10］PETERS C A. ediatric Robot-Assisted Pyeloplasty [J]. J Endourol, 2011, 25: 179-185.

［11］LUCAS S M, SUNDARAM C P. Transperitoneal Robot-Assisted Laparoscopic Pyeloplasty [J]. J Endouro

Part B, Videourology, 2011, 25: 167-172.

[12] CUNDY T P, HARLING L, HUGHES-HALLETT A, et al. Meta-analysis of robot-assisted vs conventional laparoscopic and open pyeloplasty in children [J]. BJU Int, 2014, 114: 582-594.

[13] PARADISE H J, HUANG G O, SÁENZ R A E, et al. Robot-assisted laparoscopic pyeloplasty in infants using 5-mm instruments [J]. Journal of pediatric urology, 2017, 13 (2): 221-222.

[14] KUTIKOV A, NGUYEN M, GUZZO T, et al. Robot Assisted Pyeloplasty in the Infant—Lessons Learned [J]. J Urology, 2006, 176: 2237-2240.

[15] SINGH P, DOGRA PN, KUMAR R, et al. Outcomes of Robot-Assisted Laparoscopic Pyeloplasty in Children: A Single Center Experience [J]. J Endourol, 2012, 26: 249-253.

[16] ATUG F, WOODS M, BURGRSS SV, et al. Robotic assisted laparoscopic pyeloplasty in children [J]. J Urology, 2005, 174: 1440-1442.

[17] GARGOLLO P C. Hidden Incision Endoscopic Surgery: Description of Technique, Parental Satisfaction and Applications [J]. J Urology, 2011, 185: 1425-1431.

[18] 曹华林,周辉霞,马立飞,等. 婴幼儿隐藏切口法机器人辅助腹腔镜肾盂输尿管成形术[J]. 微创泌尿外科杂志,2017,2:74-77.

[19] MEENAKSHI-SUNDARAM B, FURR J R, MALM-BUATSI E, et al. Reduction in surgical fog with a warm humidified gas management protocol significantly shortens procedure time in pediatric robot-assisted laparoscopic procedures [J]. J Pediatr Urol, 2017, 13: 481-489.

[20] CHANG C, STEINBERG Z, SHAH A, et al. Patient Positioning and Port Placement for Robot-Assisted Surgery [J]. J Endourol, 2014, 28: 631-638. DOI: 10. 1089/end. 2013. 0733.

[21] GANPULE A, SRIPATHI V. How small is small enough? Role of robotics in paediatric urology [J]. J Minim Access Surg, 2015, 11: 45. DOI: 10. 4103/0972-9941. 147689.

[22] HEMAL AK, EUN D, TEWARI A, et al. Nuances in the optimum placement of ports in pelvic and upper urinary tract surgery using the da Vinci robot [J]. Urol Clin N Am, 2004, 31: 683-692. DOI: 10. 1016/ j. ucl. 2004. 06. 010.

[23] 张旭,艾青,马鑫,等. 机器人辅助腹腔镜下根治性前列腺切除术勃起功能保留的手术技巧和疗效分析[J]. 中华泌尿外科杂志, 2017, 38: 417-420. DOI: 10. 3760/cma. j. issn. 1000-6702. 2017. 06. 005.

[24] SODERGREN MH, DARZI A. Robotic cancer surgery [J]. Brit J Surg, 2013, 100: 3-4. DOI: 10. 1002/ bjs. 8972.

[25] MONN MF, BAHLER CD, Schneider EB, et al. Trends in Robot-assisted Laparoscopic Pyeloplasty in Pediatric Patients [J]. Urology, 2013, 81: 1336-1341. DOI: 10. 1016/j. urology. 2013. 01. 025.

[26] KOJIMA Y, MIZUNO K, UMEMOTO Y, et al. Ureteral advancement in patients undergoing laparoscopic extravesical ureteral reimplantation for treatment of vesicoureteral reflux [J]. J Urol, 2012, 188: 582-587. DOI: 10. 1016/j. juro. 2012. 04. 018.

[27] 熊祥华,周辉霞,曹华林,等. 机器人辅助腹腔镜小儿上尿路手术的体位、操作通道设计和机械臂安装应用体会 [J]. 中华泌尿外科杂志, 2018, 39 (08): 601-605.

第三章
小儿机器人肾上腺肿瘤手术

一、概述

肾上腺肿瘤可分为皮质和髓质肿瘤两大类。实际上,肾上腺皮质及髓质是不同的内分泌腺。肾上腺髓质细胞来自神经嵴,而皮质细胞来自于中胚层。一般内分泌腺体,过多的内分泌量可来自腺体增生和良性腺瘤或腺癌。儿童肾上腺肿瘤发病率很低,主要见于 5 岁前和青少年,女孩略多于男孩。儿童肾上腺皮质肿瘤包括肾上腺皮质腺瘤和肾上腺皮质癌,肾上腺髓质肿瘤主要包括神经母细胞瘤、神经节细胞瘤以及嗜铬细胞瘤(图 3-3-1)。

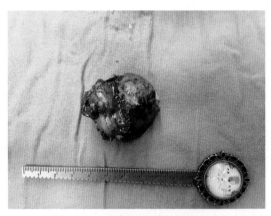

图 3-3-1　右肾上腺肿物切除标本

二、适应证和禁忌证

成人机器人辅助腹腔镜肾上腺肿物切除术的适应证 / 禁忌证基本与常规腹腔镜相似。其绝对禁忌证包括侵犯邻近结构的大的肾上腺皮质癌、有转移的嗜铬细胞瘤、严重心肺疾患及出血倾向等。而相对禁忌证主要是肿物过大、肾上腺恶性肿物和既往有腹腔手术史而广泛粘连可能者。

由于儿童的肾上腺肿物疾病谱和成人不同,以神经源性肿瘤为主,因而上述成人手术适应证中涉及的病种应用于儿童有一定局限性,但绝对禁忌证中的肾上腺肿物侵犯邻近结构,或肿物存在远处转移同样适用于儿童。因此术前能否判断肿物是否侵犯邻近结构,是评估能否手术的关键。关于术前评估,根据 2009 年发布的国际神经母细胞瘤危险度分组系统(international neuroblastoma risk group staging system,INRGSS),推荐以术前是否存在影像学定义的危险因子(image-defined risk factors,IDRFs)作为能否进行手术的首要参考指标。IDRFs 中与肾上腺肿物相关的有:①肿瘤包绕主动脉和 / 或腔静脉;②肿瘤浸润肝门和 / 或十二指肠韧带;肿瘤在肠系膜根部包绕肠系膜上动脉;肿瘤包绕腹腔干和 / 或肠系膜上动脉起始部;肿瘤侵犯一侧或双侧肾蒂;肿瘤包绕腹主动脉和 / 或下腔静脉;肿瘤包绕髂血管;盆腔肿瘤越过坐骨切迹;腹水,有或无肿瘤细胞;③邻近器官或组织受累:包括膈肌、肾脏、肝脏、十二指肠、胰腺阻塞、肠系膜和其他内脏侵犯。Günther 等报道,当存在 IDRFs 中的危险因素时,肿物完整切除的病例仅为 26%。因此当 IDRFs 存在 ≥ 1 项危险因素时,应避免进行手术。

关于肿物体积对微创手术的影响,Kelleher CM 报道,当肾上腺神经母细胞瘤直径 <5cm,且没有血管包绕时,微创手术可以和传统开放手术的诊疗效果相当。De Lagausie 等报道,当直径 >6cm,瘤体血供丰富,与周围组织粘连,分离切除难度大,不适合腹腔镜下手术。但是机器人辅助腹腔镜技术操作更加灵活,精准,越来越多的研究指出即使直径 >6cm 的肾上腺肿块,采用该技术行儿童肾上腺肿物切除也是安全可行的。我中心切除的肾上腺肿物最大直径 8cm。因此,肾上腺肿物最大直径是否作为手术禁忌,笔者认为如果肿物直径 >5cm,但是不存在 IDRFs,仍然可以采用机器人辅助腹腔镜技术切除肾上腺肿物。

三、术前准备

(一)患儿麻醉、体位

采用气管插管全身静脉复合麻醉,建立中心静脉置管。健侧斜卧位 70°~90°,抬高腰桥,双下肢下曲上伸。留置 6~16F(根据患儿年龄判断)双腔导尿管。

(二)孔道置放

在脐环下置入 8.5mm 镜头孔,并在剑突下及耻骨联合上腹横纹处分别放置 5mm、8mm trocar,并分别置入单极电剪或电钩(1 号臂)、双极马里兰电凝镊子(2 号臂)。两操作通道距镜头孔的距离基本相等。辅助孔操作通道置于下腹部健侧腹横纹上距正中线约 3cm 处,主要用于助手进行牵拉、钳夹、吸引、冲洗等辅助操作。必要时可于上腹部健侧腹横纹上距正中线约 3cm 处入第二个辅助孔(图 3-3-2)。

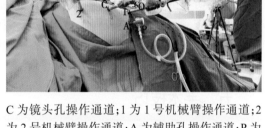

C 为镜头孔操作通道;1 为 1 号机械臂操作通道;2 为 2 号机械臂操作通道;A 为辅助孔操作通道;P 为气腹管与辅助孔连接;O 为术中使用电切或电凝时将镜头操作通道侧孔打开,释放烟雾。

图 3-3-2　体位与 trocar 位置

四、手术步骤

(一)显露肾周筋膜

暴露术野,辨认清楚肝脾、结肠肝脾曲及升结肠降结肠等器官,先探查腹腔确定有无妨碍手术的粘连和其他异常,如有粘连等,需先分离。沿结肠旁沟切开侧腹膜,切断肝(脾)结肠韧带,将右(左)半结肠及上段升(降)结肠翻向下。

(二)暴露肾上腺

助手于辅助孔内将肝脏(脾脏)向横膈方向挡开,将肾脏充分游离。显露肾上腺时,可以采用辅助套管或者体表牵引线悬吊切开的腹膜将肝脏或脾脏向头端牵引。对于右侧肾上腺肿物切除,还可以体表牵引线悬吊肝圆韧带,使肝脏下缘向上牵拉,充分暴露手术视野。切开肾上极内侧的肾筋膜和脂肪囊,从中找到金黄色的肾上腺,并向下暴露肾蒂。左侧时也可先找到肾静脉,沿肾静脉上方找到肾上腺中央静脉,继而找到肾上腺。

(三)肾上腺或肿物的切除

若先分离出中央静脉,在肾上腺中央静脉的下腔静脉(肾静脉)端以 2 个 Hem-o-lok 夹闭、肾上腺端 1 个 Hem-o-lok 夹闭后从中剪断,并由此开始游离肾上腺的动脉多而细小,单极电剪可有效控制出血,一般不需要使用 Hem-o-lok。先处理上方来自膈下动脉的分支,再向下切断肾上腺中动脉和来自肾动脉的肾上腺下动脉,应注意勿损伤肾蒂。游离内侧缘后将覆盖在肾上腺表面的肾周脂肪囊提起,切开肾上腺和肾上极之间的肾筋膜和脂肪,此处有一些来自肾包膜和周围脂肪的小血管。肾上极外侧缘基本无血管,游离后即将整个肾上腺切除。如肿物位于内侧支、外侧支或肾上腺尖部可行腺瘤及肾上腺部分切除,找到肿物后,于肿物的上、下缘和前、后表面以单极电剪或电凝钩进行分离,与肿物连接的肾上腺组织可用单极电剪或双极电凝凝固后切断,也可用 Hem-o-lok 夹闭后剪断(图 3-3-3)。

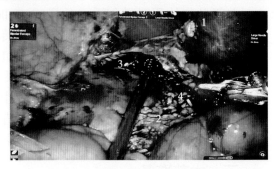

图中 1 为体表牵引线悬吊肝圆韧带辅助暴露术野; 2 为肾上腺肿瘤切除后保留的部分肾上腺;3 为肿瘤切除后观察腺窝处出血情况;4 为 Hem-o-lock 夹闭肾上腺中央静脉断端。

图 3-3-3 右侧肾上腺肿物切除术中

(四)创面止血

降低气腹压力至 3~5mmHg,检查术野特别是肾上腺窝处有无活动性出血。有出血可根据情况用双极电凝、钛夹或 Hem-o-lok 等处理,并应用止血粉等止血装置再次进行瘤床止血。

(五)标本取出、移走机器人系统

先将切下的肾上腺及肿物装入标本袋,撤走机器人设备,于下腹部行潘氏切口,直视下取出标本袋,避免标本袋破损。再次检查术区无活动性出血,清点纱布器械无误,于术区置一负压吸引引流管,自辅助孔引出。移去镜头,松开机械臂与 trocar 连接,移走床旁机械臂手术系统。缝合各切口,术毕。

五、手术技巧

(一)trocar 位置

由于小儿腹腔容积较小,会限制手术操作空间,各个机械臂之间在操作时也难以避免发生冲突,从而不同程度限制了机械臂的灵活度。达芬奇手术系统推荐每个 trocar 之间保持 8cm 的安全距离,但对于儿童,尤其是婴幼儿来讲,此安全距离难以实现,因此本中心对 trocar 位置进行了改善。在脐缘放置 8.5mm 的镜头 trocar,剑突下置入 5mm trocar,耻骨联合上置入 8mm trocar,经过实践两机械臂间距不小于 6cm 就能有效避免机械臂之间碰撞,使手术顺利完成。

(二)牵引线的应用

肾上腺手术需要切开侧腹膜以充分暴露肾上腺血管、下腔静脉等重要解剖结构,切开侧腹膜后,由于肠道蠕动,常常会遮挡手术视野,导致操作不便,尤其是在止血、分离血管等操作时,肠管的遮挡会增加安全隐患。因此,术中侧腹膜切开后,其切缘进行体外牵引,可以防止降结肠或升结肠遮挡术区。对于右侧肾上腺肿物切除,可以通过体表牵引线或辅助套管悬吊肝圆韧带,使肝脏下缘向上牵拉,可以充分暴露手术视野,还可以有效避免机器人机械臂与辅助器械之间相互干扰。

(三)血管损伤预防

在分离血管与肿瘤的过程中,动脉特别是腹主动脉,一般不易损伤,因其搏动有力,分离中容易辨识。但肾上腺中央静脉、下腔静脉由于肿瘤压迫及浸润,血管中血液少,有时外观似一条索状物,难以辨认,较易损伤,且损伤破裂后,不像动脉那样容易吻合,往往是越缝合撕裂口越大,手术视野越受限,不得不中转开放。游离肾上腺内侧缘,处理肾上腺中动脉及右侧中央静脉。右侧肾上腺中央静脉直接汇入下腔静脉,此血管的处理至关重要。右侧肾上腺静脉仅有 10mm 长左右,往往需要将肾上腺下极提起后沿肾上腺内侧缘与下腔静脉间游离暴露后三个 Hem-o-lok 夹闭后切断。处理左侧中央静脉时,沿肾上腺外侧缘与肾脏间脂肪用吸引器钝性游离成束状,用电钩将束状组织逐一切开。在游离肾上腺后面的中下部分接近内侧缘时,左侧肾上腺中央静脉可以清楚显露,直径约 3mm,较长,自上向下注入肾静脉,仔细游离清楚后,三个 Hem-o-lok 夹闭并切断。

六、术后处理

肾上腺肿物切除术后处理,对于良性肿瘤如肾上腺囊肿、肾上腺成熟畸胎瘤、神经节细胞瘤等,术后给予常规补液、止血、营养支持治疗,保持引流通畅,逐渐过渡饮食等措施,必要时依据预防性使用抗生素指南给予抗感染治疗。而一些特殊的病理类型,术后处理需要注意。

(一) 肾上腺皮质癌术后

功能性肾上腺皮质癌抑制垂体,导致对侧肾上腺萎缩,故手术前、术中及术后数月应用皮质激素。术前一天用醋酸可的松 $50mg/m^2$,术中静脉滴注氢化可的松 100~200mg,手术当天氢化可的松 200~300mg,术后 2d 继续静脉滴注氢化可的松 100~200mg,同时术后 2~5d 肌内注射醋酸可的松 $50mg/m^2$。以后逐渐减量并改为口服泼尼松,术前术后必须维持电解质平衡。

(二) 嗜铬细胞瘤术后

术后应严密观察血压 3 周,一般维持在 3.3/8.0kPa 即可。对于双侧嗜铬细胞瘤患儿,术后应补充少量皮质激素。术后顽固性低血压的患儿,可适量滴注去甲肾上腺素和肾上腺素混合液。

(三) 神经母细胞瘤术后

术后需要依据患儿临床分期,病理分型以及 N-myc 基因是否扩增,评估患儿肿瘤危险度分级,从而判断患儿术后是否需要进行化疗。可与儿童血液肿瘤科进行多学科综合治疗模式(MDT)对患儿进行诊治。

七、并发症及其防治

(一) 皮下气肿防治

腹腔镜手术中患儿出现单纯皮下气肿的常见原因包括:穿刺中套管针曾进入皮下组织,穿刺层次不当,气腹针进入皮下组织 CO_2 直接漏入;套管针的位置不当或部分拔出或周围漏气;筋膜切开过长或腹内压过高;手术时间过长,CO_2 逸出腹腔。其中手术时间是最重要的因素。因此,全麻肌松要良好,放置第一个 trocar 后,该处切口全层缝合,避免气体积存于皮下,造成皮下气肿。长时间手术出现穿刺口漏气时,可以再次进行缝合,避免 CO_2 进入皮下。

(二) 胰瘘

处理左侧肾上腺肿物时,由于肿物解剖位置与胰腺毗邻,术中操作过程中容易导致胰腺损伤。文献报道腹腔镜下肾上腺腺瘤切除术中胰腺损伤主要发生于胰尾部。术中应及早发现和妥善处理,损伤严重者应及时采用开放。对于轻微撕裂伤应在采用腔镜钛夹或 Hem-olok夹闭胰尾或分支胰管的情况下保持引流管通畅,可以有效地治疗胰腺损伤。术后引流管检测淀粉酶变化可以早期发现胰瘘的存在。

(三)肾上腺危象

肾上腺危象常见于肾上腺皮质肿瘤术后的患儿,由于肾上腺分泌不足,可导致一系列临床症状,如高热、胃肠功能紊乱、心慌、血压下降、水电解质紊乱等。对于肾上腺危象,早期诊断非常关键,发生肾上腺危象前,往往先出现非特异性临床表现如精神萎靡,纳差,全身乏力等,症状持续发展即提示危象发生。因此皮质醇增多症术后必须复查皮质醇浓度,及时补充氢化可的松。对于儿茶酚胺增多症患者术前要扩张血管,控制血压和扩容,降压应用酚苄明,术前一日需扩容。

(周辉霞 赵扬 郭涛)

参考文献

[1] HELOURY Y, MUTHUCUMARU M, PANABOKKE G, et al. Minimally invasive adrenalectomy in children [J]. J Pediatr Surg, 2012, 47 (2): 415-421.

[2] MATTIOLI G, AVANZINI S, PINI PRATO A, et al. Laparoscopic resection of adrenal neuroblastoma without image-defined risk factors: a prospective study on 21 consecutive pediatric patients. Pediatr Surg Int, 2014, 30 (04): 387-394.

[3] GÜNTHER P, HOLLAND-CUNZ S, SCHUPP C J, STOCKKLAUSNER C, et al. Significance of image-defined risk factors for surgical complications in patients with abdominal neuroblastoma [J]. Eur J Pediatr Surg, 2011, 21 (05): 314-317.

[4] 熊祥华,周辉霞,等. 机器人辅助腹腔镜小儿上尿路手术的体位、操作通道设计和机械臂安装应用体会[J]. 中华泌尿外科杂志,2018,39(8):601-605.

[5] KELLEHER C M, SMITHSON L, NGUYEN L L, et al. Clinical outcomes in children with adrenal neuroblastoma undergoing open versus laparoscopic adrenalectomy [J]. J Pediatr Surg, 2013, 48 (8): 1727-1732.

[6] DE LAGAUSIE P, BERREBI D, MICHON J, et al. Laparoscopic adrenal surgery for neuroblastomas in children [J]. J Urol, 2003, 170 (3): 932-935.

[7] PORIGLIA F, DESTEFANIS P, FIORI C, et al. Does adrenalmass size really affect safty and effectiveness of laparoscopic adrenalectomy? [J]. J Urol, 2002, 60 (5): 801-805.

[8] 吕逸清,谢华,黄轶晨,等. 机器人辅助腹腔镜下儿童肾盂成形术的初步探讨[J]. 中华泌尿外科杂志,2015(10):721-725.

[9] AGCAOGLU O, ALIYEV S, KARABULUT K, et al. Robotic Versus laparoscopic resection of large adrenal tumors [J]. Ann SurgOncol, 2012, 19 (7): 2288-2294.

[10] 何威,夏磊磊,沈周俊,等. 机器人辅助腹腔镜手术治疗复杂肾上腺肿瘤的临床研究[J]. 中华泌尿外科杂志,2013,34(9):645-648.

[11] DOUGLAS E, OTT. Subcutaneous Emphysema-Beyond the Pneumoperitoneum [J]. JSLS: Journal of the Society of Laparoendoscopic Surgeons, 2014, 1 (1): 1-7.

[12] 邵四海,汪朔,王荣江,等. 后腹腔镜肾上腺肿瘤切除术后肾上腺危象8例[J]. 实用肿瘤杂志,2015,30(1):26-28.

第四章
小儿机器人肾脏手术

第一节　小儿机器人重复肾切除术

一、概述

重复肾输尿管畸形是儿童较常见的泌尿系先天畸形,多为单侧,发生率约 0.8%,女性明显多于男性。如果重复肾的两根输尿管完全分离并各自引流其所属肾脏尿液,则称之为完全重复畸形;反之,输尿管下端在进入膀胱前合并为一支和只有一个开口(合并于膀胱壁内段),则为不完全重复畸形。

重复肾是由于胚胎期输尿管芽发育不全引起。胚胎第 4 周时,在中肾管腹侧弯曲处发育出输尿管芽,其远端形成输尿管,近端被原始肾组织覆盖而发育成肾盂、肾盏、乳突管和集合管。如果同时有两个输尿管芽起源于中肾管,则形成两套完全独立的肾单位、集合系统、输尿管和输尿管开口,即为完全重复肾畸形;如果中肾管内的输尿管芽分支过早,则形成不完全重复畸形。目前认为重复肾畸形是不完全外显的常染色体显性遗传,患者家庭中的兄弟姐妹发病率为 8%。在组织学上主要表现为肾脏的发育不全或者发育异常,肾盂肾盏扩张,肾皮质变薄,反流严重的肾脏表面可见局灶性瘢痕形成。

重复肾常融合成一体,上位肾和下位肾之间的表面可见一浅沟为分界线,但肾盂、输尿管及其供应血管明显分开。一般上位肾较下位肾小,上位肾常只有一个大肾盏而下位肾常有两个或两个以上的大肾盏,但也可能有相反情况。两个输尿管并行或交叉向下,来自下位肾的输尿管在进入膀胱之前,越过来自上位肾的输尿管,前者在膀胱内的开口偏头端和外侧,后者则开口于尾端近中线,这一相对恒定的解剖关系称之为 Weigert-Meyer 规则,其对判断各肾段输尿管开口的位置具有重要的临床意义。

由于上位肾输尿管开口靠近中线,输尿管壁内段较长,出现反流概率很小。而下位肾输尿管异位开口于膀胱侧壁,导致输尿管壁内段缩短,因此输尿管反流是其典型表现。如果上下肾同时出现反流,通常是两输尿管并排异位于膀胱侧壁。上位肾输尿管可能开口于膀胱颈、近端尿道和泌尿生殖窦(男性:输精管、附睾、精囊和射精管;女性:子宫、阴道前庭、阴道远端和阴道入口)。在男性异位输尿管开口受外括约肌控制,故无尿失禁,而女性患者如果开口在外括约肌之外(如子宫、阴道和直肠等),常有尿失禁症状。这也是临床上女性患者较男性患者多见的原因之一。

　　彩色多普勒超声是首选的无创性检查,60% 婴儿在出生前可以通过超声明确诊断。IVU 可以作为进一步检查,重复肾上位肾常不显影或显影不良,扩张的上位肾使得下位肾向下向外移位,形成下垂的百合花样形状;特别要注意对侧肾脏,以免漏诊双侧重复肾和异位输尿管畸形。排泄性膀胱造影(voiding cystourethrogram, VCUC)以评估膀胱、远端输尿管和尿道的情况,有一半的患者会出现反流入下位肾的输尿管,是输尿管反流检测和分级的金指标,帮助判断术中输尿管的处理方法。CT 平扫不易诊断,必须应用增强 CT,上位肾肾盂多呈囊状,同侧肾内侧可见两个输尿管的断面。相对于 CT,MRI 可以提供更加详细的影像资料,发现小的、发育不良的上位肾节段和超声没能发现的异位输尿管开口。放射性核素肾图可以分别评估上下肾功能,但上位肾肾图结果常受到正常下位肾单位的影响,目前对保留上位肾没有客观参数指标,需要结合临床和其他检查综合考虑。

　　重复肾畸形有 60% 的患者无明显症状。反复发作的泌尿系感染是最常见的临床症状,主要由输尿管反流和梗阻造成。梗阻往往是由于伴随的输尿管囊肿压迫输尿管口或者扩张的上位肾输尿管压迫正常的下位肾肾盂和输尿管造成。重复肾畸形患者多数有不典型的临床症状,因此不需要手术治疗,定期随访即可。当伴有输尿管异位开口、输尿管囊肿或肾积水出现临床症状时,则需手术治疗。如果上位肾有重度肾积水功能差、反复泌尿系感染等症状时,需行上位肾输尿管切除术。

　　随着微创技术在儿童泌尿外科广泛应用,腹腔镜半肾切除术已经成为该病的主要治疗方法。尤其是近年来机器人手术的出现,以其更为灵活、精准、稳定和三维视野的优势,为肾脏功能的保留和重建提供了新的工具。得益于机器人手术的操作便利性,有开放手术经验的术者和有腹腔镜手术经验的术者其机器人手术学习曲线一致。无论是开放手术还是腹腔镜手术中积累的解剖学知识和手术经验,都能在机器人手术中得到重现。

　　笔者从 2017 年起至今,已完成了经腹腔途径机器人辅助腹腔镜重复肾半肾切除术 20例,总结我们的经验并且与以往腹腔镜不同途径(经后腹腔镜途径和经脐腹腔镜途径)、手术入路的比较(单孔腹腔镜途径和改良经脐腹腔镜途径),我们所得出的结论是:均是可行的微创手术方式,但机器人腹腔镜手术操作更灵活、精准、稳定,对儿童病例同样适用,并且可以获得更好的美容效果。

二、手术指征

1. 重复肾输尿管积水、梗阻、结石伴有重复肾功能不全。
2. 异位输尿管开口导致漏尿影响生活。
3. 伴有输尿管囊肿、反复发作的尿路感染或肾功能损害。

三、术前准备

　　1. **完善常规术前准备**　如血、尿常规,血生化、肝肾功能、出凝血功能、心电图和胸部 X线检查。术前尿常规有感染者做尿培养和药敏试验,并使用敏感抗生素。

　　2. **行 IVP 检查**　对重复肾功能差者,需进一步完善肾动态显像、肾脏输尿管膀胱增强CT 或磁共振尿路成像检查。

　　3. **排尿期膀胱造影**　可明确患侧重复肾至输尿管有无反流,对决定术中输尿管的处理方法有指导意义。

四、手术技巧

（一）麻醉

双腔管气管插管，复合静脉全麻。

（二）体位

病人 60° 仰卧位，健侧尽量靠近手术床的边缘，手术者面对病人的腹部。

（三）手术步骤

1. 制作切口

（1）脐轮处置入 8.5mm trocar 作为目镜通道，连接气腹管，输入 CO_2 气体，维持气腹压力 8~14mmHg，腹中线上，脐切口上约 7cm（5~10cm，根据患儿年龄）建立 2 号操作臂通道，脐下 7cm（5~10cm，约在腹横纹处，根据患儿年龄）处置入 1 号操作臂通道。5mm 助手孔（病理的对侧下腹）。机器人 Docking 在对侧正后方。

（2）切口可根据患者的体型和病灶部位适当调整。

2. 切除过程（图 3-4-1~ 图 3-4-4）

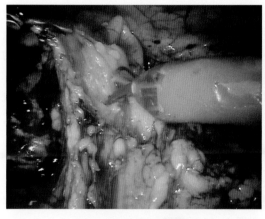

图 3-4-1　打开侧腹膜

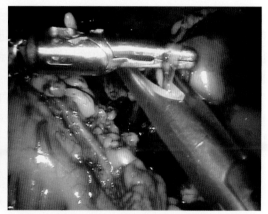

图 3-4-2　结扎肾上极血管

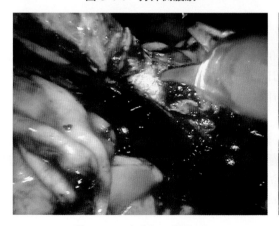

图 3-4-3　电剪切开肾实质

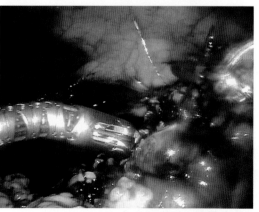

图 3-4-4　4-0 倒刺线修补集合系统

（1）气腹压力维持在 8~14mmHg，平均 10mmHg。

（2）打开结肠旁的侧腹膜，暴露肾脏，辨认无功能部分肾脏的输尿管，与周围组织分离，在肾下极水平切断上肾输尿管。

（3）分离肾脏上极，辨认上极的血管，粗的血管用 Hem-o-lok 夹闭后切断，细的血管直接用电剪刀切断。在上下极交界处用电剪刀切割肾实质。

（4）远端输尿管在跨越髂血管处被切断、结扎，对扩张较明显的输尿管或术前有反流的病例，先在扩张的输尿管远端切一小口，吸尽管腔内液体后尽量靠近膀胱入口处结扎离断。

（5）如下位肾集合系统有破损，适用 4-0 倒刺线缝合关闭。

（6）侧腹膜与侧腹壁间断缝合 2~3 针，将结肠解剖复位。

（7）放置硅胶引流管一根于陶氏腔。标本经脐部穿刺孔取出。

（8）双侧的病例术中改变体位，相应体位处建立助手孔。

五、注意事项

1. 分离肾蒂血管时，由于重复肾血管解剖变异，应仔细辨认分支血管，将它们分别钳夹、切断，以避免正常肾血管的损伤，然后再处理较大的血管。

2. 重复输尿管具有迂曲、扩张的特点，一般在腹腔镜下比较容易辨认。两条输尿管常包裹在共同的鞘内，需紧贴重复输尿管壁进行分离，避免损伤正常输尿管血供。术中上位肾切除后，还可通过留置的输尿管导管逆行推注亚甲蓝来检测有无下位肾集合系统的损伤。

3. 上位肾血供阻断后，上位肾缺血变苍白，与下位肾有明显的界限，用超声刀切除上位重复肾时，要尽可能靠重复肾侧切除，以减少对下位肾的损伤。尽可能将上半肾切除干净，以减少残留肾单位分泌尿液形成尿漏的机会。

六、术后处理

重复肾切除术后的处理措施与传统肾手术后大体相似。术后应常规使用抗生素，留置引腹腔流管，注意观察引流液量与性状的变化，留置 3~4d 后拔除。

七、并发症

1. **出血**　术中大出血是中转开放手术的主要原因。切割上位肾时，需仔细辨认上极的血管，粗的血管用 Hem-o-lok 夹闭后切断，细的血管直接用超声刀切断，可以减少术中出血。确切地缝合肾实质缺损，创面使用树脂纱等生物材料，可有效减少术后出血、渗血。

2. **尿漏和尿性囊肿**　术后尿漏可能来自下位肾的损伤，也可来自于上位肾残留肾单位分泌的尿液。持续尿外渗还可形成假性尿性囊肿。逆行肾盂造影可鉴别尿漏来自上位肾的残留肾单位还是下位肾。对上位肾残留肾单位引起的尿漏或尿性囊肿，B 超或 CT 引导下经皮留置肾单位的血管进行栓塞或再次手术。对下位肾损伤造成的尿漏，留置双 J 管，保持腹膜后引流管，多数可自愈。

（周辉霞　周晓光）

参考文献

［1］WALSH P C, RETIK A B, VAUGHAN E D, et al. Walsh: Camp-bell′s Urology [M]. 8th ed. Philadelphia: Saunders, 2002.

［2］张旭,李宏召,马鑫,等 . 泌尿外科腹腔镜与机器人手术学［M］.2 版 . 北京：人民卫生出版社,2015.

［3］MARC-DAVID LECLAIR, ISABELLE VIDAL, ETIENNE SUPLY, et al. Retroperitoneal Laparoscopic Heminephrectomy in Duplex Kidney in Infants and Children: A 15-Year Experience [J]. European Urol, 2009, 56: 385-391.

［4］El-GHONEIMI A, FARHAT W, BOLDUC S. Retroperitoneal laparoscopic vs open partial nephroureterectomy in children [J]. BJU Int, 2003, 91: 532-535.

［5］JORDAN G H, WINSLOW B H. Laparoendoscopic upper pole partial nephrectomy with ureterectomy [J]. J Urol, 1993, 150: 940-943.

［6］BORIS CHERTIN, JACOB BEN-CHAIM, EZEKIEL H, et al. Pediatric transperitoneal laparoscopic partial nephrectomy: comparison with an age-matched group undergoing open surgery [J]. Pediatric Surgery International, 2007, 23 (12): 1233-1236.

［7］ZHOU HUIXIA, LI HONGZHAO, ZHANGXU, et al. Retroperitoneoscopic Anderson-Hynes Dismembered Pyeloplasty in Infants and Children: A 60-case Report [J]. Pediatr Surg Int, 2009, 25: 519-523.

［8］J. SEIBOLD, D. SCHILLING, U. NAGELE, et al. Laparoscopic heminephroureterectomy for duplex kidney anomalies in the pediatric population [J]. Journal of Pediatric Urology, 2008, 4: 345-347.

［9］CASTELLAN M, GOSALBEZ R, CARMACK A J, et al. Transperitoneal and retroperitoneal laparoscopic heminephrectomy—what approach for which patient？ [J]. J Urol, 2006, 176: 2636.

［10］DALSAN YOU, JEONG KYOON BANG, MYUNGSUN SHIM, et al. alysis of the late outcome of laparoscopic heminephrectomy in children with duplex kidneys [J]. BJU Int, 2010, 106 (2): 250-254.

［11］周辉霞,孙宁,马立飞,等 . 腹腔镜下重复肾半肾切除术手术路径探讨［J］. 临床小儿外科杂志, 2011,10（1）:24-27.

［12］张旭,叶章群 . 泌尿外科腹腔镜手术学［M］. 北京：人民卫生出版社,2008.

第二节　小儿机器人单纯性肾切除术

一、概述

微创治疗技术出现以前,开放性肾切除术是治疗肾无功能疾病的金标准,自腹腔镜微创手术发展以来,腹腔镜技术迅速得到普及。目前,腹腔镜单纯性肾切除术已经成为大多数无功能肾良性肾脏疾病的首选方式。而机器人时代的到来,为无功能肾治疗提供了一种新的选择,机器人手术是一项新兴的微创外科技术,使用微创外科发展史上的里程碑。相比传统腹腔镜技术,机器人辅助系统具备高清晰度的手术视野、10~15 倍的放大率、符合人视觉习惯的三维成像系统,活动自如的机械手臂等优势。此后相关报道也显示它是一种安全、有效、可靠的治疗手段,为肾脏疾病微创治疗提供了一种新的治疗选择。

二、适应证和禁忌证

（一）适应证

与开放手术相似,适用于对侧肾功能正常,各种原因引起的患侧肾无功能者。

（二）禁忌证

绝对禁忌证为凝血功能障碍或其他原因不能耐受手术者。相对禁忌证为肾脏感染者。

三、术前准备

肾切除术前实验室检查和影像学检查及常规术前准备见机器人腹腔镜肾盂成形术。

四、手术步骤

（一）麻醉和体位

麻醉和体位、气腹建立、trocar 的分布以及机器人操作系统对接请参见本书第一部分第一章节小儿泌尿外科机器人手术入路的建立。

（二）手术过程

1. 辨认腹腔内解剖标志,松解术野内腹腔粘连。沿结肠旁侧腹膜切开,结肠向对侧推移,将肝脏下缘可经皮缝线牵引腹膜充分暴露术野。

2. 纵行切开结肠旁侧腹膜和肾周脂肪。沿肾实质表面,以钝性、锐性相结合分离的方法游离肾脏。如肾脏寻找困难,可先在髂血管处寻找输尿管,循输尿管找肾脏组织,肾门处处理肾蒂血管。

3. 找到输尿管,在近膀胱处用 Hem-o-lok 夹闭输尿管。

五、注意事项

1. **肾发育不良**　对于先天性肾发育较小的肾脏,术中难以找到,可首先在髂血管处寻找输尿管,循输尿管寻找肾脏。

2. **感染性无功能肾的处理**　长期慢性病变致肾包膜与周围组织粘连严重。对遇到粘连严重者,使用电剪紧贴肾脏表面进行锐性分离。尽量减少钝性分离。

六、术后处理

1. 密切注意全身情况,注意水电解质平衡。

2. 术后记录出入量。

3. 留置肾周引流管,3d 无引流可拔出。

（周辉霞　陶　天）

第五章

小儿机器人输尿管手术

第一节　小儿机器人肾盂成形术

一、概述

肾盂输尿管连接部梗阻（UPJO）是各种原因引起肾盂与输尿管连接处狭窄，尿液引流不畅导致患者出现各种症状、体征以及肾脏功能改变的先天性输尿管异常疾病，其发病率为1/600~1/800。治疗方法较多，外科手术目的主要是切除病变部位、解除梗阻、缓解症状、保护肾功能。

随着达芬奇系统的开发与应用，微创手术进入了一个新的时期。该系统具有三维视野、放大的手术区域、灵巧的机械手、相对少的出血量、手震颤的过滤及减少外科医生疲劳等优点。借助机器人腹腔镜放大的三维视角和相对容易缝合的优势，很多的小儿泌尿外科手术能够用机器人开展。2002 年 Gettman 等首次报道了成功应用达芬奇系统进行小儿机器人辅助腹腔镜肾盂成形术，其中包括 9 例儿童患者。经过 15 余年的发展，国内外陆续有小儿机器人辅助腹腔镜肾盂成形术的总结报道，小儿机器人辅助腹腔镜肾盂成形术已逐渐成为治疗 UPJO 的手段之一。

二、手术适应证和禁忌证

小儿机器人辅助腹腔镜肾盂成形术的手术适应证和禁忌证同小儿腹腔镜肾盂成形术。

（一）手术适应证

1. 已经被临床应用认可的适应证

（1）超声检查提示肾盂前后径（APD）大于 30mm。

（2）APD 大于 20mm 伴有肾盏扩张。

（3）随访过程中肾功能进行性下降（下降值大于 10%）。

（4）随访过程中肾积水进行性增大（增大值大于 10mm）。

（5）有症状性肾积水（反复泌尿系感染、发热、腰痛、血尿等）。

（6）利尿性肾核素扫描提示梗阻存在且 $t_{1/2} > 20min$。

2. 可作为临床探索性手术适应证

（1）新生儿重度肾积水：肾功能严重损害，手术医生技术能力、麻醉、监护和管理条件具备者，可以行手术治疗，早期解除梗阻、缓解症状、保护肾功能。

（2）手术后复发性肾积水：初次行内镜、开放、腹腔镜或机器人辅助腹腔镜手术后再次梗阻，有能力的医生可在腔镜下行手术治疗。

（二）禁忌证

1. 心、肝、肺等脏器功能异常。

2. 患者营养状况差、不能耐受麻醉手术。

3. 不能耐受气腹。

三、手术前准备

1. 术前对患儿全身状况进行全面评估，了解心、肺、肝、肾等重要脏器功能情况，明确有无合并其他脏器相关畸形及手术禁忌证。

2. **常规影像学检查** 包括肾脏 B 超和磁共振泌尿系水成像（MRU），了解肾积水程度、明确梗阻部位；利尿性肾动态显像（ECT）评估双肾分肾功能；排泄性膀胱尿道造影排除膀胱输尿管反流情况。

3. 纠正贫血、低蛋白血症和水电解质酸碱代谢失衡，改善患儿营养状态。

4. 术前尿常规感染者需行尿培养以及药敏试验，并使用敏感抗生素。

5. 术前 1d 进食无渣流质饮食，手术前夜及手术当日清晨回流洗肠。术前留置胃肠减压管、导尿管、肛管。手术日术前 1d 预防性应用抗生素。

6. 所有腹腔镜肾盂成形术术前都需做好中转开腹准备，术前向患者及家属说明中转开腹的可能性。

四、手术步骤

（一）麻醉和体位

1. **体位** 气管插管，复合静脉全麻，常规监测呼气末 CO_2 浓度。患儿取健侧卧位，患侧垫高 45°~60°，胶布或绷带固定，尽可能靠近手术床边缘。受力部位用棉垫衬垫、温毯，必要时采用暖风机保温。CO_2 气腹压力建议维持在 8~10mmHg，新生儿建议在 6~8mmHg（1 mmHg = 0.133kPa），应避免较大幅度的气腹压变化（图 3-5-1）。

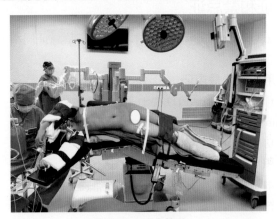

图 3-5-1 手术体位

2. **trocar 位置及手术入路** 术前留置尿管或胃管（根据术中情况），经脐（或脐周）置入 8.5mm（>10 岁或体型较大者可采用 12mm）镜头（30° 朝上），建立气腹，维持气腹压力在 8~14mmHg（1mmHg=0.133kPa），直视下于耻骨联合上缘与腹横纹交叉处置入一 8mm 或 5mm 操作通道（器械臂），健侧腹横纹线上距 1 号臂 3cm 处置入一 5mm 或 3mm 辅助孔（依术者操作习惯而定）操作通道（术中缝针进出均经辅助通道完成，缝针均瓣成雪橇状，即针尖稍微有点弧度，除针尖外其余部分基本是直的，这样既方便缝合又能顺利地从辅助通道进出），术中根据具体情况及助手与主刀操作习惯选择适当型号及位置增加辅助操作通道。剑突下置入一 5mm 或 8mm 操作通道（器械臂），两机器臂间距离不小于 6cm（两器械臂操作孔与镜头孔的距离基本保持相等）。各操作通道均用 2-0 慕丝线缝合固定，通道置入腹腔长度以通道末端粗黑标记线刚好进入腹腔为准。将各操作通道与机器臂对接，气腹管进气更换至辅助孔，腹腔镜镜头 30° 朝下（图 3-5-2）。

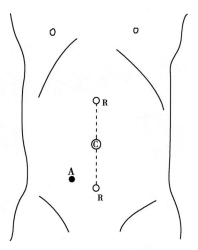

图 3-5-2　trocar 位置

3. 手术站位　术者坐于手术操控台进行操作，助手站于健侧。

（二）手术种类

1. 机器人辅助腹腔镜离断式肾盂成形术　机器人辅助腹腔镜离断式肾盂成形术的手术方法同经腹腹腔镜肾盂成形术，是目前应用最广的肾盂成形术的术式，适用于各种原因如狭窄、异位血管、肾周输尿管外粘连压迫以及长段输尿管息肉等引起的肾盂输尿管梗阻。

2. 机器人辅助腹腔镜 Hellström 术　机器人辅助腹腔镜 Hellström 术同经腹腹腔镜 Hellström 术，主要应用于异位血管压迫导致的梗阻，这种术式简单易行，无须复杂的成形及缝合过程，适合在腹腔镜下操作，同时可保存肾集合系统完整性，无须放置双 J 管，明显减少术后并发症。但异位血管压迫通常合并狭窄性梗阻或动力性梗阻，所以建议将异位血管移至吻合口背侧行离断性肾盂成形术并同时行异位血管固定，即采用 Hellström 联合肾盂输尿管成形术。

（三）手术途径

根据肾脏周边解剖结构特点，采用经结肠旁途径或经肠系膜途径。右侧手术采用结肠旁途径，左侧手术，若扩张的肾盂中线超出左侧降结肠，可采用肠系膜途径，反之则行结肠旁途径。

（四）手术的基本原则

小儿机器人辅助腹腔镜肾盂成形术的基本原则同小儿经腹腹腔镜肾盂成形术的基本原则。

1. 手术基本步骤

（1）腹腔镜下确定病变部位：电剪切开结肠外侧侧腹膜，将结肠推向内侧（结肠旁途径）。或沿肠系膜下静脉下缘、降结肠内侧缘、精索静脉外侧缘、结肠左动脉上缘无血管区打开肠系膜窗口（左侧肠系膜途径）。游离并暴露肾盂及输尿管上段，明确狭窄、梗阻的部位及原因。

（2）小儿机器人辅助腹腔镜肾盂成形术操作：弧形裁剪扩张的肾盂，经腹壁穿一牵引线将肾盂上极悬吊牵引，切除狭窄段输尿管，于输尿管外侧壁纵行剖开约 2.0cm，用 6-0 或 5-0

可吸收线将肾盂最低点与输尿管劈开最低处点对点定位缝合,连续或间断缝合吻合口后壁,经吻合口顺行置入双 J 管(根据患儿年龄、身高选择不同型号),连续缝合吻合口前壁及多余的肾盂瓣开口(图 3-5-3)。

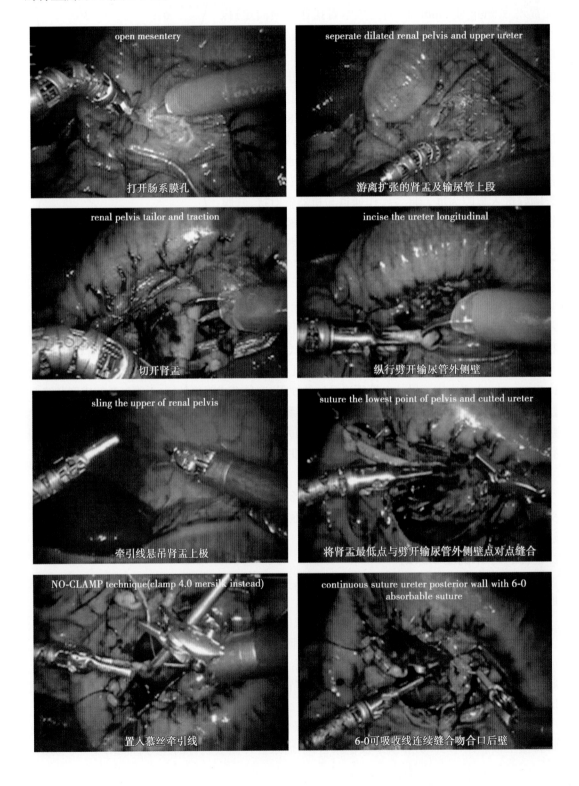

open mesentery

打开肠系膜孔

seperate dilated renal pelvis and upper ureter

游离扩张的肾盂及输尿管上段

renal pelvis tailor and traction

切开肾盂

incise the ureter longitudinal

纵行劈开输尿管外侧壁

sling the upper of renal pelvis

牵引线悬吊肾盂上极

suture the lowest point of pelvis and cutted ureter

将肾盂最低点与劈开输尿管外侧壁点对点缝合

NO-CLAMP technique(clamp 4.0 mersilk instead)

置入慕丝牵引线

continuous suture ureter posterior wall with 6-0 absorbable suture

6-0可吸收线连续缝合吻合口后壁

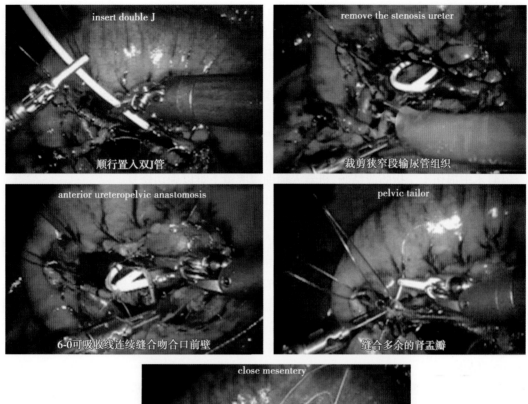

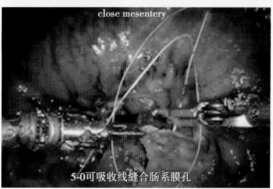

图 3-5-3 小儿机器人辅助肾盂成形术的主要过程

2. 手术操作原则

(1)宽敞通畅、无张力吻合:彻底切除输尿管病变组织(如息肉、狭窄、肌纤维病变等),输尿管纵行劈开应越过狭窄段大于 2.0cm,警惕长段与多处狭窄,术前结合 IVP、MRU 等影像学资料,术中仔细探查,避免遗留病变组织。同时也要避免过多裁剪,确保吻合口宽敞、通畅、无张力。

(2)适当裁剪扩张的肾盂,UPJO 引起肾盂积水扩张,部分病变组织(蠕动功能不好)上移,若不将该病变组织裁剪,术后因蠕动不好,该肾盂内仍有较大空腔,可能引起尿液蓄积引起反复泌尿系感染,致肾瘢痕化,对患肾功能及预后造成影响。建议距肾实质 2.0cm 处,斜向裁剪肾盂,这可以保持缝合后肾盂成漏斗状,有利于尿液排出至输尿管。

(3)无扭转、低位吻合:准确判断输尿管外侧壁、肾盂最低点以确保吻合口无扭转、低位吻合是肾盂成形术成功的关键。

(4)不漏水、血供良好吻合:吻合口严密不漏水、良好血供可减少术后渗出促进吻合口愈合,减少术后吻合口炎性瘢痕增生导致吻合口狭窄的风险。娴熟的手术技巧及缝合方法,避免缝合时操作器械对吻合口组织的钳夹损伤,能很好地保护吻合口血供。

3. 中转手术原则 小儿机器人辅助腹腔镜手术过程中,出现以下情况应该及时中转腹腔镜肾盂成形术或开腹:

(1)术中发现肾盂与周围组织粘连严重,解剖结构不清楚,机器人辅助腹腔镜下分离与切除困难。

(2)术中发现结石,机器人辅助腹腔镜下难以确切彻底清除。

(3)术中出血,机器人辅助腹腔镜下不能有效控制。

(4)术中损伤十二指肠或结肠,机器人辅助腹腔镜下难以确切修复。

(5)术中发现病变段长、吻合口张力高,难以确切吻合,机器人辅助腹腔镜经验少者。

(五)手术技巧

1. 肾盂要游离的比较充分,可以减少吻合口的张力,上段输尿管的游离尽可能少,尽量减少达芬奇机器人系统器械对输尿管直接的钳夹,保护好输尿管血供。

2. 第一针缝合至关重要,如将肾盂输尿管完全离断后再吻合,容易发生输尿管的扭曲,因此,术中要准确地判断肾脏轴的方向,在肾盂的最低点的肾盂瓣下角与纵行劈开的输尿管外侧壁进行吻合。

3. 后壁采用连续缝合。每两针锁边一次,防止收线过紧导致吻合口狭窄或收线过松导致吻合口漏尿。

4. 双 J 管的放置推荐在吻合口后壁缝合后,直接经吻合口顺行放置双 J 管。

(六)术后处理

1. 术毕麻醉清醒后回病房监护,密切观察生命体征、尿量及腹腔引流情况,确保尿管及腹腔引流管通畅,导尿管保留 1~2d 后拔除,根据腹腔引流量及超声复查情况适时拔除腹腔引流管。

2. 术后加强呼吸道管理,促进排痰,防止呼吸道并发症。给予广谱抗生素(尿培养结果出来后根据尿培养结果使用敏感抗生素,复查尿常规正常即可停药),如发热提示有尿路感染时,可根据尿培养药敏试验及时更换敏感抗生素。

3. 术后维持水、电解质平衡,加强支持治疗,肠道通气后逐渐恢复进食,适当多饮水,保证足够尿量。

4. 双 J 管留置 4~8 周后经膀胱镜取出。

5. 术后随访,体内支架管拔除术后 1、3、6、12 个月门诊复查尿常规及泌尿系超声,如发现有泌尿系感染者应同时行尿培养检查,并明确感染原因。术后半年复查利尿性肾动态显像评估肾功能恢复情况,以后每 6~12 个月复查一次泌尿系超声,如检查发现肾积水,肾盂前后径大于 3.0cm,或比手术前有增大应及时就医,做进一步评估和处理。所有患儿建议随访 5~10 年或更长时间。

(七)并发症及其防治

小儿机器人辅助腹腔镜肾盂成形术并发症包括机器人辅助腹腔镜手术特有并发症和肾盂成形术相关并发症,并发症及其防治基本类似于小儿经腹腹腔镜肾盂成形术。

1. 小儿机器人辅助腹腔镜手术特有并发症

(1)气腹相关并发症可能出现高碳酸血症或心、肺功能异常:术中严密监测气腹压力,维持在 6~12mmHg,术中保持良好的肌肉松弛度,新生儿和婴幼儿用最低压力状态保持可操作空间,尽量缩短手术时间。手术过程和麻醉师密切合作,婴幼儿病情变化较快,术中应密切观察生命体征变化并及时调整,密切观察患儿血气及呼气末二氧化碳分压($P_{ET}CO_2$),尽量不高于40mmHg,必要时可暂停手术,适当增加潮气量,排除腹腔内残余CO_2,待恢复正常后再手术。

(2)穿刺相关并发症:小儿腹壁薄腹腔小,建立气腹或trocar穿刺入腹腔时,可能误伤腹腔内血管及肠管。一旦发现损伤,应及时缝合、修补损伤血管或肠管。

(3)切口疝及切口感染:切口疝好发于脐窝部位切口,小儿腹壁薄,要全层缝合关闭≥5mm的切口,避免术后切口疝的形成,如发现有切口疝应及时修补。因腔镜手术切口较小,术后发生切口感染的概率很小,如发现有切口感染应予以定期更换伤口敷料及抗感染治疗。

(4)术中、术后低体温:由于小孩对周围环境耐受力差,散热快,对小于3个月的婴幼儿行腹腔镜手术治疗时,应注意调高手术室室内温度,同时采用温毯、暖风机等保暖措施。冲洗腹腔时亦需要温生理盐水,术后也要注意保暖,防止术中、术后低体温。

2. 肾盂成形术相关并发症

(1)血尿:术后血尿多由术后残余血引流或体内支架管刺激所致,一般予以充分补液、多饮水、少活动等保守观察治疗可好转。如出血较多应考虑吻合口或肾盂内出血,可适当增加补液量,同时给予止血药物预防或治疗血尿。对肉眼血尿较重患儿应密切观察,若出现尿管堵塞,及时冲洗或更换,保持导尿管引流通畅,同时密切监测血红蛋白变化情况,必要时给予输血治疗及再次手术探查出血原因。

(2)腰痛和尿路刺激症:一般为体内支架管刺激或引流不畅所致,予以充足补液量保证尿量及减少活动可缓解上述症状,必要时可应用抗胆碱能药物缓解上述症状,术后4~8周拔除双J管后可自行缓解。预防:术中根据患儿身高选择合适型号及长短的双J管保持内引流通畅。

(3)感染和发热:可能发生的原因有:①术前伴有泌尿系感染的患儿未能彻底控制;②术中探查发现梗阻扩张肾盂内有积脓,裁剪肾盂时部分脓液流入腹腔,在气腹高压状态下,部分脓液被腹膜和肠道吸收,导致术中、术后高热,严重者可导致败血症和感染性休克;③术后输尿管内支架压力性膀胱输尿管反流或堵塞,也可增加感染风险;④婴幼儿消化道系统发育不完善,若术后发生较长时间腹胀,容易造成肠道内菌群失调和内毒素吸收,导致败血症。处理及预防:对于术前合并泌尿系感染的患儿,应当在感染控制之后再行手术治疗。建议术中裁剪肾盂前采用长穿刺针经皮将肾盂内积液抽吸干净,避免术中裁剪肾盂时肾盂内积液流入腹腔,可减少术后发热、感染的概率。一旦发生感染和发热,宜积极行抗感染治疗,同时寻找原因,根据尿液及分泌物培养结果选择敏感抗生素,积极预防和尽早处理婴幼儿的感染性休克。术后早期留置导尿管,保持膀胱低压状态。

(4)肾周积液:尿液渗漏或肾周出血积聚在肾周未能及时引流至体外,若积液持续存在,可能会引起感染,影响吻合口愈合并引起肾周粘连,患儿可有间断发热,腰部胀痛等不适。如症状不明显可予以保守观察治疗,如症状持续存在或反复发热难以控制可予以肾周穿刺,视情况决定是否留置肾周引流管和肾周冲洗,若感染重,粘连严重,还应在腹腔镜下清扫粘连的筋膜组织,并使用甲硝唑溶液冲洗肾周,术后可留置肾周引流管。

(5)吻合口尿漏:为肾盂成形术后最常见并发症,通常为腹腔镜下吻合不够严密、术后吻合口水肿消退尿外渗或内支架堵塞、移位所致。良好的腹腔镜下吻合技术、通畅的内支架引流、留置导尿管保持膀胱低压引流防止逆流等可减少尿漏的发生。一般保持腹腔引流管通畅，延迟拔除引流管可治愈，如果术后尿漏持续存在，应考虑有无输尿管堵塞及支架管移位的可能，必要时行内支架管更换或肾造瘘术，并加强营养，促进伤口愈合，一般1~2周后均可好转。

(6)吻合口狭窄：通常出现于术者学习曲线早期阶段，因为缝合技术操作不熟练、没有采用输尿管纵切横缝原则、术后引流不畅引起反复泌尿系感染吻合口水肿、缺血、炎性增生所致；输尿管神经及平滑肌细胞异常导致输尿管平滑肌不能正常收缩，蠕动力减弱，尿液输送受阻，亦可引起再次梗阻。娴熟的缝合技巧，避免缝合过程中对吻合口组织的钳夹与牵拉，采用纵切横缝原则确保宽敞通畅、血运良好、无张力吻合可减少吻合口再狭窄风险。

(7)乳糜尿或淋巴漏：系术中损伤肾周淋巴管所致，一般给予禁食、水1~2周，静脉营养支持治疗可好转。

(8)麻痹性肠梗阻：可能原因有：①因术中渗出较多及气腹压力的影响，术后胃肠功能恢复较慢；②吻合口尿外渗至腹腔内，若腹腔引流不通畅尿液滞留于腹腔内，导致尿源性腹膜炎。给予禁食、水，胃肠减压，肠外营养支持治疗，同时注意防治水、电平稳紊乱，一般可自行缓解。

(9)术中十二指肠损伤：术中十二指肠损伤较少见，一般出现于再次手术或因炎性渗出粘连分离困难所致，若术中及时发现可用6-0可吸收线在腔镜下直接缝合。预防：右侧肾盂成形术时应小心谨慎，避免超声刀误伤或余热烫伤肠管，特别对于年龄较小、手术操作空间较小患儿。

(10)肾蒂血管损伤：是肾盂成形术较严重的并发症，通常见于再次手术，因瘢痕粘连严重，解剖位置变异，分离困难。如术中损伤应沉着应对，找出出血点，并向血管两侧充分游离，用肾蒂血管钳阻断后用6-0可吸收线缝合，必要时需及时中转开放手术止血。

(11)迟发性十二指肠瘘：此类并发症发生的原因可能系术中使用超声刀余热烫伤所致，术中未发现明确的十二指肠破裂口，如术后1周出现高热、腹痛症状，排除其他原因后可行消化道造影明确诊断，如为十二指肠瘘可行鼻肠管越过十二指肠瘘口及肠外营养支持治疗，等待伤口自行愈合。十二指肠损伤在临床上非常少见，迟发性十二指肠瘘更为少见，容易漏诊。此类并发症一旦发生，我们应当高度重视，及时、正确处理，多学科联合治疗，否则容易导致严重并发症甚至死亡。预防方法是术者使用超声刀时尽可能远离十二指肠，增强肠管保护意识，可避免此类并发症的发生。

（周辉霞　曹华林　李品　韩策）

参考文献

[1] NGUYEN H T, KOGAN B A. Upper urinary tract obstruction: experimental and clinical aspects [J]. Br J Urol, 1998, 81 (2): 13-21.

[2] 李学松, 杨昆霖, 周利群. IUPU 经腹腹腔镜肾盂成型术治疗成人肾盂输尿管连接处梗阻 (附视频) [J]. 现代泌尿外科杂志, 2015 (06): 369-372.

[3] CAO H, ZHOU H, LIU K, et al. A modified technique of paraumbilical three-port laparoscopic dismembered pyeloplasty for infants and children [J]. Pediatr Surg Int, 2016, 32 (11): 1037-1045.

［4］CASALE P, KOJIMA Y. Robotic-assisted laparoscopic surgery in pediatric urology: an update [J]. Scand J Surg, 2009, 98: 110-119.

［5］CUNDY T P, SHETTY K, CLARK J, et al. The first decade of robotic surgery in children [J]. J Pediatr Surg, 2013, 48: 858-865.

［6］GETTNMN M T, NEEURURER R, BARTSCH G, et al. Anderson-Hynes dismembered pyeloplasty performed using the da Vinci robotic system [J]. Urology, 2002, 60: 509-513.

［7］黄格元，蓝传亮，刘雪，等 . 达芬奇机器人在小儿外科手术中的应用（附 20 例报告）[J]. 中国微创外科杂志 , 2013, 13 (1): 4-8

［8］吕逸清，谢华，黄轶晨，等 . 机器人辅助腹腔镜下儿童肾盂成形术的初步探讨 [J]. 中华泌尿外科杂志 , 2015, 36 (10): 721-725.

［9］曹华林，周辉霞，马立飞，等 . 婴幼儿隐藏切口法机器人辅助腹腔镜肾盂输尿管成形术 [J]. 微创泌尿外科杂志 , 2017, 6 (2): 74-77.

［10］HONG Y H, DEFOOR W R JR, REDDY P P, et al. Hidden incision endoscopic surgery (HIdES) trocar placement for pediatric robotic pyeloplasty: comparison to traditional port placement [J]. J Robot Surg, 2017 Mar 14. doi: 10. 1007/s11701-017-0684-2.

［11］YIEE J, WILCOX D. Management of fetal hydronephrosis [J]. Pediatr Nephrol, 2008, 23 (3): 347-353.

［12］BUFFI N M, LUHEZZANI G, FOSSATI N, et al. Robot-assisted, Single-site, Dismembered Pyeloplasty for Ureteropelvic Junction Obstruction with the New da Vinci Platform: A Stage 2a Study. Eur Urol, 2015, 67 (1): 151-156.

［13］黄澄如，孙宁，张潍平 . 实用小儿泌尿外科学 [M]. 北京 : 人民卫生出版社 , 2006.

［14］MATSUI F, SHIMADA K, MATSUMOTO F, et al. Late Recurrence of Symptomatic Hydronephrosis in Patients With Prenatally Detected Hydronephrosis and Spontaneous Improvement [J]. J Urol, 2008, 180 (1): 322-325.

［15］CHERTIN B, POLLACK A, KOULIKOV D, et al. Conservative Treatment of Ureteropelvic Junction Obstruction in Children with Antenatal Diagnosis of Hydronephrosis: Lessons Learned after 16 Years of Follow-Up [J]. Eur Urol, 2006, 49 (4): 734-739.

［16］ESKILD J A, MUNCH J T, OILSEN L H, et al. Renal function may not be restored when using decreasing differential function as the criterion for surgery in unilateral hydronephrosis [J]. BJU Int, 2003, 92 (7): 779-782.

［17］BOWEN D K, YERKES E B, LINDGREN B W, et al. Delayed Presentation of Ureteropelvic Junction Obstruction and Loss of Renal Function After Initially Mild (SFU Grade 1-2) Hydronephrosis [J]. Urology, 2015, 86 (1): 168-170.

第二节　小儿机器人输尿管再植术

一、概述

膀胱输尿管反流、梗阻性巨输尿管等是造成儿童反复泌尿系感染的常见原因。对于高级别反流和梗阻性巨输尿管患儿，进行抗反流的膀胱输尿管再植术可以功能性恢复输尿管膀胱连接部的正确结构，解除患儿症状。自 2004 年 Peters 首次报道利用机器人系统进行儿童输尿管再植术后，机器人入路已经成为进行儿童膀胱输尿管再植术的一个主要方式。根据目前文献报道，机器人手术成功率与开放手术和腹腔镜手术相当。可根据患儿基本情况、医疗中心的设施配备和手术者的经验进行入路选择。目前，虽然已有机器人辅助腹腔镜

Cohen 术式的报道,但由于机器人系统器械大小及儿童腹腔内操作空间所限等原因,机器人辅助腹腔镜膀胱输尿管再植术多采用膀胱外入路的 Lich-Gregoir 术式,该术式的主要优势是不需打开膀胱,不改变输尿管正常的解剖走行,并能实现良好的抗反流效果。现将本术式介绍如下:

二、手术适应证和禁忌证

(一) 手术适应证

1. 各种原因所致的盆腔以下的输尿管狭窄或闭锁性梗阻(病变段 ≤ 3cm):先天性输尿管狭窄,医源性创伤性狭窄,炎性或结核性狭窄。

2. 输尿管异位开口、输尿管囊肿、部分梗阻性巨输尿管患儿。

3. 保守治疗或内镜治疗失败后输尿管狭窄结石。

4. Ⅳ~Ⅴ级膀胱输尿管反流。

(二) 禁忌证

1. 输尿管下端肿瘤或膀胱肿瘤引起来的输尿管连接部梗阻。

2. 神经源性膀胱导致的膀胱功能障碍和未纠正的泌尿系感染。

3. 膀胱容量过小为相对手术禁忌证。

三、术前准备

1. **实验室检查** 包括血尿常规、肝肾功能、电解质、出凝血功能等,术前尿常规结果显示存在感染者需行尿培养以及药敏试验,并选用敏感抗生素。

2. **常规影像学检查** 包括泌尿系 B 超和磁共振泌尿系水成像(MRU),了解肾积水程度、明确梗阻部位;利尿性肾动态显像(ECT)评估双肾分肾功能;排泄性膀胱尿道造影了解膀胱输尿管反流级别。

3. 膀胱输尿管反流患儿,术前还需要行尿流动力学检查,同时需要排除继发性膀胱输尿管反流。

4. 手术前夜及手术当日清晨回流洗肠。留置胃肠减压管、导尿管、肛管等可不纳入常规术前准备范畴,主要依据术者和所在单位习惯而定。

5. 术前半小时预防性应用抗生素。

四、手术步骤

(一) 麻醉和体位

麻醉和体位、气腹的建立、穿刺套管的分布以及机器人操作系统的对接请参见本书第三部分第二章第三节小儿泌尿外科机器人手术的入路的建立。

(二) 手术过程

1. **游离输尿管** 首先,暴露出两侧的海式三角,于髂外动脉搏动处打开侧腹膜,找到跨过髂外动脉的输尿管,沿输尿管尽可能向下游离至输尿管膀胱交界部,充分显露输尿管狭窄处(图 3-5-4)。

2. **切开膀胱壁、建立膀胱黏膜下隧道** 膀胱注入 60~120ml 生理盐水使膀胱保持轻度充盈。于膀胱侧后壁做约 5cm 切口,切开膀胱浆肌层至膀胱黏膜下层,向两侧潜行分离显露膀胱黏膜,直至输尿管膀胱交界处(图 3-5-5)。

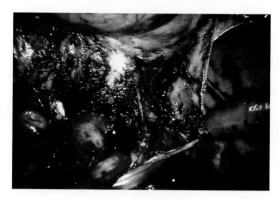

图 3-5-4　游离输尿管

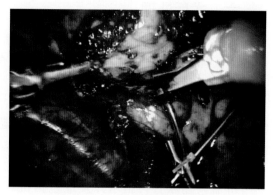

图 3-5-5　建立膀胱黏膜下隧道

3. **输尿管膀胱再植**　于输尿管膀胱连接处离断输尿管,修剪输尿管远端至正常大小,适当扩大该交界处膀胱黏膜裂口,用 6-0 可吸收线将修剪后输尿管与膀胱黏膜裂口缝合固定,完成后壁吻合后留置双 J 管,继续完成吻合口前壁(图 3-5-6)。

4. **包埋隧道**　间断缝合切开的膀胱浆肌层,包埋输尿管于膀胱肌层下,形成黏膜下隧道(图 3-5-7)。

5. 吻合完毕行膀胱注水试验,检查有无渗漏;可吸收线连续缝合关闭膀胱侧壁处的腹膜和盆腔段输尿管周围的腹膜。移除机械臂,放置引流管,缝合皮肤切口。

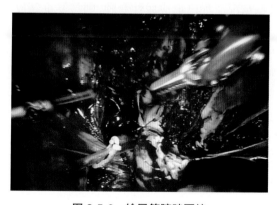

图 3-5-6　输尿管膀胱再植

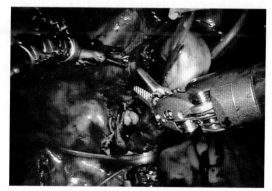

图 3-5-7　包埋隧道

五、手术技巧

1. 游离足够长度的输尿管,充分去除输尿管病变,尽可能保证无张力吻合。

2. 由于机器人系统缺乏力反馈,应避免过多钳夹输尿管组织,尽可能保留输尿管周围的组织和血供。行输尿管膀胱再植时注意保持对称缝合,防止输尿管扭转或成角。

3. 输尿管在排空状态下直径若超过 1.5cm,应予以裁剪,否则很难建立抗反流结构。

4. 膀胱黏膜下隧道长度应为输尿管直径的 5 倍左右,以保持相对固定的逼尿肌作为支撑,才能获得满意的抗反流效果。

六、术后处理

1. 术毕麻醉清醒后回病房监护,密切观察生命体征、尿量及腹腔引流情况,确保尿管及腹腔引流管通畅,根据腹腔引流量及超声复查情况适时拔除腹腔引流管,术后 1 周拔除导尿管。

2. 术后 4~6 周膀胱镜下取出双 J 管。

3. 术后长期随访,术后 3~6 个月复查 B 超、肾图、排泄性膀胱尿道造影。

七、并发症及其防治

机器人输尿管再植术并发症包括机器人手术特有并发症和输尿管再植术相关并发症。

(一)腹腔镜手术特有并发症

参见第三部分第五章第一节小儿机器人肾盂成形术部分。

(二)输尿管再植手术相关并发症

1. **出血** 虽然术中大出血是输尿管手术中较少见的并发症,但是输尿管与髂血管关系密切,在术中随时要特别注意保护,通常不需要将血管鞘打开。术中出血通常能够及时发现和处理,必要时可增加气腹压,及时中转为手辅助或开放手术。

2. **尿外渗或尿漏** 如术中吻合距离较长,术后短期内出现少量尿外渗较为常见。保持腹腔引流管以及导尿管引流通畅,加强抗感染,延迟拔管时间。术后怀疑出现尿漏时,应首先确定导尿管、术区引流管及双 J 管的位置及通畅情况。如已形成尿性囊肿,则需要重新放置引流管,保持尿管通畅使膀胱处于低压状态。拔除尿管的时间应晚于拔除引流管。尿外渗或尿漏通畅与吻合口张力大有关,所以术中尽可能做到无张力吻合。但是机器人手术缺乏力反馈,吻合口的张力大小大部分是通过视觉来判断的。强行吻合容易引起术后继发梗阻、漏尿,导致再次手术率增加。

3. **腰痛和尿路刺激症** 一般考虑为体内支架管刺激或引流不畅所致,及时行 B 超、腹部平片检查了解有无支架管堵塞或移位情况。予以充足补液量保证尿量及减少活动可缓解上述症状,必要时可应用抗胆碱能药物缓解或更换内支架管,术后 4~6 周拔除双 J 管后可自行缓解。预防:术中根据患儿身高选择合适型号及长短的双 J 管保持内引流通畅。

4. **吻合口狭窄** 通常与吻合口水肿、坏死或输尿管扭曲、成角有关。因此术中无张力吻合至关重要,并且要尽可能保护好输尿管的血运。处理此类并发症时应根据具体情况选择腔内扩张或内切开,必要时再次行尿路重建手术。

5. **反流** 膀胱黏膜下隧道长度应为输尿管直径的 5 倍左右才能获得满意的抗反流效果。应根据反流级别做相应处理,必要时需要通过手术再次延长隧道长度。

(周辉霞 马立飞 朱炜玮)

参考文献

［1］ SMITH K M, SHRIVASTAVA D, RAVISH I R, et al. Robot-assisted laparoscopic ureteroureterostomy for proximal ureteral obstructions in children [J]. J Pediatr Urol, 2009, 5: 475-479.

［2］ CASALE P, PATEL R P, KOLON T F. Nerve sparing robotic extravesical ureteral reimplantation [J]. J Urol, 2008, 179: 1987-1989.

［3］ SORENSEN M D, DELOSTRINOS C, JOHNSON M H, et al. Lendvay TS. Comparison of the learning curve and outcomes of robotic assisted pediatric pyeloplasty [J]. J Urol, 2011, 185 (Suppl): 2517-2522.

［4］ CHALMERS D, HERBST K, KIM C. Robotic-assisted laparoscopic extra-vesical ureteral reimplantation: an initial experience [J]. J Pediatr Urol, 2012, 8: 268-271.

［5］ JEONG W, RHA K H, KIM H H, et al. Comparison of laparoscopic radical nephrectomy and open radical nephrectomy for pathologic stage T1 and T2 renal cell carcinoma with clear cell histologic features: a multi-institutionalstudy [J]. Urology, 2011, 77: 819-824.

［6］ AKHAVAN A, AVERY D, LENDVAY T S. Robot-assisted extravesical ure-teral reimplantation: Outcomes and conclusions from 78 ureters [J]. J Pediatr Urol, 2014, 10: 864-868.

［7］ BRAGA L H, PACE K, DEMARIA J, et al. Systematic review and meta-analysis of robotic-assisted versus conventional laparoscopic pyeloplasty for patients with ureteropelvic junction obstruction: effect on operative time, length of hospital stay, postoperative complications, and success rate [J]. Eur Urol, 2009, 56: 848-857.

［8］ MARCHINI G S, HONG Y K, MINNILLO B J, et al. Robotic assisted laparoscopic ureteral reimplantation in children: case matched comparative study with open surgical approach [J]. J Urol, 2011, 185: 1870-1875.

［9］ GRIMSBY G, DWYER M, JACOBS M, et al. Multi-institutional review of outcomes of robotic assisted extravesical ureteral reimplantation [J]. J Urol, 2015, 193: 1791-1795.

［10］ DANGLE P P, SHAH A, GUNDETI M S. Robotic assisted laparoscopic ureteral reimplantation-extravesical technique (RALUR-EV)[J]. BJU Int, 2014, 114: 630-632.

［11］ GRIMSBY G, DWYER M, JACOBS M, et al. Multi-institutional review of outcomes of robotic assisted extravesical ureteral reimplantation [J]. J Urol, 2015, 193: 1791-1795.

第三节 小儿机器人阑尾代输尿管成形术

一、概述

无论采用开放手术、腹腔镜下手术还是机器人辅助腹腔镜下手术,输尿管长段狭窄或缺失的处理都是一个极具挑战性的手术,如切除病变组织后不能采取输尿管端端吻合,通常需要采用其他组织替代输尿管行重建性手术或自体肾移植术。

Melnikoff等于1912年首先报道采用阑尾替代输尿管进行手术治疗,此后陆续有人报道采用阑尾代输尿管修补长段输尿管狭窄或缺失来恢复尿路连续性,经过长期随访取得较好疗效。近年来有少数学者报道在腔镜下行阑尾代输尿管手术治疗输尿管长段缺失,与传统开放手术相比,在保证手术成功率的前提下,腹腔镜手术具有明显的微创优势,术后镇痛需求更小,恢复更快,美容效果更好;但是腔镜下手术对术者腔内重建技术如缝合打结等操作要求很高,不太熟练的术者完成手术的时间往往较长,所需要的学习曲线比较长。机器人手术系统拥有三维高清视野,可提供给术者精细的局部解剖;拥有 7 个自由度纤细的腔内腕器械,在做缝合等重建动作时,持针器可灵活地从各个角度进出针,极大地提高了缝合的质量。因此,这种手术系统较早就被用于完成肾盂成形这种对裁剪缝合要求很高的重建手术中,使术者在精细游离缝合时,可以得心应手,大大降低了学习曲线。目前阑尾替代输尿管成形术的主要方法有阑尾管状替代输尿管及阑尾补片镶嵌替代两种。两种方法均安全可行,远期成功率尚未见大样本对比研究。本章主要介绍阑尾管状替代技术。补片镶嵌技术可参见下一章口腔黏膜补片镶嵌部分。

二、手术适应证和禁忌证

适应证和禁忌证以及术前准备同腹腔镜阑尾代输尿管成形术章节的相关部分。

三、手术步骤

(一) 麻醉和体位

麻醉和体位、气腹的建立、穿刺套管的分布以及机器人操作系统的对接请参见本书第三部分第二章第三节泌尿外科机器人手术入路的建立。

(二) 手术基本步骤

1. **确定病变部位** 沿结肠旁沟用超声刀打开升结肠(或降结肠)外侧腹膜,将结肠向内侧游离。于患侧髂外动脉搏动处找到跨髂外动脉的输尿管(或在腰大肌内侧找到输尿管),应用超声刀钝性与锐性结合的方法沿输尿管向上游离至梗阻段输尿管及肾盂,将周围炎性粘连及瘢痕组织去除,注意保护正常输尿管血供。用组织剪将梗阻段输尿管剪开,明确狭梗阻部位及原因。

2. **阑尾输尿管吻合** 于阑尾根部用 Hem-o-lok 夹闭(或用丝线行荷包缝合)并离段阑尾,保留阑尾系膜及血供(图 3-5-8)。用组织剪剪除阑尾尖部,吸引器吸净管腔内容物,并用庆大霉素生理盐水灌洗。将带蒂阑尾一端与输尿管劈开处最低点用 6-0 可吸收线缝合,注意不要扭转阑尾血管蒂,顺行置入双 J 管。带蒂阑尾瓣上端分别与肾盂前、后壁缝合,用 5-0 可吸收线连续缝合多余的肾盂瓣(图 3-5-9)。术毕留置腹腔引流管于陶氏腔。

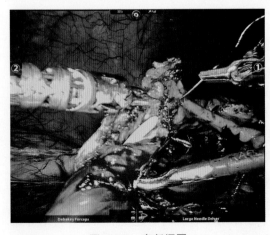

图 3-5-8 离断阑尾

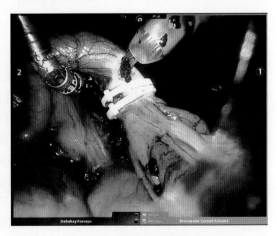

图 3-5-9 阑尾与输尿管吻合

四、手术技巧

1. 阑尾获取时要注意保护好阑尾血供，牵拉阑尾时采用无损伤抓钳，尽量减少腹腔镜器械对阑尾直接的钳夹。

2. 阑尾输尿管吻合时注意不要扭转阑尾血管蒂，缝合时采用非钳夹缝合法，减少机械性损伤，保护好吻合口血供。

五、术后处理及随访

1. 术毕麻醉清醒后回病房监护，密切观察生命体征、尿量及腹腔引流情况，确保尿管、腹腔引流管、肾造瘘管通畅，导尿管保留 3~5d 后拔除，根据腹腔引流量及超声复查情况适时拔除腹腔引流管。

2. 术后加强呼吸道管理，促进排痰，防止呼吸道并发症。给予广谱抗生素（尿培养结果出来后根据尿培养结果使用敏感抗生素，复查尿常规正常即可停药），如发热提示有尿路感染，可根据尿培养药敏试验及时更换敏感抗生素。

3. 术后维持水、电解质平衡，加强支持治疗，肠道通气后逐渐恢复进食，适当多饮水，保证足够尿量。

4. 双 J 管留置 8~12 周后经膀胱镜取出，经肾造瘘管顺行注入造影剂证实吻合口通畅后，可将肾造瘘管拔除。

5. **术后随访**　体内支架管拔除术后 1、3、6、12 个月门诊复查尿常规及泌尿系超声，如发现有泌尿系感染者应同时行尿培养检查，并明确感染原因。术后半年复查利尿性肾动态显像评估肾功能恢复情况，以后每 6~12 个月复查 1 次泌尿系超声，如检查发现肾积水，肾盂前后径大于 3.0cm，或比手术前有增大应及时就医，做进一步评估和处理。所有患儿建议随访 5~10 年或更长时间。

（周辉霞　曹华林）

参考文献

［1］ ALI-EL-DEIN B, GHONEIM M A. Bridging long ureteral defects using the Yang-Monti principle. [J]. Journal of Urology, 2003, 185 (3): e5-e5.

［2］ Li Y, Li C, Yang S, Song C, et al. Reconstructing full-length ureteral defects using a spiral bladder muscle flap with vascular pedicles [J]. Urology 2014, 83: 1199-1204.

［3］ DUTY B D, KRESHOVER J E, RICHSTONE L, ET AL. Review of appendiceal onlay flap in the management of complex ureteric strictures in six patients [J]. BJU International, 2015, 115: 282-287.

［4］ ORDORICA R, WIEGAND L R, WEBSTER J C, et al. Ureteral replacement and onlay repair with reconfigured intestinal segments [J]. J Urol, 2014, 191: 1301-1306.

［5］ MELNIKOFF A E. Sur le replacement de l'uretere par anse isolee de l'intestine grele [J]. Rev Clin Urol, 1912, 1: 601.

［6］ ESTEVÃO-COSTA J. Autotransplantation of the vermiform appendix for ureteral substitution [J]. J Pediatr Surg, 1999, 34: 1521-1523.

［7］ FERNANDEZ F A, SORIA RUIZ S, GOMEZ MARTINEZ I, et al. Blunt traumatic rupture of the high right ureter, repaired with appendix interposition [J]. Urol Int, 1994, 53: 97-98.

［8］ RICHTER F, STOCK J A, HANNA M K. The appendix as right ureteral substitute in children [J]. J Urol, 2000, 163: 1908-1912.

［9］ ANTONELLI A, ZANI D, DOTTI P, et al. Use of the appendix as ureteral substitute in a patient with a single kidney affected by relapsing upper urinary tract carcinoma [J]. ScientificWorld-Journal, 2005, 5: 276-279.

［10］ DAGASH H, SEN S, CHACKO J, et al. The appendix as ureteral substitute: a report of 10 cases [J]. J Pediatr Urol, 2008, 4: 14-19.

［11］ DEYL R T, AVERBECK M A, ALMEIDA G L, et al. Appendix interposition for total left ureteral reconstruction [J]. J Pediatr Urol, 2009, 5: 237-239.

［12］ JANG T L, MATSCHKE H M, RUBENSTEIN J N, et al. Pyeloureterostomy with interposition of the appendix [J]. J Urol, 2002, 168: 2106-2107.

［13］ SHEN X, XV M, LIU G, et al. Ureteral replacement with appendix in a pediatric group: a report of two cases and review of the literature [J]. Eur J Pediatr Surg, 2012, 22: 329-331.

［14］ REGGIO E, RICHSTONE L, OKEKE Z, et al. Laparoscopic ureteroplasty using on-lay appendix graft [J]. Urology, 2009, 73: 928; e7-10.

［15］ DINDO D, DEMARTINES N, CLAVIEN P-A. Classification of Surgical Complications [J]. Annals of Surgery, 2004, 240: 205-213.

［16］ ASHLEY MS, DANESHMAND S. Re: Appendiceal substitution following right proximal ureter injury [J]. Int Braz J Urol, 2009, 35: 90-91.

［17］ BONFIG R, GERHARZ EW, RIEDMILLER H. Ileal ureteric replacement in complex reconstruction of the urinary tract [J]. BJU Int, 2004, 93: 575-580.

［18］ BASIRI A, BEHJATI S, ZAND S, et al. Laparoscopic pyeloplasty in secondary ureteropelvic junction obstruction after failed open surgery [J]. J Endourol, 2007, 21: 1045-1051.

［19］ OBAIDAH A, MANE SB, DHENDE NP, ACHARYA H, et al. Our experience of ureteral substitution in pediatric age group [J]. Urology, 2010, 75: 1476-1480.

［20］ KOMATZ Y, ITOH H. A case of ureteral injury repaired with appendix [J]. J Urol, 1990, 144: 132-133.

［21］ INCE V, ISIK B, KOC C, et al. Barolith as a rare cause of acute appendicitis: a case report [J]. Ulus Travma Acil Cerrahi Derg, 2013, 19: 86-88.

［22］ SINHA MK, SINHA RK, GAURAV K. Retained barium in the appendix or right ureteric colic?A case report of surgeons dilemma [J]. Int J Surg Case Rep, 2015, 7C: 23-25.

［23］ ASENSIO M, GANDER R, ROYO GF, et al. Failed pyeloplasty in children: Is robot-assisted laparoscopic reoperative repair feasible?[J]. J Pediatr Urol, 2015, 11: 69; e1-6.

第四节　小儿机器人口腔黏膜代输尿管成形术
（唇黏膜补片）

一、概述

　　针对输尿管长段狭窄或缺失的治疗方案可根据缺失长度、输尿管侧别、阑尾手术史等情况进行综合评估。由于利用消化道材料手术技术相对复杂,术后并发症相对较多,易造成代谢紊乱、结石形成,因而非消化道的其他替代材料相继进入小儿泌尿外科医师的视野。口腔黏膜包括唇黏膜、颊黏膜和舌黏膜,具有足够厚的非角化上皮层,富含弹性纤维与高度血管化的固有层,有利于游离皮瓣血管组织的再生与融合,既往常作为自体材料被广泛应用于尿道下裂、尿道上裂与尿道狭窄的修复重建手术。Naude 等 1999 年报道了开放手术下利用口腔黏膜进行复杂输尿管狭窄的修复,手术效果良好。随后 Kroepfl 等报道 6 例 7 根输尿管采用口腔黏膜镶嵌缝合并用大网膜覆盖术修补输尿管长段狭窄,平均输尿管狭窄长约 7cm,平均随访 18 个月,手术成功率为 71.4%(5/7),但作者并没有明确说明口腔黏膜是镶嵌在输尿管的腹侧还是背侧。传统开放手术创伤大、恢复慢,随着微创技术的发展,近年来陆续有人报道腹腔镜及机器人辅助腹腔镜下口腔黏膜修补长段输尿管狭窄,2016 年,Li 等报道 1 例为输尿管镜碎石术后输尿管上段 3.0cm 狭窄的男性患者行腹腔镜下舌黏膜与输尿管腹侧纵行切开镶嵌吻合术,无术中、术后并发症,随访 9 个月,患者取得满意的临床疗效。Zhao 等报道了 4 例机器人辅助腹腔镜下口腔黏膜镶嵌修补输尿管近段或多处狭窄,平均狭窄长度约 3.9cm,其中 2 例口腔黏膜与输尿管背侧镶嵌吻合,2 例口腔黏膜与输尿管腹侧镶嵌吻合(包含 1 例采用吻合口扩大技术),平均随访 15.5 个月,所有手术均获得成功。下面我们主要介绍我们利用唇黏膜补片与输尿管镶嵌进行输尿管成形术。

二、手术适应证和禁忌证

适应证和禁忌证以及术前准备同阑尾代输尿管成形术章节的相关部分。

三、手术步骤

(一)麻醉和体位

麻醉和体位、气腹的建立、穿刺套管的分布以及机器人操作系统的对接请参见本书第三部分第二章第三节小儿泌尿外科机器人手术入路的建立。

(二)手术基本步骤

1. **确定病变部位** 沿结肠旁沟用电剪打开降结肠外侧的侧腹膜,将结肠向内侧游离。于腰大肌内侧找到输尿管,沿输尿管向上游离至梗阻段输尿管及肾盂,将周围炎性粘连及瘢痕组织去除(注意保护正常输尿管血供),组织剪将梗阻段输尿管腹侧纵行劈开,越过上下狭窄处,不离断输尿管,顺行置入 2 根 F4.7 双 J 管,用丝线测量输尿管狭窄段长度(图 3-5-10)。

2. **切取口腔黏膜** 将气管插管置于一侧口角,于下唇两侧口角处用 5-0 滑线缝合做牵引,记号笔标记,用 1∶100 000 稀释的肾上腺素水进行黏膜下注射,根据输尿管狭窄或缺损长度取相应长度的下唇黏膜(宽约 1.0cm,长度略

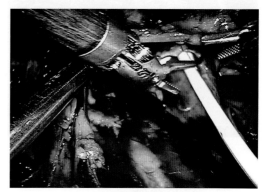

图 3-5-10 置入两根双 J 管

大于输尿管缺损长度,防止后期组织回缩),去除黏膜下脂肪组织,将游离唇黏膜浸泡于 1∶1 稀释的碘伏溶液中。(图 3-5-11~ 图 3-5-14)

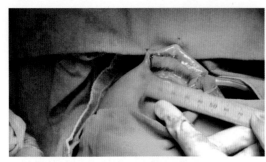

图 3-5-11 量取适量长度唇黏膜

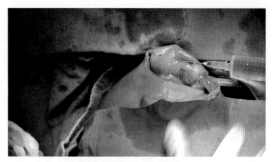

图 3-5-12 注射富肾水

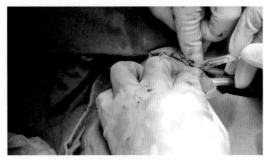

图 3-5-13 沿标记线切取唇黏膜

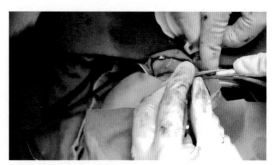

图 3-5-14 剥离唇黏膜

3. 口腔黏膜与输尿管镶嵌 将游离唇黏膜从 1 号机器臂置入腹腔内,一侧与劈开输尿管外侧镶嵌吻合,另一侧与劈开输尿管内侧镶嵌吻合(图 3-5-15、图 3-5-16)。吻合完成后,适当游离大网膜,将大网膜覆盖唇黏膜表面,并用 5-0 可吸收线将大网膜与输尿管筋膜固定,作为唇黏膜血供(图 3-5-17)。

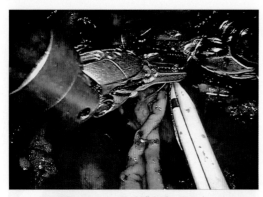

图 3-5-15 唇黏膜与肾盂吻合

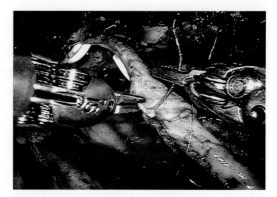

图 3-5-16 连续吻合

四、经验总结

1. 达芬奇机器人辅助腹腔镜手术系统具有 3D 手术视角,器械臂具有 7 个自由度活动及 15 倍高清放大视野,克服了传统腹腔镜下手术的技术操作局限,使游离与裁剪输尿管更加精准,有效地保护了输尿管血供,机器人操作稳定使缝合更加精细,可使吻合口达到不漏水吻合。

2. 口腔黏膜具有与尿路上皮类似的生物学特性,兼容性良好,术后不会产生黏液与分泌物,此外口腔黏膜富有弹性,易于获取和缝合,有效避免了肠代输尿管带来的肠道相关并发症与自体肾移植术带来的血管相关并发症。

3. 口腔黏膜富含弹性纤维与高度血管化的固有层组织学特点,给新生血管着床提供良好环境,保证了吻合口血供。

4. 采用富含血供的大网膜覆盖,为新生吻合口(游离口腔黏膜处)提供良好血供来源。

5. 内置 2 根双 J 管有效保证了内引流通畅,同时亦有效避免了因游离口腔黏膜塌陷引起吻合口粘连与梗阻。

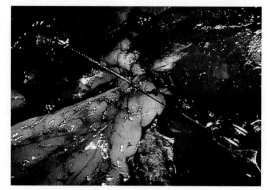

图 3-5-17　大网膜加盖

6. 口腔黏膜切取时应比输尿管狭窄长度略长,以避免因组织收缩造成狭窄复发。

五、术后处理及随访

1. 术毕麻醉清醒后回病房监护,密切观察生命体征、尿量及腹腔引流情况,确保尿管、腹腔引流管、肾造瘘管通畅,导尿管保留 3~5d 后拔除,根据腹腔引流量及超声复查情况适时拔除腹腔引流管。

2. 术后加强呼吸道管理,促进排痰,防止呼吸道并发症。给予广谱抗生素(尿培养结果出来后根据尿培养结果使用敏感抗生素,复查尿常规正常即可停药),如发热提示有尿路感染时,可根据尿培养药敏试验及时更换敏感抗生素。

3. 术后维持水、电解质平衡,加强支持治疗,肠道通气后逐渐恢复进食,适当多饮水,保证足够尿量。

4. 双 J 管留置 8~12 周后经膀胱镜取出,经肾造瘘管顺行注入造影剂证实吻合口通畅后,可将肾造瘘管拔除。

5. **术后随访**　体内支架管拔除术后第 1、3、6、12 个月门诊复查尿常规及泌尿系超声,如发现有泌尿系感染者应同时行尿培养检查,并明确感染原因。术后半年复查利尿性肾动态显像评估肾功能恢复情况,以后每 6~12 个月复查一次泌尿系超声,如检查发现肾积水,肾盂前后径大于 3.0cm,或比手术前有增大应及时就医,做进一步评估和处理。所有患儿建议随访 5~10 年或更长时间。

(周辉霞　曹华林　李 品)

参考文献

[1] ALI-EL-DEINB, GHONEIM M A. Bridging long ureteral defects using the Yang-Monti principle [J]. J Urol, 2003, 169 (3): 1074-1077.

[2] LI Y, LI C, YANG S, et al. Reconstructing full-length ureteral defects using a spiral bladder muscle flap with vascularpedicles [J]. Urol, 2014, 83 (5): 1199-1204.

［3］ DUTY B D, KRESHOVER J E, RICHSTON E L, et al. Review of appendiceal onlay flap in the management of complex ureteric strictures in six patients [J]. BJU Int, 2015, 115 (2): 282-287.

［4］ ORDORICA R, WIEGANDL R, WEBSTERJ C, et al. Ureteral replacement and onlay repair with reconfigured intestinal segments [J]. J Urol, 2014, 191 (5): 1301-1306.

［5］ CHUNG B I, HAMAWY K J, ZINMAN L N, et al. The use of bowel for ureteral replacement for complex ureteral reconstruction: long term result [J]. J Urol, 2006, 175 (1): 179-183.

［6］ GORDON Z N, ANGELL J, ABAZA R. Completely intracorporeal robotic renal autotransplantation [J]. J Urol, 2014, 192 (5): 1516-1522.

［7］ NAUDEJ H. Buccal mucosal grafts in the treatment of ureteric lesions [J]. BJU Int, 1999, 83 (7): 751-754.

［8］ CHAUSSY Y, BECMEUR F, LARDY H, et al. Robot-assisted surgery: current status evaluation in abdominal and urological pediatric surgery [J]. J Lapendo Adv Surg Tech A, 2013, 23 (6): 530-538.

［9］ MAUCK R J, HUDAK S J, TERLECKI R P, et al. Central role of Boari bladder flap and downward nephropexy in upper ureteral reconstruction [J]. J Urol, 2011, 186 (4): 1345-1349.

［10］ MATLAGA B R, SHAH O D, HART L J, et al. Ileal ureter substitution: a contemporary series [J]. Urology, 2003, 62 (6): 998-1001.

［11］ EISENBERG M L, LEE K L, ZUMRUTBAS A E, et al. Long term outcomes and late complications of laparoscopic nephrectomy with renal autotransplantation [J]. J Urol, 2008, 179 (1): 240-243.

［12］ 曹华林, 周辉霞, 王蕊, 等. 儿童肾盂成形术后再梗阻原因及再次行腹腔镜下手术的可行性 [J]. 中华泌尿外科杂志, 2017, 38 (5): 355-359.

第六章
小儿机器人膀胱手术

第一节 小儿机器人膀胱憩室切除术

一、概述

先天性膀胱憩室(hutch diverticulum)是较少见的先天性泌尿系统畸形,膀胱镜下可见没有膀胱小梁形成所引起的小梁。

另一些膀胱憩室则继发于其他疾病,譬如后尿道瓣膜或神经源膀胱导致的膀胱出口梗阻,引起的多发憩室。其他类型的膀胱憩室包括合并 Menkes 氏病(铜摄入低),Ehlers-Danlos 结缔组织综合征和胎儿酗酒症等(图 3-6-1)。

机器人辅助腹腔镜切除,多见于成人尿路皮癌的治疗。膀胱部分切除术在小儿外科的应用目前局限于巨型脐尿管畸形,膀胱憩室和个别膀胱肿瘤。首例小儿机器人辅助膀胱憩室切除始于 2009 年,平均手术年龄约 7.9 岁(4~12 岁)。

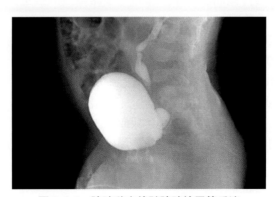

图 3-6-1 膀胱憩室伴随膀胱输尿管反流

二、手术适应证和禁忌证

(一)适应证

无症状的小憩室,是否需要切除有争议,可以先观察。巨大的膀胱憩室可导致膀胱排空困难,反复尿路感染,血尿。久而久之,有 1%~10% 的癌变概率。应在控制尿路感染后考虑切除。

(二)禁忌证

由后尿道瓣膜引起的膀胱出口阻塞,应首先解决阻塞问题。文献中有膀胱多个憩室通过机器人辅助一次性切除的报道。

三、术前准备

B 超确定脐尿瘘的大小。输尿管膀胱逆行造影可同时确定是否有膀胱输尿管反流。通过尿常规和尿培养确定尿路感染已受到控制。复杂的情况可考虑术前 CT、MRI。

四、手术步骤

1. 麻醉和体位全麻,仰卧,结石体位(Trendelenberg 位),两腿分开,以脚蹬支持,以便膀胱镜检查。注意压力部位的保护。气管插管。术前静脉抗生素。

2. 建议同时做包皮环切以减少尿路感染的概率。

3. 膀胱镜检查,确定膀胱憩室位置,数量和大小。排除后尿道瓣膜。留尿液做培养。清洗膀胱内残留物,确定膀胱憩室位置。

4. 肚脐切口,置入 12 mm 镜头套管。

5. 左右上腹 8mm 切口,置入机械臂,以增大空间。

6. 5mm 助手孔在憩室的对侧下腹。机器人 docking 在膀胱憩室对侧脚下方。

7. 经腹部用 3-0 Prolene 牵引线悬吊膀胱充盈膀胱顶,暴露憩室。

8. 由助手医生、将膀胱镜插入膀胱憩室内。在膀胱镜光源的引导下,确定憩室位置。也可以在膀胱镜和导丝的引导下,将导尿管置入憩室内,并充盈球囊。

9. 镜头 30° 向下,切开膀胱上附着的腹膜,确定输尿管和输精管的位置,加以保护。

10. 于憩室颈用电切刀做圆形逼尿肌切口。暴露出一圈憩室黏膜。视乎憩室位置,可采用镜头 30° 向上的视觉角度。

11. 部分排空膀胱,用 endoloop、结扎圈套在憩室根部结扎,减少缝扎的张力。为防止 endoloop 脱落,再用 4-0 Vicral 圆针做憩室口缝扎。

12. 将憩室黏膜用电剪切除。

13. 充盈膀胱,测试缝合是否漏尿。

14. 分一至两层用 4-0 Vicral 连续缝合逼尿肌。

15. 放置引流管,用 V-lock 鱼骨线将腹膜关闭,引流管的另一端从一 trocar 口拉出。

16. 留置导尿管。如果输尿管直接进入膀胱憩室,则需要同时进行输尿管膀胱再植。具体步骤请参考输尿管再植章节。

五、手术技巧

1. 用机械臂抓憩室壁时应力度适中,以尽量减少压力过大,出现破损漏尿现象。

2. 术中要注意保护输尿管和输精管。尽量避免直接用机械臂抓钳。

3. 在剥离时如膀胱黏膜破漏,膀胱充盈有困难,可先用 5-0PDS 修补,然后继续游离。

4. 可采用多条经腹壁的膀胱悬吊牵引线,暴露憩室。同时适当充盈膀胱。

六、术后处理

腹腔引流管如无漏尿,可于 24h 后拔出。严防尿管堵塞或褶皱,叮嘱护理人员和家属仔细观察。口服预防性抗生素,尿管每周更换一次,尿管放置 1~2 星期后做膀胱造影,如无漏尿,可拔出,拔除尿管后应观察数小时,确定患儿能顺利排尿。病理检查,确认没有癌变。

七、并发症及其预防

术后漏尿,预防方法包括无张力缝合。放置腹腔引流管和导尿管,拔管前做膀胱造影。尿路感染、肠道损伤、出血、输尿管损伤,后者少见,但后果严重。

(郑 伟)

参考文献

［1］ MEEKS JJ, HAGERTY JA, LINDGREN BW. Pediatric robotic-assisted laparoscopic diverticulectomy [J]. Urology, 2009, 73 (2): 299-301.

［2］ CHRISTMAN MS, CASALE P. Robot-assisted bladder diverticulectomy in the pediatric population [J]. J Endourol. 2012, 26 (10): 1296-1300.

［3］ SILAY MS, KOH CJ. Management of the bladder and calyceal diverticulum: options in the age of minimally invasive surgery [J]. Urol Clin North Am, 2015, 42 (1): 77-87.

［4］ ELANDS S, VASDEV N, TAY A, et al. Robot-Assisted Laparoscopic Bladder Diverticulectomy and Ureteral Re-Implantation for a Diverticulum Containing High Grade Transitional Cell Carcinoma [J]. Curr Urol, 2015, 8 (2): 104-108.

［5］ PRECIADO-ESTRELLA DA, CORTÉS-RAYGOZA P, MORALES-MONTOR JG, et al. Multiple bladder diverticula treated with robotic approach-assisted with cystoscopy [J]. Urol Ann, 2018, 10 (1): 114-117.

［6］ ASHTON A, SOARES R, KUSUMA VRM, et al. Robotic-assisted bladder diverticulectomy: point of technique to identify the diverticulum [J]. J Robot Surg, 2019, 13 (1): 163-166.

［7］ NOH PH, BANSAL D. Pediatric robotic assisted laparoscopy for paraureteral bladder diverticulum excision with ureteral reimplantation [J]. J Pediatr Urol, 2013, 9 (1): e28-30.

第二节 小儿机器人膀胱部分切除术

一、概述

膀胱部分切除是一类儿童泌尿外科少见的手术。既往多行开放式手术,近来越来越多的医生尝试以微创的方式完成。手术机器人无疑令这类微创手术更加精准,更加安全。该手术的操作优势在于:恢复快,缩短住院时间,手术精准度高。

二、手术适应证和禁忌证

(一)适应证

机器人部分膀胱切除术适用脐尿管、巨膀胱憩室、良性肿瘤和炎症性纤维瘤的切除。儿童机器人部分膀胱切除的报道目前不多。理想的选择是那些具有正常膀胱功能的、首次手术的患童，只有一个肿瘤或憩室的膀胱，肿瘤位置接近膀胱顶部。

（二）禁忌证

神经源性膀胱所引起的憩室，如膀胱容积不够，应考虑行膀胱扩大术。应谨慎考虑是否适用于较大的恶性肿瘤患者。

三、术前准备

膀胱镜和尿道膀胱逆行造影以确定诊断。CT 和 MRI 评估膀胱周围的结构和局部肿瘤的侵犯。尿常规和培养筛查尿路感染。查血型及备血。

四、手术步骤

（一）麻醉和体位

全麻后摆截石位（或 Trendelenberg 位），两腿分开，以脚蹬支持，以便膀胱镜检查。注意压力部位的保护。术前静脉应用抗生素。

（二）手术过程

1. 首先进行膀胱镜检查，以确定膀胱病变位置、数量和大小。继而经肚脐切口置入 12mm 镜头套管。左右上腹各经 8mm 切口置入器械臂，以增大操作空间。将 5mm 的助手套管置于病变对侧下腹，自膀胱肿瘤对侧脚下方对接机器人系统。

2. 经腹部用 3-0 Prolene 牵引线悬吊膀胱并充盈膀胱顶，暴露肿瘤部位。

3. 游离已纤维化的脐动脉，作为牵引。

4. 由助手医生将膀胱镜插入膀胱。在膀胱镜光源的引导下，确定肿瘤位置，并可用机械臂电切剪在膀胱浆膜标记切除范围。有条件的话，可以经肚脐 trocar 插入 B 超探头，详细评估肿瘤的大小和位置。采用确定输尿管和输精管的位置，如需要，可以悬吊，加以保护。

5. 镜头 30° 向下，切开膀胱上附着的腹膜，附着在肿瘤或憩室上的部分腹膜可一同切除。可在膀胱充盈的情况下先切开逼尿肌，同时止血，甚至可以切到黏膜层。

6. 游离膀胱，切口要和肿瘤或憩室保留一定的距离。恶性肿瘤需要保留至少 1~2cm 的正常边缘。如果是切除恶性肿瘤，切除边缘可在缝合前取样本做冷冻切片检查，以确定无癌细胞。

7. 手术机器人也适用于盆腔淋巴结清扫，对于肿瘤弥漫分布的患者，应行膀胱全切。完成膀胱部分切除后，开始修补膀胱。膀胱黏膜采用 4-0 Vicral 连续缝合。缝合完成后充盈膀胱，测试缝合是否漏尿。漏尿处可加针。逼尿肌用一至两层 4-0 倒刺线连续或间接缝合。可重复膀胱充盈测试，漏尿处加补缝合。最后用倒刺线将腹膜关闭，放置腹腔引流管，引流管的另一端从一 trocar 口拉出。

8. 常规留置导尿管（foley catheter）。冲洗腹腔，吸引干净血和尿液。

9. 肿瘤或憩室标本可用 Endo-catch Ⅱ，经肚脐 trocar 切口取出。肚脐、腹壁 trocar 切口，分层缝合并注射局部麻醉。

五、手术技巧

1. 术中要注意保护输尿管和输精管，尽量避免直接用机械臂抓钳。

2. 可采用多条经腹壁的膀胱悬吊牵引线,暴露肿瘤。

六、术后处理

1. 尿管放置 1 星期左右,做膀胱造影,如无漏尿,可拔出。
2. 腹腔引流管如无漏尿,可于 24h 后拔出。
3. 严防尿管堵塞或弯折,叮嘱护理人员和家属仔细观察。
4. 口服预防性抗生素,尿管每周更换一次。
5. 拔除尿管后应观察数小时,确定患儿能顺利排尿。

七、并发症及其预防

1. 术后漏尿,发生率为 6%~7%。预防方法是应无张力缝合,放置腹腔引流管和导尿管,拔管前做膀胱造影。处理方法,重新放置尿管,有时需要腹腔引流管。
2. 尿路感染,肠道损伤,出血,输尿管损伤。后者少见,但后果严重。
3. 如果膀胱切除过多,或所留的膀胱容积太小,排尿功能可能会受影响。
4. 可选择适当的患者和疾病,细心摆置体位,术前进行足够的训练,并重视团队合作,这些方法可以减少并发症的发生。

（郑　伟）

参考文献

［1］ BAILEY, GEORGE C, et al. Perioperative outcomes of robot-assisted laparoscopic partial cystectomy [J]. Journal of robotic surgery, 2018, 12 (2): 223-228.

［2］ PADILLA, PAMELA FRAZZINI, SOO KWON. Robotic-assisted excision of a urachal diverticulum [J]. Journal of minimally invasive gynecology, 2018, 25 (2): 328.

［3］ FODE, MIKKEL, GYRITHE L, et al. Symptomatic urachal remnants: case series with results of a robot-assisted laparoscopic approach with primary umbilicoplasty [J]. Scandinavian journal of urology, 2016, 50 (6): 463-467.

［4］ PALMISANO, FRANCO, et al. Symplastic glomus tumor of the urinary bladder treated by robot-assisted partial cystectomy: a case report and literature review [J]. Urologia Journal, 2018, 85 (3): 130-132.

［5］ YARLAGADDA, VIDHUSH K, et al. Granular cell tumor of the bladder: a rare neoplasm managed with robotic partial cystectomy using near-infrared filter guidance [J]. Urology, 2017, 103: 7-11.

［6］ KURSH ED, RESNICK MI. Partial cystectomy Sweeney P1 [J]. Urol Clin North Am, 1992, 19 (4): 701-711.

［7］ SUPERMAINAM, SEVELLARAJA, ENG THYE KOH. Laparoscopic partial bladder cystectomy for bladder endometriosis: a combined Cystoscopic and laparoscopic approach [J]. Journal of minimally invasive gynecology, 2020, 27 (3): 575-576.

［8］ SHAH, PRAGNESH, et al. Bladder endometriosis: management by Cystoscopic and laparoscopic approaches [J]. Journal of minimally invasive gynecology, 2019, 26 (5): 807-808.

［9］ SOOD, AKSHAY, et al. Robot-assisted partial cystectomy with intraoperative frozen section examination: Evolution and evaluation of a novel technique [J]. Investigative and clinical urology, 2016, 57 (3): 221-228.

第三节 小儿机器人回肠膀胱扩大术 + 可控尿流改道术

一、概述

神经源性膀胱充盈期压力长期超过 $40cmH_2O$，容易致患儿肾衰竭，需要在综合治疗的基础上个性化制订治疗方案。神经源性膀胱治疗原则是保护肾功能，防止上尿路损害，防止尿路感染；保护膀胱尿道的储尿和排尿功能，要求既能控制尿失禁又能基本排空尿液。

自 1980 年 Mitrofanoff 等首次报道采用 Mitrofanoff 阑尾输出道术治疗神经源性膀胱以来，经过 30 余年的发展，Mitrofanoff 技术以其具有高容量低压储尿袋、抗反流机制、可控性易导尿的特点而被广泛应用。2004 年 Pedraza R 首次报道采用机器人腹腔镜 Mitrofanoff 阑尾输出道术治疗神经源性膀胱以来，以其疼痛轻、创伤小、恢复快、美容效果好及成功率不低于传统腹腔镜及开放手术等优点而被广泛应用。

二、手术适应证和禁忌证

(一) 适应证

适用于神经源性膀胱充盈期压力长期超过 $40cmH_2O$ 者，可保护和挽救受损伤的上尿路、控制感染和防止结石形成，解决难以克服的尿失禁的患者。

(二) 禁忌证

1. 清洁间歇性导尿和药物治疗有效者。
2. 智力不正常及上肢不能自行导尿的患儿。
3. 心、肝、肺等脏器功能异常。
4. 患者营养状况差、不能耐受麻醉手术。
5. 不能耐受气腹者。

三、手术前准备

1. 术前对患儿全身状况进行全面评估，了解心、肺、肝、肾等重要脏器功能情况，明确有无合并其他脏器相关畸形及手术禁忌证。

2. **常规影像学检查** 包括穿刺造影和逆行输尿管造影，了解输尿管缺损的部位、长度；利尿性肾动态显像（ECT）评估双肾分肾功能；排泄性膀胱尿道造影排除膀胱输尿管反流情况。

3. 纠正贫血、低蛋白血症和水电解质酸碱代谢失衡，改善患儿营养状态。

4. 术前尿常规感染者需行尿培养以及药敏试验，并使用敏感抗生素。

5. 术前 3d 进食无渣流质饮食，手术前夜及手术日清晨回流洗肠。术前留置胃肠减压管、导尿管、肛管。手术日术前 1d 预防性应用抗生素。

6. 所有腹腔镜输尿管成形术术前都需做好中转开腹准备，术前需向患者及家属说明中转开腹的可能性。

四、手术步骤

（一）麻醉和体位

1. **体位**　气管插管，复合静脉全麻，常规监测呼气末 CO_2 浓度。上段输尿管缺损患儿取平卧位，胶布或绷带固定。受力部位用棉垫衬垫，温毯必要时采用暖风机保温。CO_2 气腹压力建议维持在 $8\sim10mmHg$（$1mmHg =0.133kPa$），应避免较大幅度的气腹压变化。

2. **trocar 位置**　脐上 5cm 正中一个 8.5mm 机器人镜头孔通道，脐上 3cm，右旁开 3cm 一个 5mm 辅助孔通道，左旁开 3cm 一个 5mm 辅助孔通道，脐下 3cm 右旁开 5cm 一个 5mm 1 号机器人臂通道，左旁开 5cm 一个 5cm 2 号机器人臂通道，耻骨上正中 1cm 一个 12mm 切割吻合器通道（具体位置可因术者个人习惯及术中具体情况做调整，或增加操作通道数量）。

3. **手术站位**　术者坐于手术操控台进行操作，助手站位于健侧。

（二）手术方式

小儿机器人辅助腹腔镜回肠膀胱扩大术 + 可控尿流改道术（Mitrofanoff 技术）：腹部放置 5~6 个 trocar 完成手术，应用广泛。

（三）手术种类

小儿机器人腹腔镜回肠膀胱扩大术 + 可控尿流改道术（Mitrofanoff 技术）：是目前应用较多的回肠膀胱扩大术 + 可控尿流改道术，适用于神经源性膀胱晚期患者。

（四）手术途径

根据膀胱、回肠、阑尾周边解剖结构特点，采用经腹腔方式。

（五）手术的基本原则

1. **手术基本步骤**

（1）腹腔镜下确定病变部位：横行切开膀胱后壁，找到双侧输尿管开口，保护双侧下段输尿管

（2）小儿机器人辅助腹腔镜回肠代输尿管成形术（Yang-Monti 术）操作：横行切开膀胱后壁，找到双侧输尿管开口，保护双侧下段输尿管，截取阑尾，在右侧膀胱后壁做黏膜下隧道，将阑尾缝合在膀胱后壁。于距回盲瓣 25cm 处截取 20cm 回肠，用 5-0 可吸收线恢复回肠的连续性，在近肠系膜侧纵行切开肠管，用 5-0 可吸收线将切开的肠管缝合成 U 型瓣，注意保护回肠代输尿管的血供。用 6-0 或 5-0 可吸收线将 U 型瓣与膀胱后壁缝合，Mitrofanoff 管阑尾腹壁吻合（图 3-6-2）。

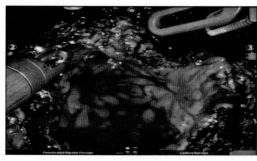
切开病变膀胱

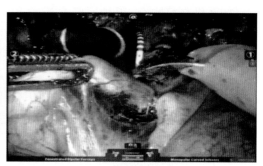
结扎阑尾

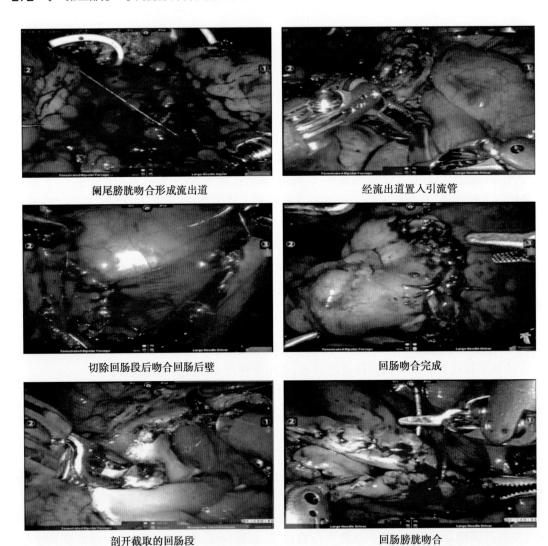

阑尾膀胱吻合形成流出道 　　　　　　　经流出道置入引流管

切除回肠段后吻合回肠后壁 　　　　　　回肠吻合完成

剖开截取的回肠段 　　　　　　　　　　回肠膀胱吻合

图 3-6-2　小儿机器人辅助腹腔镜回肠膀胱扩大术 + 可控尿流改道术（Mitrofanoff 技术）的主要过程

2. 手术操作原则

（1）宽敞通畅、无张力吻合：确保阑尾 Mitrofanoff 管吻合口宽敞、通畅、无张力。

（2）无扭转吻合：准确判断输回肠 U 型管与膀胱后壁无扭转吻合。

（3）血供良好吻合：保护回肠 U 型瓣和阑尾 Mitrofanoff 管的血管，良好血供可减少术后渗出促进吻合口愈合，减少术后吻合口炎性瘢痕增生导致吻合口狭窄的风险。娴熟的手术技巧及缝合方法，避免缝合时操作器械对吻合口组织的钳夹损伤，能很好的保护吻合口血供。

3. 中转手术原则　腹腔镜手术过程中，出现以下情况应该及时中转开腹：

（1）术中发现输尿管开口与周围组织粘连严重，解剖结构不清楚，腹腔镜下分离与切除困难。

（2）术中出血，腹腔镜下不能有效控制。

（3）术中损伤结肠，腹腔镜下难以确切修复。

五、手术技巧

1. 阑尾游离的比较充分,可以减少吻合口的张力,尽量减少腹腔镜器械对阑尾、回肠 U 型瓣直接的钳夹,保护好阑尾、回肠 U 型瓣的血供。

2. 第一针缝合至关重要,如将阑尾与膀胱后壁黏膜下、回肠 U 型瓣与膀胱后壁吻合,容易发生扭曲,因此,术中要准确地判断方向。

六、术后处理

1. 术毕麻醉清醒后回病房监护,密切观察生命体征、尿量及腹腔引流情况,确保尿管及腹腔引流管通畅,导尿管保留 1~2d 后拔除,根据腹腔引流量及超声复查情况适时拔除腹腔引流管。

2. 术后加强呼吸道管理,促进排痰,防止呼吸道并发症。给予广谱抗生素(尿培养结果出来后根据尿培养结果使用敏感抗生素,复查尿常规正常即可停药),如发热提示有尿路感染时,可根据尿培养药敏试验及时更换敏感抗生素。

3. 术后维持水、电解质平衡,加强支持治疗,肠道通气后逐渐恢复进食,适当多饮水,保证足够尿量。

4. 双 J 管留置 4~8 周后经膀胱镜取出。

5. 术后随访,体内支架管拔除术后 1 个月、3 个月、6 个月、12 个月门诊复查尿常规及泌尿系超声,如发现有泌尿系感染者应同时行尿培养检查,并明确感染原因。术后半年复查利尿性肾动态显像评估肾功能恢复情况,以后每 6~12 个月复查一次泌尿系超声,如检查发现肾积水,肾盂前后径大于 3.0cm,或比手术前有增大应及时就医,做进一步评估和处理。所有患儿建议随访 5~10 年或更长时间。

七、并发症及其防治

小儿机器人辅助腹腔镜回肠代输尿管成形术(Yang-Monti 术)并发症包括腹腔镜手术特有并发症和肾盂成形术相关并发症。

(一)机器人辅助腹腔镜手术特有并发症

1. **气腹相关并发症** 可能出现高碳酸血症或心、肺功能异常。术中严密监测气腹压力,维持在 6~12mmHg,术中保持良好的肌肉松弛度,新生儿和婴幼儿用最低压力状态保持可操作空间,尽量缩短手术时间。手术过程和麻醉师密切合作,婴幼儿病情变化较快,术中应密切观察生命体征变化并及时调整,密切观察患儿血气及呼气末二氧化碳分压($PETCO_2$),尽量不高于 40mmHg,必要时可暂停手术,适当增加潮气量,排除腹腔内残余 CO_2,待恢复正常后再手术。

2. **穿刺相关并发症** 小儿腹壁薄腹腔小,建立气腹或 trocar 穿刺入腹腔时,可能误伤腹腔内血管及肠管。一旦发现损伤,应及时缝合、修补损伤血管或肠管。

3. **切口疝及切口感染** 切口疝好发于脐窝部位切口,小儿腹壁薄,要全层缝合关闭≥5mm 的切口,避免术后切口疝的形成,如发现有切口疝应及时修补。因腔镜手术切口较小,术后发生切口感染的概率很小,如发现有切口感染应予以定期更换伤口敷料及抗感染治疗。

4. 术中、术后低体温 由于小孩对周围环境耐受力差,散热快,对小于 3 个月的婴幼儿行腹腔镜手术治疗时,应注意调高手术室室内温度,同时采用温毯、暖风机等保暖措施。冲洗腹腔时亦需要温生理盐水,术后也要注意保暖,防止术中术后低体温。

(二)小儿机器人辅助腹腔镜回肠代输尿管成形术(Yang-Monti 术)手术相关并发症

1. 血尿 术后血尿多由术后残余血引流或体内支架管刺激所致,一般予以充分补液、多饮水、少活动等保守观察治疗可好转。如出血较多可应考虑吻合口或肾盂内出血,可适当增加补液量,同时给予止血药物预防或治疗血尿。对肉眼血尿较重患儿应密切观察,若出现尿管堵塞,及时冲洗或更换,保持导尿管引流通畅,同时密切监测血红蛋白变化情况,必要时给予输血治疗及再次手术探查出血原因。

2. 腰痛和尿路刺激症 一般为体内支架管刺激或引流不畅所致,予以充足补液量保证尿量及减少活动可缓解上述症状,必要时可应用抗胆碱能药物缓解上述症状,术后 4~8 周拔除双 J 管后可自行缓解。预防:术中根据患儿身高选择合适型号及长短的双 J 管保持内引流通畅。

3. 感染和发热 可能发生的原因有:①术前伴有泌尿系感染的患儿未能彻底控制感染;②术中探查发现梗阻扩张肾盂内有积脓,裁剪肾盂时部分脓液流入腹腔,在气腹高压状态下,部分脓液被腹膜和肠道吸收,导致术中、术后高热,严重者可导致败血症和感染性休克;③术后输尿管内支架压力性膀胱输尿管反流或堵塞,也可增加感染风险;④婴幼儿消化道系统发育不完善,若术后发生较长时间腹胀,容易造成肠道内菌群失调和内毒素吸收,导致败血症。处理及预防:对于术前合并泌尿系感染的患儿,应当在感染控制之后再行手术治疗。建议术中裁剪肾盂前采用长穿刺针经皮将肾盂内积液抽吸干净避免术中裁剪肾盂时肾盂内积液流入腹腔,可减少术后发热、感染的概率。一旦发生感染和发热,宜积极行抗感染治疗,同时寻找原因,根据尿液及分泌物培养结果选择敏感抗生素,积极预防和尽早处理婴幼儿的感染性休克。术后早期留置导尿管,保持膀胱低压状态。

4. 吻合口尿漏 为肾盂成形术后最常见并发症,通常为吻合不够严密、术后吻合口水肿消退尿外渗或内支架堵塞、移位所致。良好的腹腔镜下吻合技术、通畅的内支架引流、留置导尿管保持膀胱低压引流防止逆流等可减少尿漏的发生。一般保持腹腔引流管通畅,延迟拔除引流管可治愈,如果术后尿漏持续存在,应考虑有无输尿管堵塞及支架管移位的可能,必要时行内支架管更换或肾造瘘术,并加强营养,促进伤口愈合,一般 1~2 周后均可好转。

5. 吻合口狭窄 通常出现于术者学习曲线早期阶段,因为缝合技术操作不熟练、没有采用输尿管纵切横缝原则、术后引流不畅引起反复泌尿系感染吻合口水肿、缺血、炎性增生所致;输尿管神经及平滑肌细胞异常导致输尿管平滑肌不能正常收缩,蠕动力减弱,尿液输送受阻,亦可引起再次梗阻。娴熟的缝合技巧,避免缝合过程中对吻合口组织的钳夹与牵拉,采用纵切横缝原则确保宽敞通畅、血运良好、无张力吻合可减少吻合口再狭窄风险。

6. 腹腔引流液增加 由于回肠膀胱扩大及阑尾膀胱输出道术容易出现大量黏液,导致患儿出现腹腔引流量明显增加。出现这种情况可以每日经肾造瘘管用乙酰半胱氨酸液体冲洗以减少黏液分泌。

7. 麻痹性肠梗阻 可能原因有:①因术中渗出较多及气腹压力的影响,术后胃肠功能恢复较慢;②吻合口尿外渗至腹腔内,若腹腔引流不通畅尿液滞留于腹腔内导致尿源性腹膜炎。给予禁食、水,胃肠减压,肠外营养支持治疗,同时注意防治水、电平衡紊乱,一般可自行缓解。

8. 代谢性酸中毒 由于采用回肠代膀胱,尿液在肠道内吸收,加上本身肾功能不全,易增加高氯性代谢性产物在血液及组织中的堆积,导致代谢性酸中毒发生。

（周辉霞 刘德鸿）

参考文献

[1] BENSON MC, RING KS, OLSSON CA. Ureteral reconstruction and by. pass: experience with ileal interposition, the Boari flap-psoas hitch and renal autotransplantation [J]. J Urol, 1990, 143 (1): 20-23.

[2] 刘沛,吴鑫,朱雨泽,等. 回肠代输尿管术治疗医源性长段输尿管损伤 [N]. 北京大学学报 (医学版), 2014, 47 (4)): 643-647.

[3] YANG WH. Yang needle tunneling technique in creating antireflux and continent mechanisms [J]. J Urol, 1993, 150: 830-834.

[4] MONTI PR, LARA RC, DUTRA MA, et al. New techniques for construction of efferent conduits based on the Mitrofanoff principle [J]. Urology, 1997, 49: 112-115.

[5] KAMAT N N, KHANDELWAL P. Laparoscopy-assisted reconstruction of a long-segment ureteral stricture using reconfigured ileal segment: application of the Yang Monti principle.[J]. Journal of Endourology, 2007, 21 (12): 1455.

[6] LIU D, ZHOU H, MA L, et al. Comparison of Laparoscopic Approaches for Dismembered Pyeloplasty in Children With Ureteropelvic Junction Obstruction: Critical Analysis of 11-Year Experiences in a Single Surgeon [J]. Urology, 2017, 101: 50-55.

[7] 曹华林,周辉霞,罗小龙,等. 非钳夹吻合口缝合法在腹腔镜离断式肾盂成形术中的应用 [J]. 中华小儿外科杂志, 2016, 37 (2): 139-145.

[8] DY G W, HSI R S, HOLT S K, et al. National Trends in Secondary Procedures Following Pediatric Pyeloplasty [J]. J Urol, 2016, 195 (4): 1209-1214.

[9] REY D, HELOU E, ODERDA M, et al. Laparoscopic and robot-assisted continent urinary diversions (Mitrofanoff and Yang-Monti conduits) in a consecutive series of 15 adult patients: the Saint Augustin technique [J]. BJU Int, 2013, 112 (7): 953-958.

[10] SIDDAIAH A, RAMASWAMI K, GEORGE D, et al. Laparoscopic management of recurrent ureteropelvic junction obstruction following pyeloplasty [J]. Urology Annals, 2015, 7 (2): 183-187.

[11] BOXER RJ, FRITZSCHE P, SKINNER DG, et al. Replacement of the ureter by small intestine: clinical application and results of the ile. al ureterin 89 patients [J]. J Urul, 1979, 121 (6): 728-731.

第七章
机器人儿童卵巢肿瘤切除术

一、概述

儿童卵巢肿瘤最常见的是生殖细胞肿瘤,而生殖细胞瘤中最常见的是卵巢囊性成熟性畸胎瘤(mature teratoma),又称皮样囊肿(dermoid cyst),为卵巢最常见的良性肿瘤,多为单侧,双侧仅占10%~17%,肿瘤大小不等,囊内容物常见为毛发、油脂、骨骼等组织。

对于附件的良性包块可行腹腔镜手术治疗,腹腔镜卵巢肿瘤切除术创伤小、对卵巢功能影响小,是患有卵巢良性肿瘤的儿童患者的首选治疗方法。随着技术进步,机器人辅助儿童卵巢肿瘤切除术也逐渐成为儿童卵巢肿瘤切除的有效方法。在此我们概述其技术方法特点。

二、手术适应证和禁忌证

(一) 手术适应证

1. 已经被临床应用认可的适应证

(1)腹腔镜检查以明确诊断的卵巢良性、囊性或以囊性为主附件包块,直径50~120mm。

(2)附件包块逐渐增大,大于50mm,或肿块直径小于50mm,观察2个月以上仍未消失者。

(3)合并有症状的附件囊肿如卵巢囊肿蒂扭转。

2. 可作为临床探索性手术适应证

(1)肿瘤大小:直径大于12cm的卵巢肿瘤,通常不主张腹腔镜手术,主要是操作和取出困难,随着腹腔镜下操作技巧的娴熟,大于12cm甚至达到20cm的巨大卵巢囊性肿瘤也可以在腹腔镜下完成手术。

(2)盆腔粘连:在分离粘连时容易损伤盆腔脏器,因此,过去由腹腔镜手术切除的卵巢肿瘤必须是活动的,但随着操作技巧的娴熟和器械的不断改进,即便存在比较严重的粘连,也可以将肿瘤切除,因此,盆腔粘连已不再是手术的禁忌证,但是严重的粘连,过度分离会造成肠管等脏器严重损伤,还是考虑及时中转开腹。

(二) 禁忌证

1. 心、肝、肺等脏器功能异常,患者营养状况差、合并有严重内、外科疾患不能耐受麻醉或机器人手术。

2. 严重腹腔、盆腔粘连,不能顺利置入镜头。

3. 卵巢恶性肿瘤中晚期。

三、手术前准备

1. 术前对患儿全身状况进行全面评估,了解心、肺、肝、肾等重要脏器功能情况,明确有无合并其他脏器相关畸形及手术禁忌证。

2. 常规影像学检查包括:盆腔 B 超、盆腔增强 CT/MRI,了解肿瘤的质地、大小、与周围脏器关系、有无浸润、转移等。

3. 纠正贫血、低蛋白血症和水电解质酸碱代谢失衡,改善患儿营养状态。

4. 术前 1d 进食无渣流质饮食,术前当晚 12 点后禁食水。

5. 通常不预防性应用抗生素、不需要进行肠道准备。

6. 知情同意,术前向患者及家属说明手术方法、并发症及中转开腹的可能性。

四、手术步骤

(一)麻醉和体位

1. **体位**　气管插管,复合静脉全麻,常规监测呼气末 CO_2 浓度。患儿取仰卧位,胶布或绷带固定。常规采用暖风机保温。采用直接 trocar 穿刺的方法建立气腹(direct trocar entry,DTE)。CO_2 气腹压力建议维持在 8~10mmHg,新生儿建议在 6~8mmHg,建立气腹时均采用上限,连接机器人后采用下限压力(图 3-7-1)。

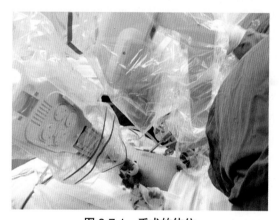

图 3-7-1　手术的体位

2. **trocar 位置**　脐孔上 5~10cm 放置 10mm trocar 置入机器人镜头,于患侧肋缘与锁骨中线交叉处各置入一 8mm 机器人用 trocar(图 3-7-2)。

3. **手术站位**　术者于机器人操作台前,助手站患者两侧。

(二)手术方式

1. 机器人卵巢肿瘤切除术

2. **机器人卵巢肿瘤剥除术**

(三)手术种类

机器人卵巢肿瘤切除术、机器人卵巢肿瘤剥除术

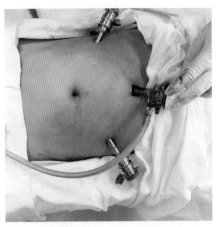

图 3-7-2　trocar 位置

（四）手术途径

根据卵巢周边解剖结构特点，采用经卵巢肿瘤最远端切开被膜或于卵巢肿瘤根部切开被膜途径。

五、手术的基本原则

（一）术前化验检查和影像学检查

尽管术前化验检查和影像学检查很有意义，但是术前准确判断肿物的良恶性是非常困难的，仍然有腹腔镜术中发现恶性肿瘤的可能。而恶性肿瘤在术中可发生破裂，致使肿瘤扩散、临床分期升级，影响患者手术的进一步治疗，因此必须遵循以下腹腔镜附件包块的手术原则：

1. 手术开始时先行腹腔镜检查、仔细检查盆腔包块，根据其大小、质地、色泽、活动度、与周围脏器（对侧附件、盆腔、腹腔脏器及表面腹膜、网膜、前腹壁和横膈）的关系来评估其良恶性。必要时可行腹腔冲洗液细胞学检查，取活检行冷冻切片病理学检查。

2. 遵循 En-bloc 原则，完整切除肿瘤。可以避免肿瘤转移和反复冲洗腹腔。

3. 应用取物袋取出卵巢肿瘤，可以减少肿瘤种植转移及囊液溢出的可能性。

4. 考虑恶性肿瘤可能性大时，应用蒸馏水及生理盐水反复冲洗腹腔。

（二）手术基本步骤

1. **探查**　置入镜头后，检查腹腔、盆腔、评估其性质，检查上腹部是否有肿物累及。考虑恶性时，应行冲洗液细胞学检查及术中活检。

2. **显露**　用抓钳抓起骨盆卵巢韧带，旋转暴露卵巢

3. **切除**　切开卵巢皮质，暴露肿瘤。运用剥离法、水分离法或卷发技术剥离囊肿。对于创面出血点，用单极、双极或缝合的方法。完整切除肿瘤，创面缝合止血。

4. **取出**　使用标本袋取出肿瘤，如为囊性可先行穿刺抽液，缩小囊肿体积再取出；如为实性，可使用卵圆钳夹碎后，吸引器吸出内容物，分段取出标本。

5. **关闭**　通常不放置引流管，关闭切口。

（三）机器人辅助下确定病变部位

置入镜头后，检查腹腔、盆腔、评估其性质，检查上腹部是否有肿物累及。考虑恶性时，

应行冲洗液细胞学检查及术中活检。用抓钳抓起骨盆卵巢韧带,旋转暴露卵巢,同时注意检查对侧卵巢。

(四)机器人辅助儿童卵巢肿瘤切除术操作

切开卵巢皮质,暴露肿瘤。运用剥离法、水分离法或卷发技术剥离囊肿。对于创面出血点,用单极、双极或缝合的方法。完整切除肿瘤,创面缝合止血。使用标本袋取出肿瘤,如为囊性可先行穿刺抽液,缩小囊肿体积再取出;如为实性,可使用卵圆钳夹碎后,吸引器吸出内容物,分段取出标本。

(五)手术操作原则

基本原则是保留更多的卵巢组织

1. 钳夹骨盆漏斗韧带,卵巢固有韧带,卵巢门时注意勿损伤卵巢血管。
2. 沿正确的解剖平面进行分离,可以有效减少出血。
3. 减少使用双极电凝的机会,必要时可缝扎。
4. 卵巢剥离时采用"反卷地毯式",边剥离边冲水,及时处理出血点,保持创面清楚。

(六)中转手术原则

腹腔镜手术过程中,出现以下情况应该及时中转开腹:

1. 术中发现卵巢肿瘤与周围组织粘连严重,解剖结构不清楚,机器人下分离与切除困难。
2. 术中发现肿瘤巨大、实性成分多,机器人下难以确切彻底清除。
3. 术中出血,机器人下不能有效控制。

六、手术技巧

卵巢囊肿剥除切口选择的基本原则是保留更多的卵巢组织。

1. 直径较小、单发的囊肿可于肿瘤表面薄弱、无血管区沿卵巢纵轴方向作一切口,可用单极电钩或超声刀切开包膜层。
2. 直径较大的肿瘤可以在近正常卵巢组织 2~3cm 处做环形切口,将肿瘤剥离,游离面仔细止血,必要时缝合关闭断面。
3. 巨大卵巢肿瘤可先行穿刺囊液缩小肿块,再行切除。

七、术后处理

1. 术毕麻醉清醒后回病房监护,密切观察生命体征、尿量情况。
2. 术后加强呼吸道管理,促进排痰,防止呼吸道并发症。
3. 术后 6h 可下床活动,给予流食,次日普食。
4. 术后常规不应用抗生素,如术中发现明显感染或术后有明显感染征象者可给予抗生素治疗。
5. 术后 1、6、12 个月门诊复查盆腔超声及血液学检查。

八、并发症及其防治

机器人辅助儿童卵巢肿瘤切除术并发症包括:

1. **脏器损伤**　肿瘤巨大或粘连严重导致的邻近脏器暴露不清。

2. **出血**　剥离面出血及卵巢残端出血。

3. **肿瘤破裂及内容物污染、肿瘤扩散**　对于已经完整切除的卵巢肿瘤,推荐用标本袋取出肿瘤。大量温热液体冲洗腹腔,防止术后化学性腹膜炎。

(王宪强)

参考文献

［1］ NGUYEN HT, KOGAN BA. Upper urinary tract obstruction: experimental and clinical aspects [J]. Br J Urol, 1998, 81 (2): 13-21.

［2］ 李学松, 杨昆霖, 周利群. IUPU 经腹腹腔镜肾盂成型术治疗成人肾盂输尿管连接处梗阻 (附视频) [J]. 现代泌尿外科杂志, 2015 (06): 369-372.

第八章
机器人手术及相关人员管理

机器人手术系统是世界微创外科领域革命性的外科手术工具。由于达芬奇手术机器人外科系统完全改变了传统外科医生的操作模式,形成需要默契的团队配合及多学科融合的新型治疗模式,故而加强手术团队管理尤为重要。手术团队需要经过严格的训练和考核,能有效的处理和解决机器人设备、耗材所发生的问题,应对机器人手术过程中出现的各种紧急状况和突发故障,从而保障患者的安全。因此,机器人手术人员管理的优劣直接影响到机器人手术工作的质量和安全。

第一节　机器人手术管理制度

一、手术机器人管理办法

手术人员的配置和管理的目的是为机器人手术配备合适的人员并加强管理以完成各项工作任务,保证手术室各项医疗护理工作的正常进行,实现手术室综合目标。因此要合理配置手术室人员,加强管理,可以减少劳动力,提高手术室工作效率。

手术机器人因其购置价格、维护成本和耗材费用昂贵,对配置医疗机构和操作人员应有较高的要求。

为加强对手术机器人的管理,合理有序的使用好高科技设备,充分发挥其最大效益,配置手术机器人的医疗机构应在符合国家卫生健康委员会的相关管理规定原则下,在医院制定手术机器人工作方案和相关管理办法:

1. 成立医院手术机器人管理领导小组,组长由院领导担任,各相关职能部门负责人和学科带头人为副组长。

2. 成立机器人手术医生工作小组,由各学科主刀医生加入。

3. 按学科专业和管理职责成立管理小组,分类管理,加强协调机制。如可根据普通外科、泌尿外科、妇产科、儿科、麻醉科等成立专业小组,由各学科带头人担任组长。由医工科担任设备维修管理小组组长,手术室护士长担任手术室管理小组组长。有利于在安排手术及术中出现紧急情况等问题时加强协调和管理,处理和解决运行中出现的相关矛盾和问题。

4. 对机器人手术医生的培训和准入进行相关规定。

5. **制定手术机器人使用规定**

(1)手术机器人的日常保养维护、设备安全和手术配合由手术室派专人负责,制定相应的保养、维护、操作流程、记录等规章制度并认真执行。

（2）手术机器人的器械耗材由手术室统一保管，制定相应的入库、出库、使用及损耗登记等制度并认真执行。

（3）各科机器人手术由手术室统一安排。各科将机器人手术提前一日预约手术系统，由手术室按手术日安排手术。

（4）手术室应制定相应表格，建立并落实机器人手术专项登记和统计等规章制度，如器械损耗、机器占用耗时等，以提高手术机器人使用效率和效益，这些均有利于加强对机器人手术项目的管理，提高效率，降低损耗，保证质量。

在 2015 年国家卫健委组织编写了《机器人手术指南》，为规范机器人手术，促进我国机器人手术健康发展起到了积极推动作用。

二、手术人员配置及准入

开展机器人手术的每个专科必须至少具有 1 名主刀医生，2 名有腔镜经验的助手医生并与手术室护士共同组成机器人手术团队，该团队在前 20 例手术时最好相对固定，当学习曲线完成后再加入新的成员。主刀医生应由副主任医师及以上资格的外科医生承担，一般每台手术操作至少由 4 人组成，包括主刀医生、助手医生、洗手护士和巡回护士。要求主刀操作者具有 10 年以上外科开放手术经验或 5 年以上外科腹腔镜手术经验，经过培训且取得机器人操作培训合格证书。参加机器人手术配合的护士也应经过选拔，具有一定手术室工作经验，熟练掌握各专科开放手术及腹腔镜手术护理配合，并参加过机器人手术相关培训。

第二节　机器人手术的培训

达芬奇手术机器人系统已在全球装机 6 000 余台，并成功开展超过 850 余万例手术。中国内地截至 2021 年装机 252 台，历年累计完成 2 581 万例手术。手术种类涵盖泌尿外科、妇产科、心脏外科、胸外科、肝胆外科、胃肠外科及小儿外科等多个学科，未来达芬奇手术机器人将会普及更多专科，例如骨科、耳鼻喉科等，然而由于机器人手术技术精细化、复杂化，各专科手术器械、配合方式等都有所差别，手术护士配合的手术方式也向专科性定人参与型转变。手术室护理管理者应根据手术科室各手术种类及数量，将手术室护理人员按业务水平、身体状况、年龄差别进行专科分组、定人配合，特别在机器人手术开展初期更应该如此，以促进机器人手术配合工作有序、忙而不乱，手术量稳步提升同时保障手术及患者的安全。

机器人手术的开展不同于其他手术，因其复杂精细的结构和特殊的操作方法对手术间布局、手术安排、人员职责及流程都提出了不同的要求，必须靠专业的团队成员来完成，这些成员包括经达芬奇手术机器人外科技术专业系统培训并考核合格的手术医生、麻醉医生、手术室护士、工程师等。

我国最早开展机器人手术的医护人员多数在香港中文大学赛马会微创外科培训中心（Chinese University of Hong Kong Jockcy Club Minimally Invasive Surgical Skills Centre，MISSC）进行专业的机器人手术培训并获证。目前大陆地区设有解放军总医院和上海长海医院两个机器人技术培训中心。培训中心课程覆盖当今达芬奇机器人手术系统的一般操作以及不同专科的应用，包括手术室布局、手术系统准备、患者体位摆放、置入路径以及术前、术中、术后机器人相关应用技巧等。培训对象限于短期内将开展机器人手术的医护团队。培训日程共两天，每日理论授课与演示训练后进行操作技巧练习或小组动物手术。在达芬奇手术专用培训室内，装配有多台外置显示屏和挂壁式电视机，多角度、多方位的呈现手术操作的画面，培训老师会全程观察受训医生、护士的操作情况，以便随时发现操作中的问题，及时纠正错误动作并给予指导。培训后期，受训护士必须在规定时间内完成指定操作，所获技巧由主观法来评估，合格后取得 Patient side/First Assistant 证书，意味着具备参与达芬奇机器人手术的资格。

随着手术量的增加、经验的积累，机器人手术护理团队在走出去参加培训的同时，还应不断充实机器人手术护理队伍。可以在机器人工程师和手术医生的合作下，设计机器人手术团队的培训计划、循序渐进选拔和培养更多的手术室护士参与机器人手术。机器人手术团队应针对不同的手术名称和手术方式共同商定各系统的布局、体位的摆放、麻醉插管类型、使用机械臂的数量及位置、电外科设备及手术器械的选择等，制定相对固定的规范和流程，不断优化以达到更高效的配合。

（龙晓宇）

第三节　机器人手术护理质量管理

随着外科微创技术的快速发展，人们对身体健康的要求提高，对手术室护理质量工作亦提出了更高的要求。机器人手术护理的工作范畴不仅仅是对患者的术前、术中、术后的护理和观察，对手术的评估风险与安全，还包括对环境与机器人设备的了解、操作的熟练性及其管理维护等问题。随着外科微创技术的发展，要不断地对机器人手术护理质量管理进行相应的改进和完善，并运用科学的护理质量管理措施。

第四节　护理质量管理

一、护理质量管理

护理质量管理是指按照护理质量形成过程和规律，对构成护理质量的各个要素进行计划、组织、协调和控制，以保证护理服务达到规定的标准和满足服务对象需要的活动过程。

护理质量管理首先必须确立护理质量标准，有了标准，管理才有依据，才能协调各项护理工作，用现代科学管理方法，以最佳的技术、最低的成本和时间，提供最优良的护理服务。

护理质量是衡量医院服务质量的重要标志之一，它直接影响着医院的临床医疗质量、社会形象和经济效益等。在医疗市场竞争日益激烈及人们生活水平不断提高的今天，如何把握护理质量管理的重点，确保护理质量的稳步提升，提高患者的满意度，是护理管理者的中心任务，也是医院护理工作的主要目标。

二、机器人手术质量管理

机器人手术质量管理应该按照护理质量管理的模式制定出相对应机器人手术质量管理规定，对构成机器人护理质量的各个环节进行有组织、有计划、有执行、有协作的模式，保证机器人手术护理达到规定的标准,满足手术医生和患者的需求。护理质量管理组织首先是设置必要的组织机构,明确责任制度,配备必要的设备和人员;制定并落实管理者职责、工作制度、规范流程、质量标准和实施计划的不断改进;建立护理质量体系有效运转,使影响服务质量的技术、管理和人员的各项因素都得到控制,预防和减少护理质量缺陷的产生。所以我们要清楚地认识到,保证机器人手术患者的安全的前提下,满足患者和医生的需求,得到他们的满意和认可,是我们手术室机器人手术护理质量管理的重要目标。

(一) 基础质量管理

手术机器人设备硬件、软件及其支撑条件,是保证机器人手术质量和安全的基础,合理安排有效的规章制度、人员管理分配、仪器设备、高效的专业技术、手术间合理环境设施等。制定以病人使用机器人手术安全为核心的职责,机器人培训考核合格并取得机器人操作证为基础,逐步完善机器人手术标准化流程,建立以机器人手术质量效益为规范,持续改进的绩效考核和用人管理机制等,加以执行,是保证机器人手术工作顺利开展的重要条件。

(二) 环节质量管理

环节质量管理是机器人手术护理质量的预防重点。它指的是机器人手术护理过程中的质量控制,其动态性最强,是最易出现质量问题的环节。机器人手术过程中执行制度和操作规程的依从性、规范性、准确性和舒适性都具有可变性,具体表现在规章制度和操作流程、隔离技术、docking 流程、机器人手术配合、机器人手术器械、机器人突发事故防范与处置等方面是否达到质量管理的要求。

(三) 最终质量管理

最终质量管理最常用的指标是病例质量、预算质量、患者安全质量和手术护理质量等,它代表机器人手术配合人员的管理水平、业务水平、技术水平。最终质量管理反映在质量指标上,如机器人手术患者的安全、机器人器械消毒灭菌质量、机器人手术患者感染控制效果以及手术医生的满意程度上。

好的机器人手术质量管理一定是基础加环节加最终,三个一起抓,不放松任何一个实施过程。

(郝雪梅 田昌平 龙晓宇)

第五节 机器人手术护理质量管理的执行方案

成立机器人手术护理质量管理小组。由具备机器人手术操作资质的高年资医师担任组长,组员最好也取得机器人手术操作证或具备机器人手术操作经验,定期组织机器人专业理论和技能培训。

1. **制订计划** 机器人手术护理组长和护士长制订季度性机器人专业理论和技能培训计划,随着队员不断地进步加改不同的培训方案。

2. **培训及考核方式** 培训方式可为授课,讨论,外出学习交流心得、每个人轮流演讲等;每个季度理论及操作考核一次。

3. **定期质量检查与评价** 分析评价机器人护理质量的工作方法,可采用质量持续改进——PDCA 循环。PDCA 循环也称为戴明环,由美国质量大师 W.EdwardsDeming 发明,用于质量的持续改进。其主要特点:①大环套小环,相互促进。通过大小 PDCA 循环圈的转动,一环扣一环的向前发展,把整个护理管理体系的各项工作有机联系,使管理水平和护理质量不断提高。②呈螺旋式上升,每一次循环都可以解决一些实际性的问题,使得护理质量可以上升一个新高度新水准;下次循环又可以在新高度再迈上一台阶,使护理质量更上一层楼。PDCA 循环的关键是"A"阶段。只有通过这个阶段,把成功的经验和失败的教训都综合在工作中,作为今后的借鉴和指导,使护理工作质量可以不断地进步达到一个质的飞跃。

1. **计划**　建立质量目标、把握关键环节。计划阶段包括列出问题、查找原因、确定目标和制订计划。机器人专科护士应在术前一天访视患者,通过主诉加上与医生的沟通,针对每个患者的患病情况不同和手术方式制定相应的护理措施,使之有效地运用到手术当中。

2. **实施**　执行质量目标,解决工作中遇到的困难,正确的执行各项工作要求,严格的确保工作有条不紊的开展。

3. **预防**　定期不定期的进行质量检查,发现问题、分析原因、解决问题,使之各项工作达到质量标准,防患于未然。例如,机器人手术器械使用的准确性、清洗灭菌是否彻底和达标、是否在有效期内,机器人手术体位的标准性,患者术中术后是否有压疮,针对存在的问题进行解决,对于潜在的问题进行分析、预防和保护。

4. **总结**　不断改进工作措施,提升工作质量。统计工作中的数据与问题,找出失败的教训和成功的经验,制定相关的措施,防止类似的事情发生,巩固已有的经验,对遗留下来的问题进行总结归类,转入下一个 PDCA 循环,使之护理质量水平全面提高。

手术室根据自身制定相应的护理管理目标,建立手术室相应的护理管理制度,定期不定期地进行检查,确保机器人手术护理质量。

（郝雪梅　田昌平　龙晓宇）

第六节　机器人手术护理质量的监控与评价

一、监控方法

机器人手术护理质量的监控,主要在于检查督促机器人手术护理的各项规章制度的落实、各项护理管理指标完成的情况,检查各监控数据、记录的完整性是否达标。

二、检查管理

质量目标检查是由下级自我控制和上级不定期性的检查组成。主要表现为:

1. 机器人手术配合的护士在手术过程中,要严格遵守各项操作规范,眼观六路耳听八方,对于操作台上的所有物品做到心中有数,操作步骤了然于心,使纰漏止于当下。

2. 机器人专科小组根据质量管理要求,对机器人护理质量指标进行定期或不定期的检查,针对不足与问题进行分析,制定应对方案,完善护理质量。

3. 定期召开机器人手术护理小组讨论。及时发现已存在的和潜在的问题和因素。

三、护理质量评价

护理质量的评价是对护理目标已经达到的程度和护理工作已取得的效果作出客观判断。它以质量标准为依据,运用量化手段对护理服务质量作出评价,是护理质量控制的重要措施。为使质量管理水平有一个客观的评价,必须有一套具体可行的评价方法来衡量管理效果。

(郝雪梅　田昌平　龙晓宇)

第七节　机器人手术室管理者在护理质量管理中的作用

护理质量管理与不断完善护理质量考核标准、方案的实施,建立机器人手术护理环节的管理、机器人手术紧急情况发生的应急预案和处理方法,机器人手术操作规范,机器人围手术期对患者护理的术前防视、术中支持、术后维护等,保障机器人手术可以正常顺利地开展的流程。

对机器人手术而言,护理质量是机器人手术的首要大事,所以机器人手术护理质量必须结合科室全方位的去考虑,去着手,动用全员集思广益的对护理质量进行有效的管理。

(一)发挥机器人小组的特色

随着科学的发展,新技术的引进,机器人手术已经广泛的应用于临床,手术种类的不断增多,手术要求的不断提高,加之昂贵的机器人设备与器械,使得对手术人员的工作要求也越来越高。因此,可根据开展科室设立针对性的机器人专科护理小组,制定相应的护理规则等一系列规章制度和临床操作流程规范。

(二)打造高水平的机器人护理团队

团队的精神核心就是团结协作,所谓众人拾柴火焰高,所以一个优秀的团队一定是互相帮助互相合作的凝聚力。机器人手术要求高质量的工作,不仅要有良好的制度,优化的流程,最重要的还要有一支高水平不断进取协作的团队。刚开展机器人手术时,科室优先选拔优秀的护士或外出学习过机器人手术配合的护士到香港机器人培训机构进行培训,取得合格资格证书,可高密度独立配合机器人手术,由于去香港机器人机构培训人员有限,后期我们只能以老带新为主,逐渐普及全员,挑选优秀的人才进行专科定制。

(三)加强后勤保障

一场战争离不开冲锋向前的勇士,但更离不开后勤保障的支持,一台机器人手术的顺利完成亦是如此,后勤保障至关重要,所以责任也更加庞大。

1. 负责机器人的耗材使用、计划、管理等工作,做好出入库管理登记。
2. 负责机器人手术仪器设备、器械及特殊用物的使用、检查、保养及管理。
3. 负责机器人手术各类数据统计工作。
4. 制定机器人考核标准,定期进行考核。
5. 定期征求机器人手术各医生意见,进行改进,规范制度要求。

(郝雪梅　田昌平　龙晓宇)

第八节　给予优质护理服务

手术室为确保机器人手术顺利进行,必须要对环境和护理工作质量提出比较高要求。手术室护理是从手术环境及患者的病情出发,制定合理的护理方案并付诸实施的过程。近年来随着人民生活水平的提高,认知也随之提高,希望医院能够提供更好的服务,满足自身的要求。实施优质的护理服务,不仅要注重术中护理,同时也要提高术前、术后的护理质量。

一、术前护理

手术前一天对患者进行访视,先自我介绍,向患者讲解术前注意事项和手术目的、手术时间、所采取的麻醉方式、了解患者的具体情况、耐心解答患者提出的问题,观察患者心理情绪、消除患者的紧张状态、鼓励其积极配合,从沟通中制定相应的护理计划和护理措施。

二、术中护理

护理人员应对手术室的温度、湿度合理调控,患者进入手术室时应受到亲切、热情的接待,尽可能的满足患者要求,安抚患者对陌生环境所产生的不良情绪,以获得患者的信任。在工作中言语要柔和、举止得体、真诚关爱患者、重视患者不良情绪、确保手术顺利进行。在不影响手术效果的情况下使患者保持相对的舒适、功能的体位,手术前、中、后要注意保护患者的隐私,维护患者的自尊。讨论病情时要注意方式方法,避免增加患者的精神和心理负担,在术中要配合麻醉师,做好相应的工作,如有异常及时报告医生。

三、术后护理

术后及时将残留于皮肤的消毒液和血渍擦拭干净,以免患者出现心理波动。回病房过程中要注意患者的生命体征、注意保暖,回病房后认真与病房护士做好交接和管理保护工作,术后一到三天对患者进行随访,了解患者有无并发症和不良反应。

(郝雪梅　田昌平　龙晓宇)

第九节　机器人手术物品的管理

手术室是外科治疗的重要场所,随着医院手术室装备不断的现代化,手术方法的不断更新,手术质量的不断提高,机器人设备的引进和开展,手术室的各项管理也提出了更高的、更严格的要求。物品管理是手术室管理的重要组成部分。手术室机器人手术开展迅速,器械的不断补充更新、易耗品的增多、一次性耗材的应用、昂贵的仪器设备、物品管理的好坏不仅影响手术的成败,也与经济效益息息相关。

第十节　机器人内镜的管理

机器人高清影像处理系统使用一个 12mm 的 3D 内镜或 8.5mm 的 3D 内镜,内镜直头 0°,也可以 30°。来自光源的光线通过光纤发送至内镜下轴,并被折射到手术区域。内镜采集到的手术位置视频影像通过左右通道送回摄像头。摄像头与摄像机控制单元(CCU)和光源相连。有效的管理保护有助于内镜的长期使用。

机器人内镜统一管理,单独包装灭菌,单独区域放置。配备内镜专用镜头盒,防止内镜随着温度的变化发生损坏。内镜不能高压灭菌,可采用低温等离子、环氧乙烷等进行灭菌。

术前,进行白平衡和 3D 效果校准。校准白平衡时,将内镜对准白色物体,使其覆盖整个视野;使用 30° 镜时要校准上 30° 和下 30°;根据角度的不同选择相应正确的方向,将内镜头完全插入对准的校准器中的十字线,使镜头内和校准器上的十字重合。

内镜使用之前,为了避免进入手术部位起雾,要对内镜头端进行加热,使用保温杯内盛80℃左右的灭菌用水进行加热;防止内镜头端损坏,在保温杯底部放置一块无菌纱布;用无菌纱布或碘伏纱球擦拭。

操作过程,严格执行无菌技术。

内镜使用与清洗、消毒等见相关章节。

第十一节　机器人机械手臂器械的管理

机器人手臂器械规格包括 12mm、8mm 和 5mm 的手术用物,它的优势在以下几个方面可以体现。

一、患者的角度

1. 手术操作更精准,与无辅助的人手和腹腔镜相比,三维视觉可放大 10~15 倍,使手术精准度大大的增加,术后恢复快、愈合好。

2. 创伤更小使微创手术指征更广;减少术后疼痛;缩短住院时间;减少失血量;减少术中组织创伤和炎性反应导致的术后粘连;增加美容效果。

二、医生的角度

达芬奇手术机器人可增加视野角度;减少手部颤动,机器人内腕较腹腔镜更为灵活,能以不同的角度在靶器官周围操作;较人手小,能够在有限的空间工作;使术者处于轻松的工作环境,减少疲劳更集中精力;减少参加人员,减少感染因素。

对医生有利归根结底还是为了有利于患者。所以机器人器械与达芬奇手术系统一起使用时,可以实现现有的外科平台所能达到的最迅速和最准确的缝合、解剖和组织调整,使得手术更加的完美,因此我们要更加地爱护和管理。

三、建立考核制度

对机器人专科护士进行培训,使每个人都能灵活的掌握使用原理,操作、清洁、保养、消毒灭菌等。熟悉性能,解决一些手术前、手术中可能出现的一些情况。

1. 设定专门的储放室,定专人管理,建立器械使用登记本,记录每天的使用情况、运行的状况等。由每天使用机器人操作的台下巡回护士记录,出现情况时及时上报。

2. 在清洗灭菌使用时,要注意保护,台上护士要在开台前对器械进行全面的检查,是否有破损、裂纹、缺口或磨损,做一个相关的登记本记录,如有损坏,及时停用。

3. 操作开始进行安装时,要通过旋转器械盒后面的盘片伸直器械的各个关节,不能直接操作关节部位,避免损坏器械,因消毒灭菌后导致器械臂的润滑度不好时,可用无菌纱布蘸取少量的盐水或碘伏进行润滑,使之容易插入套管。

4. 由于机器人器械的昂贵加之器械使用一次就会消耗一次寿命,所以要熟知手术所需器械,并与医生确认后再使用。注意每次更换器械时要清洁器械的头部,检查器械的完整性。

5. 手术过程中,将器械倾斜或竖立放置,防止血或液体通过器械管流置器械柄处。

6. 出现系统故障时,根据紧急释放机制取出器械。

第十二节　机器人手术间的管理

1. 当天巡回护士负责手术间的管理工作。

2. 医生的操控系统是达芬奇机器人手术系统的控制中心,术者应坐在离手术床、患者、无菌区操作台较远的区域或者独立辅助区,但是医生必须能看到手术区域,以防特殊的情况发生。

3. 床旁机械臂在手术开始前取下防灰尘的布罩,由台上护士把机械大臂充分展开,罩上专用的无菌套,调整镜臂角度至最佳位置,辅助臂与之成 45° 角或者辅助臂之间相对垂直至与手术床、患者、无菌区较为合适的位置。

4. 手术结束后,同套器械臂套由巡回护士撤下,机器人车放置指定的位置,覆盖布罩。

5. 医生操作机器人系统前可穿上放于医生操控台旁的一次性袜子。

6. 机器人要定期做保养维修,由专人联系工程师安排保养时间,登记保养的时间、内容和结果。

7. 机器人的线路较多,要做好保护,应用特定的保护盖板覆盖。

(田昌平　龙晓宇)

第十三节　机器人手术安全的管理

一、机器人手术安全管理的重要性

机器人手术安全管理是护理质量的保证,再高的护理水平,安全管理上不去,也是空话,所以机器人手术安全管理是机器人手术护理中举足轻重的重要环节。

二、机器人手术安全管理的措施

1. 科室制定相关的护理培训计划、质量检查等相关的监管措施,保证护理安全。

2. 加强业务培训,提高护士素质,强化安全意识。

3. 每天交班时进行抽查形式的提问,如是否掌握患者的情况、手术步骤和所用的器械仪器设备等。

4. 科学合理的搭配,充分发挥各个阶段的人才潜力,确保手术的安全并可提高效率。

三、机器人手术安全的管理目标

机器人手术安全管理的目标是抓的紧、严要求、制度落实、措施高效、人员强、技术好,杜绝事故、减少差错、确保患者手术安全。

四、机器人手术达芬奇系统操作流程

1. 根据手术情况合理布置手术间,准备用物。

2. 正确连接医生操作系统、床旁机械臂系统及视频处理系统的电源、光缆等。

3. 打开电源,机器自检。开机程序中,不得将头或者其他物体伸入医生操作系统的目镜中;自检未完成前请远离床旁机械臂系统。听到三声提示音,镜头臂显示绿色,辅助臂显示透明白后,方可移动机械臂。

4. 将机器人手臂充分打开,对应于台上护士的较顺手的无菌位置,台上护士穿好手术衣后从一侧进行正确地套机械臂无菌保护套,套好后抬高机械臂摆放不被污染的方位,依次套其他无菌保护套,全部套好后寻找甜蜜点摆放好所有位置的机械臂。

5. 手术未开始时,防止手术间的人员走动污染,巡回护士协助台上护士给床旁机械臂覆盖一层无菌单。

6. 接患者入手术间,正确核对患者信息,麻醉后,巡回护士协助医生合理摆放体位。

7. 医生刷手消毒、铺单。

8. 根据手术情况进行打镜头孔。

9. 巡回护士协助台上护士套摄像镜头套,台上护士连接镜头,打开摄像镜头光源,校对镜头。进行白平衡和3D效果校准。校准白平衡时,将内镜对准白色物体,使其覆盖整个视野;使用30°镜时要校准上30°和下30°;根据角度的不同选择相应正确的方向,将内镜头完全插入对准的校准器中,使镜头内和校准器上的十字重合。

10. 内镜使用之前,避免进入手术部位起雾,要对内镜头端进行加热,使用保温杯内盛80℃左右的灭菌用水进行加热;防止内镜头端损坏,在保温杯底部放置一块无菌纱布;用无菌纱布或碘伏纱球擦拭。

11. 置入镜头孔,在显示中进行其他 trocar 定位的位置打 trocar 孔。根据手术和医生的要求,调整手术体位。

12. 床旁机械臂系统入位:台上护士递给台上医生一个定位器械,巡回护士在台上医生的指挥下正确地把床旁机械臂系统入位。推动时防止触碰、撞击等,入位后把 N 调到 D 档固定。

13. 由台上医生将镜头臂、器械臂连接相应的 trocar 孔,并调整好位置。

14. 先放入镜头,依次器械,放置指定的位置。

15. 主刀医生调节好医生操作系统舒适度,术中根据需求,正确更换手术器械。

16. 遇紧急情况时,立即按紧急停止键,停止一切操作,并迅速地连 trocar 一起撤离床旁机械臂系统。

17. 手术结束,医生将器械嘴张开,器械手腕放直取出,在镜头的直视下拔出机械臂 trocar,取出镜头,拔出镜头的 trocar,巡回护士撤离床旁机械臂系统,缝合切口。

18. 台上护士保护好镜头和光缆,取下镜头,将摄像头和线缆交给巡回护士。巡回护士撤除保护套,将床旁机械臂系统推到指定位置收好机械手臂。

19. 记录时间,手术机械臂使用情况,机器人系统使用情况等。

20. 关机,存放机器人,床旁机械臂系统保持 24h 持续充电。

21. 手术结束后,台上护士将器械交给专门清洗器械的管理人员,请其做好消毒、灭菌和保养工作。

22. 日常卫生清洁由专人负责,机器人系统指定放置。

五、机器人手术护理不良事件的处理过程

1. 发生手术不良事件时,积极协助手术医生、麻醉医生查找原因,迅速评估伤情。积极配合救治,做好各项记录和处置。同时立即报告护士长、科主任。

2. 遇到重大抢救时,赶紧呼叫其他人帮忙,抢救。

3. 护士长接到通知立即赶到现场,协助人力,组织指挥、迅速掌握情况跟进,配合医生和相关的部门人员进行处理。

4. 书写抢救记录。巡回护士同时将发生经过,处理过程、结果记录在“风险事故登记本”上。

5. 科室在大交班会上,召开护理安全分析和专项问题讨论,就此事件进行剖析,综合制定相应措施,杜绝类似的事情再次发生。

6. 举一反三,防患于未然。查找哪里还有错漏、哪里还有不足,制定新的规范、新要求、做好细致管理。

7. 紧密联系外科发展、制度规范与手术需要开展岗位学习和能力培养,外出学习,借鉴其他医院的经验,不断更新知识结构和提高专业素质,力求每一个人,每一次都能把事情做对、做好。

六、机器人手术发生故障时应急预案

(一)手术前

1. 手术前 30min 开机,观察机器人自检情况

2. 检查机器人操作系统各个功能状况、特别注意机械臂的运动状态和光源系统

(二)手术中

1. 严格执行机器人系统操作规程,注意操作时避免人为因素造成设备故障。

2. 出现故障时,系统会确定是可恢复还是不可恢复,如果是可恢复,就可触摸 Recover(恢复)按钮强制忽略,该故障是不可恢复故障时,则必须重启系统。系统显示以下消息:“Non-recoverable fault:××××(不可恢复故障:××××);Restart System to Continue.”(重启系统继续操作)

3. 臂故障时会显示一个错误图标,该臂 LED 发黄或发红色光不是某个臂特有的故障,所有臂 LED 发黄或发红色光。

4. 如重启系统后系统故障仍不能排除,根据患者情况改变手术方式完成手术。

(三)手术后

1. 及时联系机器人维修工程师进行系统的检修和维护。

2. 术后随访患者恢复情况。

(田昌平　龙晓宇)

第十四节　机器人手术室感染管理

医院感染亦称医院获得性感染或院内感染,是发生在医院中的一切感染。手术室是医

院感染的高危科室,它担负对病人进行手术治疗的工作。手术部位感染是医院感染的一种主要形式,是手术患者的风险因素和最常见的医院感染。机器人手术应遵循医院感染管理、手术室感染管理相应管理制度。

手术感染控制

(一) 空气污染控制

机器人手术对手术间要求较严格,需安排在固定的层流净化手术间,控制手术间参观人员,减少人员流动。

(二) 规范外科刷手制度

洗手消毒是控制医院感染的最重要措施之一。巡回护士应指导和监督手术人员进行正确外科手术刷手,防止因操作不规范而影响刷手质量,定期检测,保证手术人员手指带菌数不超过 5cfu/cm^2。

(三) 手术物品感染控制

手术所需一次性物品及器械需认真检查消毒是否合格,是否在灭菌有效日期内,包装有无破损、潮湿等。手术中,手术间医护人员在进行各项操作时避免接触到无菌器械台及无菌床旁机械臂系统,如手术时间 >12h,暴露在手术间内的一切无菌器械及物品则应全部更换,以保证器械及物品的无菌状态。所有手术器械,医疗用品应首选压力蒸汽灭菌,对于不能耐热的物品首选过氧化氢等离子低温灭菌。

(四) 机器人手术器械感染控制

清洁是手术器械处理的第一步,也是其中最重要的环节,器械清洁是保证灭菌成功的关键。机器人手术器械的清洗质量与器械的消毒、灭菌质量密切相关,直接影响到患者的手术安全及医源性感染的发生。

(五) 机械臂系统的准备

手术开始前,刷手护士将机器人手臂无菌保护罩覆盖到床旁机械臂系统上,使其处于无菌状态。覆盖过程中,要求护士从机械臂的左侧开始逐个进行,防止污染机械臂。在完成覆盖后,刷手护士将机器手臂缩小至最小面积,以确保床旁机械臂系统的无菌状态。

(郝雪梅　费巍巍)

第十五节　机器人器械的清洁、灭菌与储存

清洁、消毒、灭菌是预防和控制医院感染的重要措施,是确保医疗安全的重要环节,包括手术室器械、常用物品的清洁消毒灭菌等。清洁是手术器械处理的第一步,也是其中最重要的环节,器械清洁是保证灭菌成功的关键。机器人手术器械的清洗质量与器械的消毒、灭菌质量密切相关,直接影响到患者的手术安全及医源性感染的发生。任何有机物的残留会妨碍微生物与消毒气体的有效接触,且会产生细菌的保护膜而影响灭菌的效果。手术结束后,应立即将机器人手臂用蒸馏水彻底清洗,去除器械表面血迹、黏液及残留物,去除表面污迹后,将器械置于 1∶100 的适酶液中浸泡 15min,并用机器人手臂专用软毛刷将器械的每一个环节逐一刷洗,用蒸馏水枪将每个腔隙冲洗干净。将器械的每一个关节打开,平放于超

洗锅内进行超洗,注意保护锐利器械,防止锐利器械刃面接触超洗锅四壁。器械清洗结束后于器械架上晾干。用 <30kPa 压力的气枪将腔隙吹干,将每一关节处喷上器械润滑油,用专用器械盒包好进行高压灭菌。物品及器械的不同,选择消毒灭菌方法则不同,如手术器械、机械臂、金属穿刺器、校准器需选择压力蒸气灭菌器,腹腔镜器械、机器人镜头需选择低温等离子灭菌。机器人手臂及附属器械应专人专管,分类存放在无菌物品存放区。已灭菌与未灭菌的分开放置,使用前需核对标签、物品内容和灭菌日期,检查灭菌化学指示卡,合格方可使用。

（郝雪梅　费巍巍）

第十六节　手术室危害因素的自我防护

手术室护理人员常暴露于多种职业危害之中,严重威胁护理人员的身心健康。因此参与机器人手术的人员应充分认识到各种危害因素,提高自我保护意识。

一、生物性危险因素防护措施

手术室护士在术前访视患者时要常规查看病历及化验单,根据不同情况要进行合理预防。如有传染性疾病应做特别记录,充分做好物品准备,术后严格按要求处理。急诊手术均按感染手术处理。接触患者血液、体液、分泌物、排泄物或皮肤黏膜有破损时均应戴手套,每一项工作结束后彻底洗手。

二、物理性危险因素防护措施

(一) 锐器伤

在操作过程中用过的针头禁止回套针帽,应及时放回锐器盒内。传递刀、剪、缝针时放慢速度,或将手术刀放在弯盘中传递,不可直接用手装卸刀片,不可用手中的纱布直接擦拭手术刀片上的血液,及时收回不必要的锐器。如果有锐器刺伤皮肤,立即从伤口近心端向远心端挤压血液,然后用清水清洗伤口,用碘酊、酒精消毒后包扎伤口。如患者 HBV 阳性则应在 24h 内注射高效价乙型肝炎免疫球蛋白和乙型肝炎疫苗。手术室护理人员要建立健康档案,定期进行健康体检和预防接种。

(二) 噪声

正确认识噪声对人体的危害。在手术间内限制不必要的交谈。及时淘汰陈旧的设备。使用中的仪器应尽量调低音量,暂不用的仪器应及时关闭,减少噪声。

(三) 放射线

术中遇有使用 C 型臂、X 线机等的手术要安排在专用手术间,参加手术人员要穿戴防护用具,尽量使用铅屏风遮挡。

三、化学性危险因素预防措施

(一) 化学消毒剂

手术间内要安装净化装置,每天定时通风及检查空气质量。手术室护士要掌握消毒剂的配制方法及注意事项,配制消毒液时要戴好防护手套和口罩,避免直接接触,取放药品时尽量集中操作。配好的消毒剂要盛装在严密加盖的容器内,以减少消毒剂的挥发。手术室尽可能使用新型低毒、无毒的化学消毒剂。

(二)挥发性麻醉废气

选择质量好的麻醉机,添加麻醉剂时要防漏;全麻过程中废气排放管道应通向室外或使用二氧化碳吸附剂;管道连接要紧密,防止漏气;定期检测麻醉机的密闭性,手术间要有良好的通风设施。

(三)化疗药物

配备化疗药物时要穿戴隔离衣、手套、口罩、帽子,必要时戴防护眼罩;规范操作,熟练掌握药物配制技术,防止药液溢出;改善工作环境,安装空气净化器装置,定期检测,减少呼吸道摄入。

(四)加强法律知识的教育,提高自我保护能力

(郝雪梅 费巍巍)

第十七节 小儿手术室护理整体工作模式

手术室整体护理是一种护理思想概念。它体现以患者为中心,关注围手术期的全过程。手术室整体护理模式是手术室护士走进病房对手术患者进行术前访视咨询、术中配合的安全与保护、术后随访的康复指导,使手术患者获得了连续性的整体护理。围手术期护理,对手术室护士提出更高要求,不仅要求其具有丰富的医学、护理学知识,而且要求具备社会、人文知识,有独立解决问题的能力。

一、手术前患儿护理

(一)手术前访视

美国手术室护士协会(AORN)规定:术前访视是手术室护士的职能和职责之一。通过术前访视建立护患之间的信赖关系,提供与手术相关的知识和信息,能减轻和消除患者术前焦虑、紧张和恐惧心理,增强安全感、信任感、依赖感和舒适度,以最佳的心态接受手术。术前1~3d,巡回护士每日按时到病房探视患儿,首先进行自我介绍,问候患儿及患儿家属,说明从进入手术室到离开手术室的过程。包括接患者的大概时间,手术所需的大概时间、麻醉、手术体位等。在交谈的过程中,尽量多用鼓励性语言,以和蔼、关爱的态度面对患儿,与患儿交朋友,建立良好的护患关系。观察患儿存在的心理问题,并给予心理护理,以符合患儿年龄的语言交流沟通,多使用鼓励性语言,让患儿感受到愉悦。对于年龄偏小的患儿,其在接触陌生人和陌生环境时,容易产生恐惧等不良心理,因此,护士可通过卡通玩具、卡通漫画书、讲故事等方式消除患儿的抵抗情绪,对表现好的患儿,护士还可以通过奖励一些小贴纸、小玩具等来增强护患之间的亲近度。通过密切的接触,增强患儿对护士的信任感,使患儿充分依赖和信任护士,提高患儿对手术治疗的配合度。同时,术前访视中,对于不能进行沟通的年龄偏低的患儿和家属的沟通尤其重要,也要同时做好患儿家属的心理护理。

（二）访视结束

访视结束后回到手术室,巡回护士根据所获得的患儿资料,与本次的洗手护士和护理小组进行讨论,制定护理措施。

二、手术中患儿护理

（一）安全核查

在手术当天,由麻醉医师、手术医师、巡回护士三方共同仔细核对患儿的各方面信息,三方逐项认真填写。在护士的陪同下,患儿顺利进入手术室,在进入手术室后,护士引导患儿熟悉手术室环境,鼓励患儿放松心情,缓解患儿的紧张情绪。

（二）环境及温度的准备

巡回护士进入手术间检查仪器设备处于良好状态,保证手术间内的温湿度,尤其对于体重低、年龄小的患儿注意使用加温保暖措施。术前皮肤消毒及手术时皮肤的暴露、热量的散发使体温下降,可引起术后并发症同时也影响手术的实施,因此术中保暖非常重要。

（三）体位的摆放

对于手术患儿,皮肤娇嫩,耐受力低,尤其手术时间长时,体位的摆放至关重要。巡回护士应注意观察呼吸道管路的通畅,充分显露术野的同时固定好患儿的体位,防止移动,用固定带及软垫保护,松紧适宜,防止血管、神经、肌肉等组织发生损伤。

（四）病情观察

手术中,巡回护士应随时观察患儿生命体征,确保呼吸道的通畅,及时清除呼吸道的分泌物,以免影响到患儿的正常呼吸。观察穿刺部位是否出现异常移动等现象,观察体温变化,若出现异常则要立即处理,体温过高则立即给予物理降温措施,体温过低的则立即加用保暖装置。

（五）做好手术中记录

手术中的记录单内容有手术物品清点、输血量、输液量、尿量及血压、脉搏和病理处理情况;胃管、尿管、引流管等术中管路放置情况;皮肤有无压伤、烫伤等情况;术中体位保护等情况。

三、手术后患儿护理

术后由巡回护士与麻醉医生将患儿送回到病房,病房应处在清洁、通风、安静的环境里,给合适的温度及湿度,加强患儿生命体征、临床症状的监测,对于手术时间长,特殊体位的患儿,重点观察皮肤是否受损、有无压伤等,及时发现并协助解决,促进患儿术后康复。在出院前,耐心叮嘱患儿及其家属生活中的注意事项,定期随访。并对生活方式提出恰当的建议,促进患儿早日康复。

（郝雪梅 费巍巍）

第十八节　小儿机器人手术并发症

一、概述

随着科技的进步,外科领域实现了从开放治疗时代到微创治疗时代的转型。在微创治疗时代中,腹腔镜手术逐渐向机器人辅助腹腔镜技术转变(目前主要是达芬奇外科机器人手术系统)。自 2001 年 Meininger 报道了第一例儿童机器人手术以来,机器人系统已经在小儿泌尿系统手术、小儿胃肠手术、小儿胸外手术和小儿经口腔手术中实现应用。相比于需要全人工操作的传统腹腔镜,机器人辅助手术系统具有 3D 视野立体放大,更高的视野清晰度,更灵活的器械活动度和更大的活动范围,疲劳颤动过滤以及以更符合人体工程学的方法节约术者体力等优势,使得运用机器人技术进行外科操作可以实现解剖更加精细,切割与分离更加精准的效果,最终在保证或提升手术质量的同时,实现降低围术期并发症的目的。然而,目前并没有直接的文献证据支持机器人手术并发症的发生率低于传统腹腔镜。一个纳入了 2 352 例行腹腔镜手术儿童患者的研究结果显示,腹腔镜手术的并发症发生率约为 3.6%。而据一个纳入了 858 例儿童泌尿外科机器人手术的研究显示,发生 Clavien 三级和四级并发症的比例分别为 4.8% 和 0.1%。多数机器人手术相关并发症的类型与传统腹腔镜手术及开放手术类似。对于并发症而言,预防并发症的发生显然比在并发症出现之后再进行处理效益更大。本章节将就小儿外科领域达芬奇机器人手术系统相关手术并发症做简要介绍,并提出一些相应的预防和处理措施。

二、小儿机器人手术相关并发症

(一) 体位、操作通道相关并发症

手术体位由患者的姿势、体位垫的使用、手术床的操作、术中维持和约束装置四部分组成。据美国 FDA 披露的一项进行了 14 年随访的回顾性研究显示,4.1%(17/410)的机器人手术损伤与患者体位不合适相关。不合适的体位会增加手术操作的难度,进而使得手术相关的其他并发症发生率升高。同时,不良体位也会直接造成循环系统(有效循环血量降低、低血压、肺动脉栓塞),呼吸系统(肺通气不足、呼吸道阻塞、误吸),神经系统(周围神经压迫),皮肤系统(压疮)等并发症。

操作通道穿刺引起的并发症包括血管损伤、脏器损伤和套管疝。主要由于患者因素、术者因素和穿刺方式等原因引起。发生操作通道穿刺并发症的主要原因包括既往肠梗阻、腹部胀气、腹膜炎及腹部手术史,这强调了明确患者既往病史的重要性。

操作通道的布局需要考虑所有手术参与者的操作范围,并充分暴露手术视野,因而需进行良好的设计。否则也会增加手术难度,尤其不利于对位置深在器官进行手术操作或需要较长操作时间的手术。切勿盲目追求微创而忽视患者安全才是手术的第一原则。由于器械更换的需要,机械臂操作通道的固定也十分关键。由于小儿机器人手术目前只能选择全身麻醉的方式,麻醉深度不够造成的患者体位移动将使未固定好的操作通道发生移位,进而产生危险。

(二) 人工 CO_2 气腹相关并发症

和传统腹腔镜手术一样,机器人手术系统需要借助气体来建立和维持手术操作空间。

一般选用 CO_2 作为填充气体,对于心肺功能不全的患者也可采用氦气作为气腹。气腹的建立可以使腹腔压力升高,进而造成横膈抬高,造成肺底运动受限,肺顺应性下降,进而对机体的呼吸循环功能产生一定的影响。最常见的气腹相关并发症是高碳酸血症和低氧血症,主要与术中气腹压力过高及特殊体位相关。其次常见的气腹相关并发症则是皮下气肿,发生率 0.3%~2.5%。引起皮下气肿的常见原因包括穿刺针穿刺失误,气体直接注入腹膜外间隙;切口过大,腹膜、筋膜切口过大;反复穿刺后套管锥偏离原穿刺部位,在腹壁上形成多个创道,CO_2 经创道进入皮下或应用扩张器使皮下组织疏松致使腹膜外造成裂孔;手术操作空间内注入的 CO_2 压力过高,手术时间过长。较少见的并发症则包括气腹引起的气胸,纵隔气肿甚至气体栓塞和气腹性心律失常。发生气胸的主要原因是气腹压过高而胸腔负压过低。或患者自身存在或术中造成的膈肌损伤等;引起气体栓塞的主要原因是气腹针误入腹腔内静脉,或组织分离时损伤较粗的静脉,使得高压气体可以从静脉壁上的裂口进入血液循环;气腹性心律失常主要可能由于建立气腹初始时 CO_2 流量过大。

(三)机器人系统相关并发症

机器人系统自 20 世纪 90 年代投入临床试用时,其缺乏触觉反馈就一直为人诟病。缺乏触觉反馈使得术者的双手无法准确判断组织的弹性、质地、有无波动等信息,并在缝合时无法感知缝合力度和缝合张力,导致缝合过紧导致组织缺血坏死或缝合过松而吻合止血不确切等并发症。这主要要通过用视觉经验弥补触觉经验来解决。另外,机器人系统的操作通道之间一般不要少于 6cm,因而在年龄较低的婴儿手术中应严格按照此原则来进行操作通道布局设计,以免机械臂相互阻碍。

(四)术中操作并发症

操作并发症主要包括空腔脏器损伤和实质脏器损伤。空腔脏器损伤主要见于电灼伤消化道,损伤部位包括直肠损伤、结肠损伤、十二指肠损伤。主要见于小儿泌尿外科、妇科及普通外科的手术。肠道损伤的并发症包括创面脓毒症、瘘管形成、盆腔脓肿甚至死亡,因而一旦发生应在术中进行积极及时处理。肠道损伤中最难处理的是十二指肠损伤,因其邻近胰腺等重要器官,因而一般需专科医师处理。实质脏器损伤包括肾脏损伤、脾脏损伤、肝脏损伤、胰腺损伤等。肾脏损伤主要发生于肾脏周围器官如肾上腺、肾盂成形术等手术中,脾脏损伤主要发生于左肾上极、肾上腺手术的牵拉操作中;肝脏损伤主要发生于经腹腔入路的手术中,胰腺损伤发生率虽然较低,但是一旦发生则最为严重,应在相关科室医师指导下进行妥善修复,避免发生胰瘘。

三、小儿机器人手术相关并发症的预防和处理

(一)体位、操作通道相关并发症的预防和处理

在预期要进行较长时间手术的准备中,更需注意体位的摆放。良好的体位摆放应该保证患者身体的平衡并得到充分固定,便于术者进行操作和麻醉医师进行麻醉,并为气道和监护仪器提供充足空间。

操作通道相关并发症的预防主要是要明确患者的既往病史,明确无机器人手术禁忌证后再实施手术,切勿盲目追求微创而忽视患者安全的原则。建立气腹时应谨慎选择建立方式,在具有既往腹膜炎、腹部手术史,或腹部外伤史的患者采用 Hasson 技术建立气腹。

（二）人工 CO_2 气腹相关并发症的预防和处理

避免高碳酸血症和低氧血症的主要方法是要避免腹腔气腹压力过高（>15mmHg），和尽量不要在心肺功能不全的患者术中选用如头低足高位等特殊体位，术前要严格掌握手术适应证，术中应进行严密监测，了解脉率、血氧饱和度、肺通气量、气道压力、血气分析等指标的变化。必要时可选择氦气或氩气气腹代替 CO_2。

预防皮下气肿的措施主要包括要正确放置气腹针，并在气腹建立后进行盐水实验验证，并在术野显露满意的情况下尽量应用较小的气腹压力来维持手术操作空间。如果皮下气肿依然发生，则可用双手将气体从穿刺孔处挤出，同时及时用呼吸机加压给氧，直到皮下气肿消失，必要时可解除气腹。

发生气胸或纵隔气肿时应立即暂停注气并解除气腹，同时行胸腔闭式引流术，在患者一般情况好转时再进行手术。如发生张力性气胸应立即在锁骨中线第二肋间处穿刺引流气体。

气体栓塞的预防及处理主要包括在注气前应仔细验证气腹针的位置，如出现低血压、心率快、周围性青紫等现象应警惕发生气体栓塞的可能。胸前胸骨旁超声或经食管的多普勒超声均可明确诊断。一旦发生气体栓塞，应立即暂停注气并解除气腹，吸入纯氧以降低组织器官的缺氧损害；采用左侧卧位，尽量保证左心及体循环的血液供应；快速进行中心静脉置管将右心房、右心室及肺动脉内的气体吸出；紧急时可行右心房直接穿刺术抽出气泡；高压氧治疗；发生心搏，呼吸停止者还应进行心肺复苏。

（三）机器人系统相关并发症的预防和处理

为了避免机器人手术系统的固有缺陷带来的影响，应从以下几个方面进行预防：①进行良好的术前准备，成功建立良好气腹，以保证清晰的操作视野和足够的操作范围；②在患者腹腔内的操作一定要在内镜的监视下进行，操作幅度切忌粗鲁过大；③拆除或更换机械臂器械时，避免误伤，不需要使用的器械尽快拆卸；④若操作过程中发生机器故障，应立即停止一切操作，明确故障原因，妥善排除故障后再进行手术；⑤电凝止血时应防止热损伤，及时更换电凝器保护套；⑥强调术者之间的默契合作；⑦定期检修机器、维护机器人手术系统。

（四）术中操作并发症的预防和处理

张旭等认为血管损伤是机器人腹腔镜手术的常见并发症，其经验是在操作中看清解剖部位，避免电凝头烧伤损伤肠管、膀胱、输尿管等脏器。对于空腔脏器损伤，一般可依据损伤部位大小、切口深浅等给予直接缝合、结肠造瘘等方法，必要时请普外科会诊或中转开放手术治疗；术后给予积极的抗感染治疗，持续胃肠减压，并根据患者条件进行肠外营养治疗。对于实质性脏器损伤，应在术中正确把握解剖层次，深入理解相关位置关系，分离时做到钝锐结合，在关键器官周围尽量减少电凝操作。总而言之，严格的术前评估和术中的精细操作是预防此类并发症的关键。

四、总结

达芬奇机器人系统作为目前最为先进的外科机器人系统，其并发症的发生虽然不可避免，但是可防可控可治。手术医师应在准确把握手术适应证的同时，尽量丰富个人的理论储备，以便在并发症发生的第一时间识别并选择正确的手段进行干预。随着人类科技技术的不断进步,达芬奇机器人手术系统的进化也值得进一步期待。我们希望可以最终实现使所有患者达到最佳治疗效果的目的。

(郝雪梅 李 玮 龙晓宇)

参考文献

［1］张旭,李宏召. 泌尿外科腹腔镜与机器人手术学 [M]. 北京:人民卫生出版社,2015.

［2］MEININGER DD, BYHAHN C, HELLER K, et al. Totally endoscopic Nissen fundoplication with a robotic system in a child [J]. Surg Endosc, 2001, 15 (11): 1360.

［3］马文亮,王振,刘宁,等. 达芬奇机器人手术系统相关并发症预防及处理 [J]. 国际外科学杂志, 2017, 44 (9): 628-631.

后记

国内小儿泌尿外科创始于 20 世纪 70 年代,经过多代小儿泌尿外科人的努力,医疗水准尤其是微创技术领域得到迅猛发展,但不能否认的是这种发展集聚效应突出,地区间差异较大。为加快小儿泌尿外科医疗水平整体提高,助力健康中国建设,我国著名小儿泌尿外科专家周辉霞教授倡议并发起撰写《小儿泌尿内镜腹腔镜及机器人手术学》一书,召集了国内小儿泌尿外科微创技术领域的专家巨擘,集思广益,汇编付梓,以飨读者。该书的出版也标志着我国小儿泌尿外科微创诊疗达到国际前沿水准。

小儿群体的解剖特性,包括对麻醉和手术的耐受性,以及对血容量的敏感性等特点,导致围手术期管理及手术操作与成人有很大不同,部分内镜手术以及小儿尿路结石的微创治疗往往是由拥有丰富经验的成人泌尿外科医生着手治疗。2008 年问题奶粉事件出现后,结石发病群体主要为哺乳期患儿,我们在成人尿路结石微创治疗的基础上,结合小儿特点,为结石患儿采用体外碎石、输尿管镜及经皮肾镜碎石技术,治愈众多患儿。特别值得提出的是,小儿泌尿微创治疗的开展与推动更离不开前辈的支持和帮助。我国小儿泌尿外科创始人黄澄如教授将需要微创治疗的结石患儿推荐给我,这不仅是为了患儿健康成长,也是对我们微创技术的支持和肯定,更展现了医学大家的严谨,是我们医学界的楷模,令人敬仰。张旭院士当年对超声定位经皮肾镜技术的肯定与支持,推动了该项技术在全国普及并走出国门,也为后来儿童结石采用超声定位经皮肾镜手术奠定了基础,从而避免了患儿受到更多的 X 线辐射。

诚挚感谢参与本书编撰的所有编者以及出版社的各位老师为祖国小儿泌尿外科事业发展做出的卓著贡献。群策群力汇聚磅礴力量,攻坚克难共铸行业经典。

清华大学附属北京清华长庚医院外科部部长

泌尿外科主任

主任医师、教授

李建兴

2021 年于北京